精神病理の形而上学

P・ザッカー

精神病理の形而上学

植野仙経　深尾憲二朗
村井俊哉　山岸　洋

訳

学樹書院

Dedicated to
Kenneth Kendler
and Ralph Ellis
Thank you for noticing

A METAPHYSICS OF PSYCHOPATHOLOGY

by Peter Zachar

Translated by Ueno, S, Fukao, K, Murai, T, and Yamagishi, H

目次

日本語版への序文

私は細心の注意をもって、この日本語版への序文に取りかかっています。精神医学の哲学という学際領域において私たちが目指していることの一つは、哲学者および精神医学者／心理学者の双方にとって意味のある仕事をすることです。徹底的な読解に次ぐ読解、著述に次ぐ著述が、分野間の壁を乗り越えるためには必要です。この点において私はいくばくかの成功をおさめてきました。しかし本書で述べたことが言語と文化の壁をうまく越えられるものであるかどうかについては、できるという見込みをはっきり述べる自信はありません。

この二十五年間、私は精神医学における分類についてのプラグマティズム的な見方を提唱してきました。プラグマティズムとは「真理」のような言葉の意味に関する学説です。プラグマティズム的な見方では、世界に活動的に交わり、応答し、世界を変えてゆく試みのなかにあるものを重視し、それに基づいて真理の意味を考えます。分類に関していえば、プラグマティズムが重視するのは、私たちが何のために、何をめざして分類を行うのかということであり、それこそが分類がどれだけうまくいっているかを評価するための重要な要素なのです。

プラグマティズムはアメリカの哲学と通常は結びつけられますが、アメリカのみならずイギリスの哲学とも結びつくものだと私は考えています。本書ではあまり明確ではありませんが、私はアメリカのプラグマティズムの思想家ウイリアム・ジェイムズのものと同じくらい、イギリスの経験論者ジョン・ロックの思想も参照しています。

プラグマティズムの哲学は十九世紀の後半に、もっぱらアメリカの知識人からなる小集団によって提示されたものですが、彼らには経験論的な傾向がありました。経験論はイギリスの哲学者であるジョン・ロックやデイヴィッド・ヒューム、ジョン・スチュアート・ミルに結びつけられる思想です。経験論者は抽象的な哲学上の概念、たとえば「本質」や「実体」という概念に疑いの眼を向けます。というのも、それらの概念はほとんど別の言葉について語る空虚な言葉になりやすいからです。経験論者は抽象概念を経験から得られたデータに結びつけることを好みます。プラグマティズムを世に問うた思想家たちは、一八五九年に『種の起源』が出版された直後からダーウィンの進化論すなわち自然選択説を受け入れていました。その思想家たちの経験論が、ダーウィンの学説によって切り開かれた道を進んでゆき、そしてできたものがプラグマティズムだったのです。プラグマティズムの思想家にとって抽象概念の評価とは、世界と交わる私たちの試みに対するそれらの概念の寄与に鑑みてなされるべきものでした。

この七十年のあいだ地球全体がかなり西洋化してきたとはいえ、生まれて三百年の哲学（経験論／プラグマティズム）が、千年を超える伝統によって培われてきたものに匹敵する深みに達することができるのかといえば、それはどうだろうかと私は思っています。つまり、この翻訳がなされたことを喜び、そして畏まりながらも、この訳書を読まれた方々が考えたことを知りたいと思っております。願わくは、本書がもつ限界を暖かい気持ちでお許しいただけますことを。

本書の要点を一つ述べようと思います。それは言語と文化の壁を越えるという、本書の試みの助けとなるかもしれません。本書で扱っていることを説明するために、私が不完全共同体モデルと名づけたものを、ジェロム・ウェイクフィールドの有害な機能不全モデルと比べてみましょう。

ウェイクフィールドによれば、精神疾患は自然選択に由来する通常の心理学的機能の破綻をまず含みます。そしてこの破綻に、その持ち主にとって有害であるという特徴が加わったものが精神疾患です。ウェイクフィールドのモデルは、ほとんどの人が精神疾患という概念によって意味していることを、さらには意味すべきことを明確にするモデルとして十分なものです。しかし、ウェイクフィールドのモデルはある特殊な問題、すなわち、本物の精神疾患と精神疾患以外の（ときとして）有害な心理状態とをいかにして線引きするかという問題に答えるために構成されたものでもありました。ウェイクフィールドは線引き問題に対して概念的な解決法を採用し、それを精神疾患全体についての理論へと一般化したのです。

精神疾患の本性に対する私のアプローチは異なります。目に映るものの背後において、世界があれかこれかと選択できるような複数のカテゴリーに、たとえば身体疾患と精神疾患、疾患と健康、正常と異常というカテゴリーに組織化されていると仮定するのではなく、「そこにあるもの」についての経験から始めるのです。「そこ」でわかることですが、健康と疾患、正常と異常とのあいだの区別は極端な事例を考えればほぼ明らかです。しかし極端な事例に基づく区別は多くの目的にとって不適切です。

近年の著作では、この状況を哲学でいう堆積物のパラドクスになぞらえてきました。説明しましょう。床に散らばった砂と砂山との違いは明らかです。しかし床に散らばった砂に、一粒また一粒と砂粒を加えていった場合、もう一粒だけ砂粒を加えれば床に散らばっていた砂が砂山になるという境目はどこにもありません。境界的な領域があって、そこでは散らばった砂と砂山との精確な区別ができないのです。事例によっては、このことが精神医学における正常と異常との区別にあてはまります。その区別を完璧に行なうことはできないのです。

私たちの多くは、経験の複雑さを超越して、ヒステリーや自己愛性パーソナリティ、死別反応に関連する抑うつのような事物が本当に疾患なのか否かを明確に決定できるようにしてくれる答えを求めています。しかしながら、疑似的に精確な区別を本来的に不精確なものごとに押しつけるのであれば、それは自分や他人を欺くことになるでしょう。なにが成人であるのかを考えた場合、その答えは分類の目的によって変わることがあります（たとえば、成人であると分類したときに、許可されるものが飲酒なのか、選挙での投票なのか、卒業なのかによって）。まさにそれと同じく、なにを精神科疾患と考えるのかということも分類の目的によって変わることがあります。けれどもそうした変動は、疾患とは作りだされたものにすぎないということや、私たちが物事を欲しいままに定めることができるということを意味するものではありません。

「そこ」で私たちはもう一つのことを目にします。それは、精神科疾患が様々な状態からなる雑多な集まりであるということです。それらの状態は、それぞれある観点では似通っており、別の観点では異なるものですが、この点では精神科疾患の全てが似通っているといえる観点はありません。精神科疾患は不完全共同体であり、それがまとまりをなしているのは全ての精神科疾患に共通する内的本性が見出されるからではなく、精神医学の領域に含まれる様々な状態を扱うことに精神医学者と心理学者がもつ一群のスキルが適しているからなのです。

このように状況は複雑ですが、だからといって、メンタルヘルスの専門家は症状のクラスターを整合性のある種別にグループ分けするのを止めるべきだというわけではありません。抽象的な種別概念は、まさに実践的な事物でありえます。しかし、抽象概念は本性において、臨床上の実在がもつ多くの特殊な事柄を余すところなく捉えるものではないということは、ふまえておくべきでしょう。

この「そこにあるもの」という見方が理にかなって妥当なものであるならば、私が記したことの一部は言語と文化の壁を越えてゆけるだろうという望みを、いささかなりとも私は抱いています。

二〇一八年五月二十日

ピーター・ザッカー

序文ならびに謝辞

今となっては遠い昔のことに思われるが、『心理学的概念と生物学的精神医学』（Psychological Concepts and Biological Psychiatry）という題名の本を書いたことがある。その本では、心理学概念は最終的には消去され、脳のレベルの事象を直接指示する概念がそれに代わることになると信じる哲学者および精神科医の主張を描き出した。思うにそれらの主張は説得力をもち却下しがたいものだが、訓練を受けた精神療法家の視点から批判的に考察されるべきものでもある。当時、三十歳代前半であった私にとって、その本は書かれるべきものであった。

その本が出版されたのち、次にすべきことを私は考えた。問題は、それとは別の本の構想があるわけではないということだった。さまざまな着想はあったし、予備的な草稿をいくつか書きはしたものの、もう一つの著書を作るためだけに本を書くことはしないと、私はいつしか心に決めていた。そのような書物が良いものになるとは思えなかった。その代わりに、私は論文や共著の一部、書評を書くことに専念した。それは主に精神医学における分類に関するものであった。また、情動研究の分野のものも少し含まれていた。

私の臨床スキルは、良き部門長であるためのスキルとしても役立ってくれた。数年間その立場にありながら著述をつづける過程で、哲学的に思索する者としての我が最良の年月は四十歳代後半に始まるだろうという思いが芽生えてきた。そのような発展の道筋をほかの人たちも歩んできたのだと感じるようになった。分類理論について十年以上にわたって研究してきたが、四十歳代後半は、これまでに得た知見をまとめるちょうどよいタイミングであった——そしてこの本が生まれたのである。本書の執筆の経験は、最初の本のものとは全く異なっていた。その違いは、自らのアイデアを表現したいという欲求（最初の著書）と、私には言うべきことがあるという見解（本書）との違いであった。思うに本書を生み出す仕事は、私が数年にわたって発展させてきた物事の見方を体系化するための発見のプロセスでもあり、そのもとにある想定を明確化することでもあった。本書の執筆はより困難であった。本書は——オリジナルなものたらんとして書かれたものではないけれども——一貫してよりオリジナルなものである。また本書では、自分の考えを表現することよりも、これまで得た知見を他の人に伝達することを心がけた。

とてもありがたいことに、様々な人々が本書の一節や一つの章、さらにはいくつかの章に目を通してくれた。本書の望ましいあり方について私には明確な目標があった。様々な背景をもつ読者が理解できるものにしたいと思う一方で、内容のレベルは決して下げたくなかった。明快で的を射たものにして、なるべく話が脱線しないようにしたかった。脱線を最小限にするための方針を定めることは学際的な著作では難しい。なぜなら、あるグループにとって重要な議論は、別のグループにとっては脱線であるからだ。こうした目標は、草稿を読んでくれた人々からのフィードバックがなかったならば、部分的にさえ達成できなかっただろう。それぞれの人にどの部分を読んでもらうかは私が選んで頼んだのだが、それにはそれぞれ理由があった。以下、アルファベット順に名前を記す。すなわち、ジム・アブリル、デニー・ボースブーム、マイケル・ファースト、アル・フランセス、ロザイン・ホール、ケン・ケンドラー、アーロン・コストコ、ボブ・クリューガー、スティーブ・ロベロ、ボブ・マイケルズ、クリスティアン・ペリング、ジム・フィリップス、ナンシー・ポッター、ケイティー・タブの諸氏である。また第一章に関しては、哲学と精神医学の振興協会（Association for Advancement of Philosophy and Psychiatry：AAPP）——この素晴らしき仲間たちの集まりがあることを私はつねにありがたく思っている——の評議会の、二〇一二年秋の会合において議論を行った。ロビン・ブルームは彼女が読んだ章に関して計り知れないフィードバックを与えてくれたが、このことは特記しておきたい。私のパートナーであるアンドレア・ソロモンは、毎週四本以上の神経心理学検査の報告書を仕上げる仕事を抱えていたにもかかわらず、本書のほとんど全ての章に目を通してくれた。彼女は私よりも優れた書き手（そして文法家）である。私が明確に示せていると思いながら実は暗にしか示すことができていなかった論点を、彼女は一貫した方法で指摘してくれた。このことは私にとってははかり知れない助けとなった。

本書にふくまれる図表のすべては同僚のマット・ラグランドによるものである。彼はその仕事を楽しんでくれたということであるが、多忙な副学科長に対して、職務とは異なる仕事をお願いすることになった。本シリーズの編者であるジェフリー・ポーランドとジェニファー・ラッデンに、本書を生み出すプロセスの始まりと終わりにあたって援助してくれたこと――とりわけ、厚意をもって本書の企画を取り扱ってくれたこと――について謝意を表したい。また MIT Press のフィル・ラフリンにも感謝している。アメリカ精神医学会による『精神疾患の診断・統計マニュアル』第5版（DSM-5）の出版が遅れたとき、ラフリンは私により多くの時間を与えてくれた。その一方、ラフリンは本書の完成を、然るべきやり方で促してくれた。出版チーム全体にも同様にお礼を述べたい。

本書の執筆期間はＤＳＭ-５の製作過程の最後の三年間にあたる。折々に、本書の執筆は、私のすべての精力をつぎ込むプロジェクトとなった。本書の執筆に打ち込めるという贅沢を私は手にしたわけであるが、それはアイダ・ベル・ヤングの特任教授職にあったおかげでもある。アイダ・ベル・ヤング特任教授職はオーバーン大学モンゴメリー校の任期制のポストであり、教育に関する義務は軽減され、追加給与と公費使用が認められる。それらはすべて本書のための書籍購入ならびに出張に充てられた。

第1章　はじめに——サイエンス・ウォーズ、精神医学、実在論の問題

1–1　精神科疾患についての実在論

大学院生のころ、私たちが学んだ精神医学における最もドラマチックな病態は多重人格障害（multiple personality disorder : MPD）であった。地域で活動する精神科医の症例報告に耳を傾け、大学院の仲間の幾人かが研修施設でそれらの患者に出会ったときにどうだったかを聞いたときの興奮を私はおぼえている。仲間のように、そのような症例に出会うことを私は待ち望んでいた。

ＭＰＤという診断が一般に知られるようになったのは、一九七三年のフローラ・リータ・シュライバーの著作『失われた私』による。これは後にテレビ番組のミニシリーズになった。「多重人格」という用語が生まれたのは二十世紀初期のことであるが、『失われた私』では説明のための仮説が導入された。その仮説は、子ども時代のトラウマによって精神が断片化されて別の人格（あるいは「他我」）が生じることがありうる、というものだった。ＭＰＤが『精神障害の診断と統計マニュアル』（Diagnostic and Statistical Manual of Mental Disorders : DSM）の第三版（DSM-III）に公式の診断として採用されたのは一九八〇年のことであるが、その時にはＭＰＤという構成概念はメンタルヘルスの共同体においてかなりの信頼を得ていた。ＭＰＤは妥当な診断学的構成概念であるという評価は、フランク・パトナムの『多重人格性障害——その診断と治療』（1989）とコリン・ロスの『多重人格障害——診断、臨床的特徴、治療』（1989）といった学術書の出版によって、より強固なものとなった。ＭＰＤが問題を起こす現象であり、その患者が苦しんで

いるというのは否定できないことだった。

一九九〇年代の前半になされた、記憶の本性と被暗示性の影響力に関する科学的な発見によって、多重人格障害に関する疑念が、とりわけ習熟した臨床家のあいだに生じるようになった。他我の存在を明らかにするために催眠が用いられていることがとくに問題とされた。ポール・マキュー（2008）が記すように、多重人格と診断される症例の数が劇的に増えたことによって、そうした症例は「多重人格」を発見する技術を誇るメンタルヘルスの専門家が期せずして作り出したものではないかと疑われるようになったのである。

リリエンフェルドとリン（2003）によれば、ＭＰＤの大半はＭＰＤの専門家によって診断されており、交代人格はそうした専門家の心理療法が始まったあとに初めて現れる傾向があった。ドラマチックな症例研究、とりわけ『失われた私』のもととなった症例シビルをより注意深く考察することで、それらがかなり虚構化された物語だったことがわかった。最終的に、多重人格障害の「流行」は、暗示にかかりやすい患者が多重人格という役割を採用することを助長しない面接法の使用によって消去できることが示された。この発見によって、多重人格の存在を文字通りに信じることは難しくなった。

ＭＰＤという概念はＳＦものの小説やマンガにとても相性の良いものだろう。実際、ＭＰＤはその種のマンガに取り入れられた。ワーナー・ブラザースの一九九〇年代のアニメ『バットマン』では、悪役のトゥー・フェイスは多重人格障害の患者として描かれている。ＭＰＤはそうした好奇心をそそる概念であり実在してほしいと人々が望むものだった。多くの人は今でもそうだろう。

ＭＰＤにおいて私たちはまさに、実在性（reality）、真理（truth）、客観性（objectivity）といった抽象的な哲学的概念に向き合わされる。『イブの三つの顔』のようなＭＰＤの初期の描写は真であるにはあまりに空想的と思われた。しかしシビルの後、状況は一変した。幾人かの重要な斯界の権威が、この現象が「実在する」ことに同意し始めたのである。他の精神科疾患もこの点ではＭＰＤと同様である。一般に、精神科疾患の実在性と非実在性に関する疑問は絶えず提起されている。そして、その答えが意味することは個人的かつ社会的な影響力をもつものとしばしば受け取られる。

実在性といった哲学的概念がもつ力ならびに問題となる性質は、科学そのものにおいても明らかである。科学的理論の受容は二つの相反する信念に典型的に結びついている。第一の信念は、科学者は物事が実際にどのようなものであるかを発見するという信念である。たとえば、十七世紀以前の人々とは異なり、今ではほとんどの人が、地球が宇宙の絶対的な中心ではなく、地球は他の惑星と同様に太陽の周囲を文字通りに回っているのだということを受け入れている。しかし第二の信念がある。科学者たちは現在の理論やモデルは誤りかもしれないという信念を持つように教わる。たとえばガリレオは、太陽中心説が文字通りに真理であると主張した主要な人物だと考えられているが、ガリレオが提唱した太陽中心説のモデルは正しくなかった。惑星の軌道は楕円であるというケプラーの発見をガリレオは誤って退けていたのだ。

このことを念頭に、物理学者のスティーヴン・ワインバーグ（2001b）からの次の引用を見てほしい。「我々が用心せねばならないのは、過去の偉大なる考えが我々の上にのしかかり、物事を新たな光のもとでみることを妨げてはいないか、ということである。この上なく成功を収めてきたそれらの偉大な考えこそ、我々が最も気をつけるべきものなのである」（p.118）

研究に携わっている科学者のための物語（すなわち可謬主義）と、それとは別の、科学者以外の人々から支持を得るために語られる物語（すなわち直解主義）があるのだと言う人もいるかもしれない。しかしこの考えは正確ではない。ちょうど、メンタルヘルスの専門家が多重人格の理論を受け入れるようになったのと同じで、科学者は一般の人々に人心を和らげるための高貴な嘘をつくようなエリートなのではなく、科学者もまた科学理論が文字通りの真理であることをおおむね信じているのである。

たとえば、コペルニクス説を支持する証拠はとても徹底したものである。地球が実際は宇宙の絶対的な中心であり、すべての惑星や恒星、銀河は地球の周囲を回っているということを示す証拠が今後みつかるとは、ほとんど考えられない。しかし、ワインバーグからの引用が示すように、それまで大いに支持されていた理論が誤りであると判明したり、大きな改変を加えられたりしたケースは科学の歴史のいたるところで数多くみられる。現在の科学理論はみな、それまでの理論が棄却されてきたのとまさに同じように退けられる可能性をもつ。この推論は悲観的帰納法と呼ばれる（Laudan, 1981）。プトレマイオスの地球中心説への後戻りは今のところ天文学において生じていないが、コペルニクスの太陽中心説は修正したほうがよいと未来の世代の科学者は考えるかもしれない。科学者であるにせよそうでないにせよ科学的な教養をもつ人々は、このことを理解している。

対立しあう見解ａ［科学者は物事の本当のありようを発見する］と見解ｂ［科学者は物事の本当のありようを最終的な意味で自らが知っているとは決して思わないほうがよい］は、したがって、科学的なパースペクティブそのものに内在する緊張関係を構成する。この緊張関係を解消することは、哲学者にとって、アーサー王伝説に登場する聖杯のごとき探求の対象となっている。大まかにいえば、これは科学的実在論の問題である。科学的実在論と反実在論との議論は、観察される現象と、その現象の説明のために導入された概念（周転円やＭＰＤなど）との関係についての議論である。ある者にとっては、概念に関する可謬主義を退けられるということが重要な目標である。そうした形而上学的な目標に対して懐疑的な者もいる。

精神科疾患に比べて、クォークやニュートリノといった抽象物の実在性に関する哲学的議論は人をそう熱くするものではないと思われるだろう。このことはクォークの研究者にはあてはまらないが、そうであったとしても、クォークの問題性は精神科疾患よりは小さい。精神科疾患とはちがって、クォークの実在性に関する議論が自分自身や家族に影響してくるとは誰も思わない。こうした問題からすこし距離を置くために、次の1‒2節では精神医学のことはいったん脇に置き、実在論に関して世間の注目を集めた議論をとりあげよう。それは哲学的な性質のものであり、そしてアカデミアにおいては大いに議論を呼んだものだった。

1-2　サイエンス・ウォーズ

二十世紀の終わりごろ、小規模だけれども多様な学者集団のあいだに強烈な対立が生じた。それは「サイエンス・ウォーズ」と呼ばれた。サイエンス・ウォーズの焦点は、数人の物理学者がポストモダニストによる行き過ぎた科学解釈と見なしたものであったが、哲学的な方向性をもつ社会学者および科学史家の著作も批判の題材となった。それらの物理学者が社会学者とポストモダニストとを一まとめにして扱ったのはなぜか。そして、後に社会学者とポストモダニストとを別々にしたのはなぜか。これらの問題はとても示唆に富む。その話をする前に、サイエンス・スタディーズと呼ばれるようになった領域を専門とする社会学者および歴史学者について紹介しよう。

サイエンス・スタディーズ、社会構成主義、経験論

一九七〇年代、社会学者と知性史学者からなるあるグループは科学者共同体について、他の研究対象の共同体のように、客観的に研究することにした（Barnes, 1977; Barnes, Bloor & Henry, 1996; Bloor, 1976; Collin & Pinch, 1982; Shapin & Schaffer, 1985）。そのアプローチをストロング・プログラム[*1]という。彼らは正確な科学研究のプログラム（例：酸素説）と不正確な科学研究のプログラム（例：フロギストン説）とを区別しないし、成功したプログラムを優先的に扱ったりもしない。むしろ、彼らは酸素に関するラヴォアジェの仕事とフロギストンに関するプリーストリの仕事に対して、同じ中立的な立脚点からアプローチする。その目標は、科学共同体に真理主張[訳注1]を受け入れさせるように作用する一般的プロセスを明らかにすることであった。それ以前には、科学に関する社会学的・歴史学的研究は、成功した科学において作用している文化的・社会的要因をおもに扱っていた。成功した科学にさらに光をあてる、いわばチアリーディングのような伝統的アプローチを行ったのは、社会学ではロバート・マートン（1973）であったとされる。

ストロング・プログラムとマートン的アプローチとの違いは、殺人事件を題材とするミステリになぞらえることができるだろう。犯人は誰かということが冒頭から読者に明かされている伝統的なミステリでは、読者は英雄的な探偵が答えを見つけだす過程をみることになる。科学社会学に対する伝統的なマートン的アプローチでは、問題となる科学的な「真理」はすでに知られており、それを正しく取扱った科学の英雄たちとそうでない者たちとの違いは何によるのかということを私たちは学ぶことになる。対照的に、ストロング・プログラムで用いられるアプローチは、フーダニットすなわち「誰がそれをやったか」を問うミステリの形式に近い。フーダニット形式のミステリでは犯人の正体はすぐには明らかにされない。読者は全てを知る者の視点からミステリを読むのではなく、探偵と共にミステリを経験するのである。ストロング・プログラムの問題の主張、すなわち、ある理論が受け入れられるようになる要因を解明するにあたって、その理論が真理かどうかということは考慮されるべきではないという主張の根底にあるのは、科学研究者共同体を研究するためのフーダニットのアプローチなのである。

たとえば、十九世紀後半においてポピュラーであったさまざまな進化理論を、れっきとした科学者に受け入れさせた、あるいは退けさせた要因についてリストアップするとしよう。ストロング・プログラムによれば、自然選択の重要性に関するダーウィンの主張が真であったということをそれらの要因に含めることはできない。ダーウィンの理論に含まれる自然選択という要素は十九世紀後半にはほとんど退けられており、それが受け入れられたのは一九四〇年代になってからのことで、しかも別の科学共同体によってのことだった。

ブルノ・ラトゥール（1987）は、ときに科学社会学者と一緒になって次のように主張する。科学上の論争において、あらゆる論者は、自然は自分たちの味方であると言い、自らが集めた関連性のある事実によって自らの主張を裏づけ、それを使って自らの見解への支持者を得ようとする。ラトゥールによれば、科学の論争は自然そのものが明らかになったときに決着するのではなく、ある特定のモデルが科学共同体に自然の表象として受け入れられて定着したときに論争は決着したと考えられるという。自然は科学が作られるときの審判員ではなく、すでに作られた科学的知識が利用可能になったのちに審判員になるのである。

　クォークやニュートリノといった直接には観察できない科学的実体の存在を確かめるために、科学者は新たな観察方法を創出せねばならなかった。ラトゥールとウルガー（2003）によれば、新たな観察を作り出すことは、新たな道具を制作し、新たな方法（実験プロトコル、統計学的アプローチ、等）を構成するプロセスにもとづいている。このプロセスがすすむにつれ、事実とされるものと実験上の人工物との区別は難しくなる。方法が信頼できる結果を生み出すものとしてひとたび作り出されてしまえば、それまでの制作のプロセスは無視される。信頼できる結果は「ずっとそこにあったものの発見」に関連づけることで遡及的に説明される。アンドリュー・ピカリング（1984）の用語を使うなら、科学を遂行する実験家と理論家は、受動的な観察者として概念化しなおされるのである。ピカリングによれば、科学者の活動は自然へと譲り渡され、自然が「自らを具現化した」と考えられることになるのだという。

　ラトゥールらの著作は、科学共同体によるコペルニクス説などの受容は、交渉と同意形成によるものであって、実在の本性によるものではないことを主張したものとして一般に読まれている。そのため、真理は社会的に構成されるというラトゥールたちの言葉は、真理が「作り上げられた」ものであるということを意味するものとして多くの人たちに受け取られている。こうした理由からラトゥールは議論を呼ぶ人物となっている。

　サイエンス・ウォーズの話に移る前に、典型的なものよりも好意的なラトゥール解釈を提示しておこう。ラトゥールの解釈として、ラトゥールは科学および科学者に対立しているわけではなく、科学および科学者に共鳴しているプラグマティスト的な経験論者なのだという解釈がありうる。この解釈を提示するなかで、哲学的概念についての経験論的なパースペクティブを導入しよう。それは本書を通じて重要なものとなるだろう。

　次のことを考えてみよう。アメリカ合衆国には、保守的なキリスト教徒で、車の後ろに魚のシンボルを置くことでその信念をはっきりと示している人々がいる。この魚の印は、ローマ帝国の国教が異教信仰であったときに、初期のキリスト教徒が互いをキリスト教徒だと認めるために用いたものである。この「イエスの魚」は、多くのキリスト教徒が信じており、私たちの世俗社会では盛んに迫害されている原理にコミットしていますという宣言である。その原理には創造説の信念も含まれる。

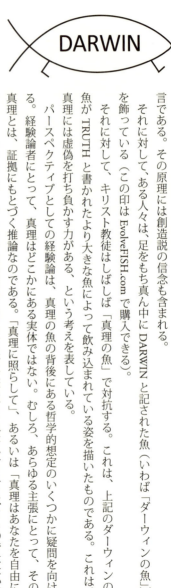

それに対して、ある人々は、足をもち真ん中にDARWINと記された魚（いわば「ダーウィンの魚」）を飾っている（この印はEvolveFISH.comで購入できる）。

それに対して、キリスト教徒はしばしば「真理の魚」で対抗する。これは、上記のダーウィンの魚がTRUTHと書かれたより大きな魚によって飲み込まれている姿を描いたものである。これは、真理には虚偽を打ち負かす力がある、という考えを表している。

パースペクティブとしての経験論は、真理の魚の背後にある哲学的想定のいくつかに疑問を向ける。経験論者にとって、真理はどこかにある実体ではない。むしろ、あらゆる主張にとって、その真理とは、証拠にもとづく推論なのである。「真理に照らして」、あるいは「真理はあなたを自由にする」といったスローガンは、経験論者に言わせれば文字通りに受け取られるべきものではない。

同様に、科学の論争において自然および真理は自ずと明らかになるものではないと主張するとき、ラトゥールは真理とは作り上げられたものだと言っているのではない。そうではなく、証拠を収集して推論を作る活動をラトゥールは強調しているのであり、この点でラトゥールは経験論者なのである。

たしかに、私たちが受け入れているあらゆる真理主張について、それを支える全ての証拠を吟味することは必ずしも実践的ではない。私たちが受け入れている物理学、化学、生物学のほとんどは科学的権威の声明にもとづいている。私たちの真の信念を形成するうえで実在は原因としての役割を果たすとおおまかには言われる。しかし疑いをもつ人を納得させて自分たちの主張を受け入れさせようとする場合、「実在」や「真理」に修辞的に言及しても主張は正当化されない。創造論者に対して、進化論を受け入れるべきだ、なぜならそれは真であるからだ、と言っても議論の役には立たない。それが真であるという主張が議論の役に立つだろうという期待は、真理を高らかに宣言することと、何かが真であるのはなぜなのかを能動的に正当化することとを混同している。

　別の言い方をするなら、これは、真理は説明上の構成概念として用いられるべきではないということである。「ブラックホールのような未観察の現象について予測を立てることが科学者にできるのは、ブラックホールに関する彼らの理論が真であるからだ」と主張する哲学者は、成功を説明するものとして真理を用いている。それに対して経験論者のパースペクティブでは、ブラックホールのような事物に関する予測の成功は、理論が真であることを受け入れるための証拠として考えられるべきだ、と言われるだろう。すなわち、ある理論にそなわる真理は証拠から推論されることである。したがって、その真理をその真理自体の証拠となる出来事を説明するために用いることは、馬の前に馬車を据えつけるようなものなのだ。

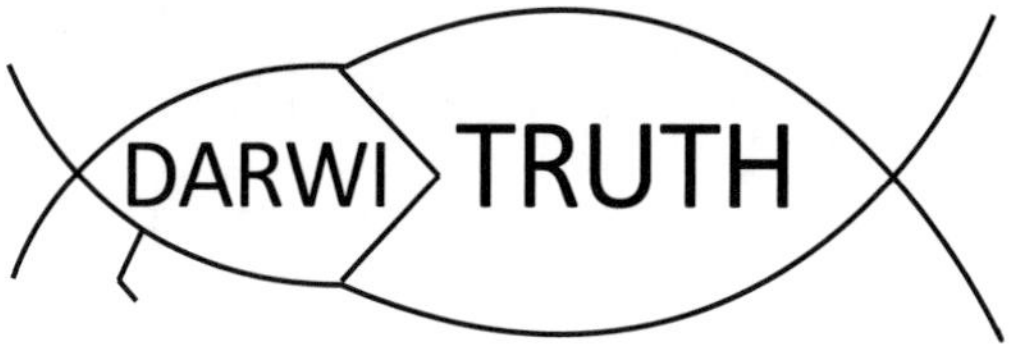

　同様のことをイアン・ハッキング（1999）は述べている。「たとえば、宇宙は私たちが簡潔にビッグ・バンと呼ぶものによって始まったと信じる人がいる。現在、多くの理由によってその信念は支持されている。しかし、それらの理由をすべて列挙したあとで、ビッグ・バンを信じるための追加の理由であるかのように『それに、宇宙がビッグ・バンによって始まったというのは真実だからだ』と言い添えるべきではない」（p.81）。
　ほぼ同じことが、実在や客観といった他の形而上学的概念にもあてはまる。それらを区別することは哲学的には重要である。しかしそれらは抽象概念であり、世界のどこかにある具体的な、因果的効力をもつ事物ではない。

サイエンス・ウォーズ、その発端と結末

　科学のリサーチプログラムに関する社会学的研究とほぼ同時期に現れたのがポストモダンの理論であった。ポストモダニストの関心は、科学の権威というものが、疑うことのできない、

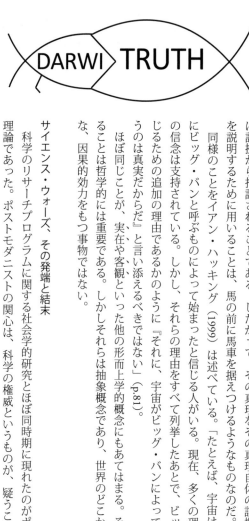

権威主義的ですらあるパースペクティブになったことにあった（Haraway, 1989; Lyotard, 1984; A.Ross, 1991）。たとえば次のことを考えてみよう。白人男性は知的に優位であり、女性および非白人は劣っているという科学理論は十九世紀後半から二十世紀初期の西欧世界において一般的であった(Gould, 1996)。これらの集団間の差異に関する実証的データは、一方の集団が他方の集団よりも優れているという信念を正当化するために十分なものだと考えられていた。後からみれば、ほとんどの観察者がそれらの集団間の差異について先入見となる信念を持っていたこと、そしてその信念が証拠の収集、重みづけ、解釈の仕方に影響したことは明らかである。ポストモダニストによる分析は、こうした歴史的教訓を念頭に、客観的な観点を持つというポストモダニストに言わせれば虚飾にみちた主張の仮面をはがす目的で、その主張に隠された政治的・倫理的な先入見を明らかにすることを目指してきた。

私が大学院に在籍した一九八〇年代後半において、ポストモダニズムはリベラルで進歩的なものの見方であり、十七世紀後半以来、西洋の科学ならびに哲学では問われることのなかった想定を暴いたものとされていた。とくに精神療法のトレーニングプログラムにおいて、ポストモダニズムは当時ますます重要性を増していた多文化的でフェミニスト的なパースペクティブの知的な構成要素だった。

サイエンス・ウォーズは一九九〇年代半ばに、ポール・グロスとノーマン・レヴィットの著書、『高次の迷信』によって劇的に勃発した。その著作では、ポストモダニストの根底にある想定は進歩的なものどころか反動的な、せいぜい十八世紀に盛んだった反科学的ロマン主義の新バージョンにすぎないとされた[*2]（Gross & Levitt, 1994; Gross, Levitt & Lewis, 1996）。マルクス主義者、フェミニスト、多文化主義者、急進的な環境論者も標的にされた。グロスとレヴィットはこれらの多様なグループを「学術的左派」として一括りにし、彼らに共通する、科学的合理性の規範およびその産物に対する革命的姿勢を強調した。

グロスとレヴィットの批判は論争的であり、自ら認めるように、あえて侮蔑的なものだった。たとえば、ＭＩＴの人文学の教授がみな職を辞したとしても理系の学部は適切な人文学のカリキュラムを作り上げることができるだろうと述べる。そして、しかし理系学部の職員の大半が辞職したなら、人文系の学者は何もできないだろう、とほのめかす。さらに、科学者は人文学分野のポストを得るために人文学の標準的な知識を調べてみるとよい、とも述べている。

ポストモダニストの雑誌、ソーシャル・テキスト誌の一九九六年の特別号において、編集者のアンドリュー・ロスは次のように批判した。グロスとレヴィットによる批判は、一九八〇年代後半のアメリカの文化戦争の拡張版であり、保守的な体制派による援助を受けている。文化的伝統主義者の主な標的（多文化主義やフェミニズムといった）が、現在では「反科学的」なものと解釈されているのである。しかし、それに対してグロスとレヴィットは、自分たちは文化戦争に新たな戦端を開こうとしているのではないと述べ、保守主義者は科学にとってより歴史的に典型的かつ本来的な敵であると付け加えた。

その議論をさらに燃え上がらせたのが、ソ、、、、ーカル事件として知られることになった出来事である。[訳注2] ソーシャル・テキスト誌の一九九六年の特別号の記事の一つは、物理学者のアラン・ソーカルが投稿したものだった。この特別号の出版から数週間後に、ソーカルはリンガ・フランカ誌で別の論文を発表し、そこでソーシャル・テキスト誌の自分の論文はポストモダニズムのパロディであり、ソーカル自身の言葉によれば「真理、真理といえなくもないもの、真理といえなくもないこともないもの、全くのでたらめ、前提に結びつかない推論、何の意味もないけれども文法的には正しい文、そうしたものの混ぜ物」だったことを明らかにした（Sokal, 1996a, 1996b, p.93, 2008）。ソーカルによれば、その論文が専門家の査読なしで特別号への掲載が認められたのは、それが編集者自身のイデオロギーに合っていたからだった。この出来事ののち、サイエンス・ウォーズはさらに白熱し、周知のものとなった。

私たちの目的にとって最も重要なサイエンス・ウォーズ上の議論は、ほとんど物理学者からなるグループとサイエンス・スタディーズの運動に関与した社会学者および歴史学者との間でなされたものであるが（Labinger & Collins, 2001）、論争の舞台裏からときに哲学者らも関与した（Hacking, 1999; Kitcher, 2001）。自らの立場にもとづく見解によって科学的客観性に関してより良い説明ができると考える社会学者のあいだでも議論がなされた（Bloor, 1999; Latour,

1999)。

これらの議論はどのようにして生じたのか。それは一つには、アカデミアにおいてサイエンス・スタディーズ、ウーマン・スタディーズ、カルチュラル・スタディーズ、ブラック・スタディーズという分野がほぼ同時に出現したことによる。科学共同体を研究する社会学者と歴史学者は、自らの分野および学位取得のためのプログラムを確立するにあたってこの大きな流れに便乗し、それに加わったのである。このことによって、科学者はポストモダニストとサイエンス・スタディーズのグループをまとめて扱いがちになった。

より重要なことであるが、グロスとレヴィットはポストモダニストとそれを支持する革命論者に焦点をあてる前に、一つの章を割いてブルノ・ラトゥール、スティーヴン・シェイピン、サイモン・シャッファーを批判し、それによって暗にサイエンス・スタディーズの共同体全体を批判している。グロスとレヴィットによればラトゥールは、自然は自ずと明らかになるものではないと述べることで、世界のあり方は科学者が真理として受け入れることを決定するうえで何の因果的な役割も果たさないと主張しているのだという。同様に、『リヴァイアサンと空気ポンプ』のなかでシェイピンとシャッファーは、ロバート・ボイルによる実験的アプローチの提案がトマス・ホッブズの批判に打ち勝ったのは、ボイルが正しくてホッブズに科学的能力がなかったからではなく、ボイルらがイギリス王政復古の時代に勝者の側に居たからだと述べているのだという。グロスとレヴィットは『リヴァイアサンと空気ポンプ』の結論となる主張、すなわち、私たちの知識の原因となるのは、実在ではなく私たち自身である、という主張に対してとくに批判的であった。

サイエンス・スタディーズの流れに属する学者の多くにとって、ポストモダニストおよび他の革命主義者とまとめて扱われることは侮辱であった。というのは、彼らは自らを哲学的経験論者と見なしており、その関心はより正確な記述をすることにあるのであって、ポストモダニストの目標とされる、権力をもつ利権集団の政治的道具としての科学の仮面を剥ぐということにあるわけではなかったからである（Barnes et al., 1996; Collins, 2001; Pinch, 2001）。伝統的に、経験論者は実在や真理、客観性に関する主張を慎んでいた。近年では科学者一般、とくに物理学者がそのような実在や真理に関する主張をより自由に行っている。そうした科学者のなかには、社会学者の経験論的な束縛を、社会・政治的な基礎によってポストモダニストが科学の権威に対して抱いている懐疑主義に連なるものだと解釈する者もいた。

　サイエンス・ウォーズがもたらした結果の一つとして次のことが挙げられる。軽蔑して相手をあざわらうという態度を越えて対話に参加した科学者たちは実在や真理といった概念についての経験論的見解に以前より寛容になった。その一方、社会学者や歴史学者はより慎重に考えるようになり、「実在は社会的構成物である」とか「事実とは作られたものである」といった劇的な主張をあまりしなくなった（Fuller, 2000; Mermin, 2001; Weinberg, 2001a）。幾人かのサイエンス・スタディーズの研究者は自らの言葉づかいをそれとわかるように修正し、仮面剥がしをするポストモダニストから、とりわけ、科学に親しんでおらず、科学に対して徹底的な敵意を持つと思われる批判者から距離をおくようになった（Latour, 2004）。

　この緊張緩和の別の要因は――グロスとレヴィットによる表現の一部を借りて言うならば――科学にとっての歴史的な不倶戴天の敵が、とりわけ高校の科学カリキュラムを巡る争いのなかで再び出現したことだった。二十一世紀初頭には、創造論がますます受け入れられるようになり、科学的な宇宙論が新たに懐疑にさらされ、教養ある保守層において気候科学が拒絶されていることが明らかになった。実在性といった概念の哲学的な意味に関して物理学者と社会学者の考えにどのような違いがあったとしても、科学の権威に対する挑戦に抗うという大義は彼らに共通のものだった。

　科学についての研究は、科学的研究の活動とは異なった学術的な仕事である。ポール・ミール（1990）はそうした研究をメタ理論と呼び、スティーヴン・シェイピン（2001）はメタ科学と呼んだ。サイエンス・ウォーズの参加者の一部は、ある重要なことに気がついた。それは、科学理論の理論化において使われている実在性や客観性といった形而上学的用語の分析は、科学者たちの真理主張への根本的な敵意を動機としていなくても、批判的なものになりうるということである。こうも言えるかもしれない。サイエンス・ウォーズは、参加者のメタ理論的な能力を、とりわけ繊細なバランスをとるという点で進歩させた。実在性、真理、客観性に関する想定の批判的分析を形而上学的概念に関する無神論者にならずに行うためにはこのバランスが必要なのである。形而上学的無神論者であれば、そうした概念は我々の言説から消去すべきだと結論するだろう。もしかすると、関連した問題が扱われる他の領域においても、同様にメタ理論的能力の進歩がみられるかもしれない。

1-3 精神医学の領域に関して

興味深いことに、物理学ではなく精神医学および心理学の話となると、精神科疾患の「社会的構成」に関する議論は正当な議論だと多くの尊敬すべき学者が考えているようである。スティーヴン・ワインバーグ（2003）はサイエンス・ウォーズに寄せた論文の一つにおいて、「科学」と他の文化形式とのギャップに関する自分の批判的考察は、科学としての心理学に対しては、物理学や微生物学、遺伝学に適用されるようには適用されないと述べている。

もし精神医学と心理学がより社会的かつ文化的な状況に埋め込まれているのであれば、サイエンス・ウォーズにおいて物理学者が懸念した問題は精神医学や心理学にはあてはまらないと思われるかもしれない。しかし、これほど真理からかけ離れた考え方はない。たとえば、トマス・サス（1961）の主張に対する精神医学の立場からの反応を考えてみよう。精神疾患は神話であるとサスは主張する。すなわち、精神科医が扱っているのは本当は社会的に否定的な価値がつけられた状態なのであり、したがって精神科医は社会統制の代行者《エージェント》なのだとサスはいう。多くの精神科医にとってサスのような見解は、精神医学における社会的要因と社会的規範の重要性については同意できるとはいえ、ポストモダニストやその他の仮面剥ぎが科学一般の価値を傷つけたのと同じやり方で精神医学の科学としての位置づけを損なうものである。

サスのような論者たちはポストモダニスト的な役割を一部では果たした。そうした立場のものに加えて、精神医学と心理学における人文学的な著作には科学社会学に対応するものもある。それらの著作は通常、科学哲学を背景としている。しかし、精神疾患は神話であるという反精神医学の立場の主張があるせいで、非精神医学者が精神疾患の分類ならびに疾病分類学を論じる場合、精神医学者および心理学者にとりあってもらいたいならば（そして、反精神医学の立場と一緒にされたくないならば）、折りにふれて誠意を示し、精神疾患の実在性を受け入れていることを表明しなければならない。とりわけ、彼らが精神医学の理論もしくは実践のある側面について批判的な分析を行うときにはそうである。

> 精神疾患に関する実在論者は、精神疾患は真に存在すると主張する。精神疾患は実在する。人間のいかなる状態も精神疾患と考えるべきではないと主張するのは精神疾患に関する反実在論者である。……私は、精神疾患に関する実在論者である（Graham, 2010, p.9）。

> 精神科疾患は自然種ではないという私の主張は、自然種に関する従来の考えに対する懐疑を表現しているのであって、精神科疾患の科学的な正統性（もしくは実在性）への疑念を表現しているわけではない（Zachar, 2008, p.330）。

> 私は反実在論的な説明がしたいわけではないが、理論の発展をプラグマティックな段階を通じて考えることには意味がある。そこでは予測の適切さがすべてである。しかし理論が成熟すれば、実在する因果関係が書き込まれ、その結果、疾患に関する実在論的モデルとなることが、当然ながらのぞましい（Murphy, 2006, p.204）。

まともにとりあってもらうためには精神疾患の実在性へのコミットメントを宣言することが重要であるということは、悩ましい問題であり、安易な説明はできない。ここで思い起こされるのは、進化論の特定の主張に対する批判的分析を提示する前には――とくにその人が哲学者である場合には――進化を支持する証拠を受け入れているという宣言が重要になるということだ。問題は批判的分析のなかにではなく、その分析に対抗してなされる批判の仕方にある。そこでは批判的分析が俎上にあげられ、広く受け入れられた科学的結論への根本的な敵意を示す証拠が無いかどうかが探られるのである。正統派の見解と非正統派の見解との繊細なバランスをとることは、精神医学では進化論よりも一層問題になる。これは主に、進化についての科学的思考に対する創造論と比べた場合、科学的精神医学についての専門的考察に向けられたサスのような批判（たとえば、疾患とは社会的に否定的な価値をつけられた人生の問題であるという批判）には、より的を射た側面があることによる。

1-4　物事を「正確に」とらえることはなぜ精神医学でも重要なのか

科学的知識の成果を適用することにはいつだって経済的もしくは社会・文化的な帰結が伴う。そして、賭けられたものが大きいほど、論争はより劇的になる。たとえば、ケネス・ケンドラーと私は、冥王星を惑星の一覧から取り除くことに関わる議論を、同性愛を精神科疾患の一覧から除外することに関わる議論と比較した（Zachar & Kendler, 2012）。そこで判明したのは、これらの議論はおよそ四十年の隔たりを経て生じたにも関わらず、議論に敗れた側ではその決定は科学および文明そのものを「妥当性のない結論」によって裏切るものだという主張がなされたというように、とても似た仕方で進行したということだった。それらの議論の辛辣さたるや、小さなサイエンス・ウォーズだと言いうるほどのものだった。

天文学でも精神医学でも、問題となる分類（すなわち惑星や精神科疾患）は心理学的・社会的・経済的な重要性をもつことが見てとれた。とりわけ証拠がまだ受け入れざるを得ないものではなく、それでいて、とても多くの科学外の問題が関連しており、ある決定が求められている場合には、合理的な議論がとても熱を帯びたものになりうる。冥王星は本当に惑星なのかという議論は事のなりゆきを見まもる人々にとってはやや些末なものと思われたようだが、同性愛は疾患なのかという議論の場合はそうではなかった。天文学とは異なり、ある状態が疾患であるか否かを問う精神医学の議論は、とりわけ正常と異常との境界が曖昧な領域においては、より共有されたものになるのである。

精神医学は科学の一分野というだけではなく、特有の倫理的・実践的な目的によって支配される応用医学の分野である。応用的な分野として、精神医学と臨床心理学は人々の生活に絶えず関与している。精神医学者や心理学者は、何が正常か、そして、いかなる種類の異常が治療に値するかを社会が決めるうえで、重要な役割を果たしている。これらの理由から、精神科疾患は実在するのか、あるいは客観的なものか否か、どの程度までそうなのかということに関わる哲学的な主張はアカデミックなものには留まらなくなる。

リチャード・マクナリー（2011）は、ストレス関連障害に関して実在や客観性といった概念がもつ実践上の重要性について述べている。二十世紀において、精神医学者はさまざまな診断カテゴリーを、戦闘に対する適応的ではない反応を表現するために用いてきた。たとえば「シェル・ショック」、「戦闘による衰弱症」そして「戦争神経症」などである。ベトナム戦争ののち、戦闘に対する遅延した反応を示す患者が精神科医の前に現れはじめた。その反応は除隊後、一年以上経ってから生じたものだった。精神科医は、そうした症状はベトナム戦争と関連した特有の残虐行為への反応であると考え、ベトナム戦争後症候群と呼んだ。問題は、退役軍人省がそうした遅延反応の正当性を認めなかったことだった。退役軍人省の見解では、そうした反応は戦闘が原因で生じた問題ではなく、戦闘を経験する前からあった精神医学的問題が現れたものだとされた。のちの多重人格障害の場合に起こったことのように、ベトナム戦争後症候群が暗示にかかりやすい人々によって採用された「苦しみの常套句」である可能性は否定できなかった。また行政の側としては、あまりに多くの退役軍人にサービスを拡げることはとても気のすすまないことだった。

兵士たちにとって、事態は見込みのよくないものだった。マクナリーによれば、そこで鍵となったのは、ベトナム戦争後症候群の提唱者のある洞察、すなわち、ベトナム戦争後症候群にみられる反応を、ホロコーストのサバイバーやレイプの被害者、天災に遭遇した人々が経験する同様の反応と結びつけるという洞察である。それらの状態をまとめあげ、その人々に共通するものを考察することによって、心的外傷後ストレス障害（posttraumatic stress disorder : PTSD）という新しい診断上の構成概念が導入されることになった。ＰＴＳＤは、小規模の患者集団にみられるニッチな障害としてではなく、人間が一般的に経験する範囲を超えた出来事に対しての、非歴史的な（すなわち時代が異なっても存在する）、普遍的ですらある反応として構成された。もはやＰＴＳＤは、精神科疾患のように見えるものではなく、客観的に実在するものと考えられるようになった。スコット（1990）の言葉を用いるなら、今やＰＴＳＤは「世界において常に、既に、そこにあるもの」だとされたのである（p.295）。その結果、ＰＴＳＤは一九八〇年に出版された『精神疾患の診断・統計マニュアル』第三版に公的な診断として含まれ、そのすぐ後に、退役軍人病院の多様なサービスを受ける資格のある傷病状態のリストに収められた。「実在」や「客観的」といった抽象概念はここでも問題になったのである。

1－5　本書の基本的なアイデアと各章の概要

科学哲学では、重力、エーテル、電子、遺伝子といった理論的対象の実在性に関する議論が数多くなされてきた。心理学では、知性や超自我、パーソナリティ特性の実在性について同様の議論がなされてきた。同様に、精神医学では多重人格障害や統合失調症が実在するのかどうかを問うことは正当なことだと認められている。

しかし、心理学や精神医学では「実在」という抽象的な哲学的概念で何が意味されているのかはほとんど考察されない。その用語の意味は自明のものだと想定されている。とはいえ、仮にこの「自明な」用語を定義するように求められたなら、大半の人は途方にくれるだろう。同じことは「物象化する」といった補助的な哲学概念についてもあてはまる。本書において私は「実在」や「実在性」という言葉を抽象的な哲学概念として扱うパースペクティブを提案する。「真」や「客観」、「事実的」といった言葉についても同様である。これらの「形而上学的」概念は相互に関連しあう一群を形成しており、しばしば相互関係によって定義される（例：事実とは客観的に真であるものを指す）。

　抽象概念の意味は、明示的かつ汎用的な辞書的定義を構成する以外にも、その概念に暗黙のうちに含まれている対照概念を吟味することによって明らかになる。たとえば実在（real）という概念には、いくつかの鍵となる対照概念が含意されている〔なお、以下の対比において「実在」「現実」「本物」と訳した言葉は、原文ではすべてrealの一語で表されている〕。

実在と仮象（丸い地球 vs 平たい地球）
実在と虚構（アラン・ピンカートン vs シャーロック・ホームズ）
現実と理想（実際のゴルフの成績 vs 理想のゴルフの成績）
本物と人工物（サクランボ vs サクランボ・グミ）
本物と偽物（ビール vs ノンアルコールビール）
本物と思いなし（パニック障害 vs 同性愛）

　これらは皆、十分に区別できるものだけれども、そのためには対照概念の正当性を想定することが求められる。科学哲学において、クォークは虚構のものであると論じる人は、彼らが実在と考えるもの（たとえば樫《オーク》の木）と暗に対比することでのみそう主張できる。多重人格障害が実在の疾患だとは考えられないと言うなら、その背景のどこかに、何が実在の疾患であり、どのような点でそれが（見かけ上の、虚構の、想像上の、などとは反対の意味で）実在するのかについての考えが必要である。何かについての実在論者でなければ、何かについての反実在論者にはなれない——さもなければ、実在しないという概念は情報価値のないものになるだろう。

ポストモダニズムとそれにつながる理論について良く知られた試みの一つに、仮象と実在、主観と客観といったさまざまな哲学的二元論を乗り越える試みがある。そうした反二元論の試みは知的には刺激的かもしれないが、なにか良い働きをするかもしれない哲学的な区別を作りだすことを禁じているかぎり、それは結局のところ役に立たない。私は、そうした形而上学的区別を自明的な意味をもつものとして扱うわけではないが、それらの区別を消去するわけでもない。

実在、真、客観的といった相互に組み合わさった概念をその対照概念から理解することに加えて、これらの抽象概念がどのようにして曖昧なものになりうるかということにも注意をうながしたい。往々にして、それらの概念そのものが曖昧である。そして、真理は実在との対応であるという場合のように、相互的に定義されることでそれらの概念はさらに曖昧なものとなる。数学者は自分たちの抽象的な方程式がモデルを作ろうとしているものにとてもよくあてはまることにしばしば驚く。それに対して、多くの哲学者にありがちなのは、自らが用いる抽象概念が考察の対象に容易にあてはまると想定しながら、それらの概念そのもののさらなる説明を求められると、その抽象概念が言葉同士の関係に解消されてしまうことに気がつく、ということである。

たとえば「うつ病という言葉は、不適切に物象化された虚構の仮そめの場所である」という主張を説明するように求められたなら、哲学者はこう答えるだろう。「うつ病とは自然種ではないのであり、実在論的な存在論によって考えられるべきものではない」。質問者がさらに食い下がって、物象化は悪いことだというのはわかったけれども、物象化とは何のことかがまだわからないのだと言えば、それとわかるくらい声をはりあげて「うつ病という概念の扱いは、より実在的すぎるのだ」と言うかもしれない。もし、我らが哲学者が「より実在的」とはどういう意味か、「一本の木が実在的でうつ病がそうでないのはなぜか」などとしつこく質問されたなら、不和軋轢からどこかの時点で会話は途絶え、後味の悪い結末となるだろう。

実在性や真理といった哲学的用語を概念として、私が提示した方法で取扱おうとする論者は、しばしばプラグマティズムと結びつけられる。プラグマティストにとって概念とは、ある目的のための認識の道具である。概念に関するこの道具的な見方は、ウィリアム・ジェイムズ（1907/1978）が、それ以外の方法では果てしなく続くであろう形而上学的な議論に決着をつける方法としてプラグマティズムを定義したときに思い描いていたものである。ジェイムズによれば、プラグマティズムは一種の経験論であり——他の経験論とは違って——形而上学的な区別は消去されるべきだとはしない。そして、そうした区別を絶対的なものにしようともしない。経験論的・科学的な傾向をもつプラグマティストの関心は、形而上学そのものではなく形而上学の誤使用にある。

おそらくこのような概念空間に身をおいているといえるさまざまな思想家（たとえばウィリアム・ジェイムズ、ネルソン・グッドマン、ヒラリー・パトナム、アーサー・ファイン、イアン・ハッキング、ケネス・シャフナー）は、科学的実在論者にも反実在論者にも分類しがたい。その外部にいる評価者は彼らをどう名づけるかについて一致した見解をもっていないし、彼らの著作を読めば、こうした思想家が実在論と反実在論との議論を行き来していることがわかるだろう。私が本書で述べることも、それに劣らず分類し難いものだろう。

こうした問題を考え抜くことは難しい。実在や客観的といった高尚な概念を使ってうつ病のような抽象概念について哲学的に考えることがすでに困難であり、これらの高尚な概念そのものについて哲学的に考えることはなお一層困難なことである。そのような思考の習慣には修練を要する。本書では、前半の各章における哲学的な考察によって、本書の後半における精神医学上の分類に関する考察の土台作りを行う。しかし、本書後半の章でもその焦点は哲学的問題にある。第2章および第3章では、精神医学上の分類や精神病理現象について述べた箇所はほとんどない。その後は精神医学的な題材が徐々に扱われるようになり、第8章からは精神医学の話題が中心となる。願わくは、これらの章を通じてともに考察を試みることによって、「統合失調症は実在しない」といった形而上学的主張を額面通り受け取らないようになり、そうした主張について新しい考え方を展開できるようになってほしい。

この第1章を締めくくるにあたって、それぞれの章の概要を述べよう。その前にまず、巻末にある用語解説は、科学的実在論や自然種といった主要な哲学的概念を使って私が言わんとしていることを把握するための手ごろな方法として、本書を通して利用できることをお伝えしておこう。

第2章では、科学に触発されたプラグマティズムの基本原理について、リチャード・ローティのプラグマティズムとの比較によって明らかにすることに取りかかる。古典的なプラグマティズム一般、とりわけジェイムズ的なプラグマティズムはそれに先立つダーウィンの著作によって触発されたということを示そう。科学に触発されたプラグマティズムはウィリアム・ジェイムズの思想の実際的な側面を表している。彼はそれを根本的経験論と名づけた。根本的経験論によれば、主観と客観、仮象と実在といった「形而上学的」区別を正当なものとして使用するために経験の彼方を思い描いたり、経験を超越したりする必要はない。

第3章では、科学に触発されたプラグマティズムに関する説明をつづけ、その唯名論的な特徴を明らかにする。道具的唯名論では、個物の集まりに共通するものを概念化することは重要だと考える。しかし、その集まりが大きくなるにつれ、概念はより抽象的になり（たとえば真理や自由など）、ますます曖昧なものになって、相反する事例のリストに適用されるようになる。そうした抽象概念を理解するための三つの方法がある。すなわち、対照概念との関係からの考察、構成要素となる複数の概念への分解、より同質の事例の集合たちへの層別化という三つの方法である。第3章ではもう一つの主題についても考察する。それは、私たちは探究を始めることも終えることも決してなく、常にその中間にいるのだというチャールズ・パースの見解である。人は自らがもつ想定の全てを手放すことはできない。その想定には形而上学的な想定も含まれる。しかし、概念上の進歩を果たすために、任意の想定を一時的に切り離して批判的に分析することはできるのである。

第4章では、伝統的な経験論者にとっての宿敵――本質主義――を考察することによって、根本的経験論をより細かく論じる。本質主義の主要な特徴は、事物に内在する本性の発見によって自然をその構造に沿って切り分ける分類システムが導かれる、という考えにある。まず、本質主義的思考は認知的バイアスを構成するという発達心理学者の主張をとりあげる。この本質主義的バイアスは発達のなかで驚くほど早期に出現し、さらに成人期にも持続する。また、一つの本質主義的信念を操作することでさらなる本質主義的信念が支持されるように、あらかじめ教え込むこともできる。しかし、こうした認知的バイアスが生得的なものであるかどうかということと、形而上学的本質主義が哲学的に正当化されるかどうかということとは独立した問題である。それを念頭に置きつつ、その次に科学的本質主義に関する哲学的議論をとりあげる。クリプキとパトナムによる本質主義についての基礎を問うような議論を背景として、それに続いてパトナムが本質主義的形而上学を拒絶したことをふり返る。この拒絶はプラグマティズムに触発されたものであった。さらにブライアン・エリスらによる、科学に関する新本質主義について述べたうえで、彼らの精緻化された考え方に対して、よりミニマルな解釈を提案する。

第5章では、場違いな直解主義《リテラリズム》という概念を導入する。直解主義はアダムの言語を追い求める旧い研究をある点では受け継いでいる。アダムの言語では名前と事物とは一つのものであった。第5章では、真と文字通り《リテラリー》の真という対比について論じる。真と文字通りの真とは区別できるけれども常に区別されているわけではない。そうした事例を簡単に列挙したのち、多くの紙幅を使って、遺伝子はDNAに書き込まれた文字通りの設計図であるという主張を批判的に分析する。そののちに三つの「場違いな直解主義」、すなわち、分類群についての直解主義、診断基準についての直解主義、説明上の構成概念についての直解主義を考察し、それによって精神医学のなかの、診断学における直解主義の問題を取りあげる。

第6章でもひきつづき直解主義を題材とし、それを〔現代という時代の性質、すなわち〕モダニティに独特の特徴に関連づけて扱う。モダニティの特徴とは、権威への懐疑をおおやけ《パブリック》に表現することである。これは、何を〔そして誰を）信じればよいかを知ることは難しいというプライベートな実感と対をなしている。この現代的状況は保守主義と自由主義という両者に共通していると論じる。それから、保守的な福音主義者の直解主義をあつかった人類学的な著作を用いて、宗教的共同体とアカデミアの共同体における多様な権威構造を探る。そして第6章の終わりの部分では、受け入れるべきものを知るためには共同体および世に認められた専門家をどの程度まで信頼すべきなのかを説明しよう。また、共同体および専門家を信頼しなければならないという心理的な事実から、観念のヴェールの背後とまではいかなくても、自らが属する共同体がもつ信念の範囲内に私たちは皆とらわれているのではないかという懸念がどのようにして生じるのかを説明しよう。

第7章では、先に述べた問題の一つに立ち戻る。科学者は可謬主義の立場をとりながらも、受け入れるべきことを知るために、より大きな共同体を信頼していると想定される。このとき、心から独立した客観的な実在についてどのようにして情報を集めるのかという問題が出てくる。この問題を考えるためには、客観的なものは経験のなかに見出すことができるという考えが役に立つということを示そう。この重要な哲学的構想は経験上の基礎をもつ。その基礎の一部は、物事は、かくあって欲しいとされる、あるいはこうなるだろうと期待される通りにはゆかないという実感にみられる。この実感から私たちの義務に関する規範的主張が生じ、その規範的主張が「客観的知識」という概念への大いなる関心を突き動かすのである。第7章では次の考えについても検討する。それは、客観というものと事実というものは合理的に受け入れざるを得ないという経験に関連している、という考えである。受け入れざるを得ないということは科学的知識の重要な特徴であるが、受け入れざるを得ないという経験は認識論的な規範の受容にとっては偶然的なものであることを示そう。

第8章ではより明らかに精神医学的な話題をあつかう。「精神科疾患」は精神科医が治療することにした状態の名前に過ぎないという唯名論的主張は、あまりにも相対主義的である。なぜなら、その主張によって精神科医たちは自分たちが好まない行動を「疾患によるもの」だと規定できることになるからである。こうした相対主義への応答のなかで、疾患概念を統制する試みとして最も良く考え抜かれたものの一つが、ジェロム・ウェイクフィールドによる有害な機能不全モデルである。これは明らかに本質主義的なモデルである。それと対照的なのが、私が提案するモデル、すなわち不完全共同体モデルである。不完全共同体モデルは、伝統的な唯名論的説明の相対主義と、本質主義的説明の思弁的・形而上学的推論との双方を避けようとする。不完全共同体とは次のことを表している。すなわち、精神科医が分類する多様な症状の布置は多くの点で互いに似ているが、それらの全てが一つの集合として共有している特性ないし特性の集まりは存在しない、ということである。この非本質主義的な不完全共同体モデルは、潜在変数モデルに対して症状ネットワークモデルを唱えるという、近年の心理測定学における批判にも着想を得ている。

第9章では、概念をある目的のための道具として考えるプラグマティストのやり方を、自然種と社会的構成物という対比にあてはめる。これらの高度に抽象的な概念は精神科疾患について示唆に富む考え方をもたらすものだが、その構成要素に分解して曖昧さを減らした方がより有用である。自然種の概念は五個の重複しあう要素に分解される。そのなかでもっとも曖昧なのは自然性という要素であり、もっとも有用なのは帰納的推論を支えるという要素と因果的説明に従うという要素である。社会的構成物の概念は歴史的概念、規範的概念、実践種に分解される。これらの概念を自然種の概念との対比によって明らかにしよう。第9章の終わりでは四面体の形をした図式を紹介する。それによって、自然種や実践種といった概念を相互のダイナミックな関係のなかで位置づけ、これらの概念すべてが不完全共同体をより良く理解することに役立つということを強調する。

第10章では、うつ病の診断における死別反応の除外規定がDSM-5で消去されたことに関する議論をとりあげる。この議論のパブリックな側面（すなわち、悲嘆は精神疾患と分類されるべきか）は、大まかにいえば、科学的・精神医学的権威の社会における適切な位置づけに関わる。議論のアカデミックな側面（愛する人の死後二週間から八週間のあいだに生じたうつ症状は精神疾患と考えられるべきかということ）は、本物の疾患（real disorder）とされるべきものは何かということに関わる。第10章における哲学的な考察では、精神医学のかなりの部分に入り込んでいる事実上の本質主義とは対照的に、不完全共同体モデルを用いる。事実上の本質主義者の見方では、この議論は、死別ののちに生じるうつ病とまぎらわしい状態を真のうつ病からどのように区別するのかについての議論である。不完全共同体モデルの見方によれば、この議論は、いくつかのうつ病はノーマライズされるべきかどうかという議論である。不完全共同体の周縁部に位置する症状群に関わる問題である。

第11章では、不完全共同体の周縁部に位置する症状群に関わる問題——パーソナリティ障害一般、とりわけ自己愛性パーソナリティ障害（narcissistic personality disorder : NPD）という診断——をあつかう。自己愛性パーソナリティ障害が構成された歴史をふり返り、それがDSM-5における消去の対象となったのはなぜか、そして、その消去に対して反論がなされたのはなぜかということを検討する。DSM-5に関して興味深いのは、NPDは実在するとは考えられなかったために当初はマニュアルから消去されていたのに、のちになって戻されたという点である。NPDが再び掲載されたのは、NPDになんらかの実在性があったからなのか、それとも政治的理由だけによることなのかに関しては意見の相違がある。この問題に対して、自己愛性パーソナリティ障害のような構成物が精神医学の不完全共同体に含まれるのはなぜなのかを考察することによって結論を出そう。また、競合しあう本質主義的バイアスによって、実践的な解決策が実施できなくなってしまったことを示そう。その解決策によって診断の枠組みが制定されていれば、進歩がより起こりやすくなっていたかもしれない。それを競合しあう本質主義的バイアスは妨げたのである。

本書の最終章である第12章では次の主張を検討する、それは、精神医学は進歩し損ねているのみならず、本当の疾患ではない状態まで含むように診断体系が拡張されたことによって誤った道を歩んでいるという主張である。この主張は、言い換えるなら、不完全共同体の大半はまちがった分類であるということだ。それに対して、進歩に関してよりプラグマティックで形而上学的な制約の少ない考えを私は提案しよう。それに加えて、多くの人々が神話としての精神科疾患の最たるものとみなすもの、すなわちヒステリーについて考察する。まずヒステリー概念の歴史をふり返り、それから唯名論的な仕方で分析を行う。すなわちヒステリーの対照概念を吟味し、どのようにしてヒステリーがその構成要素に分解されてきたか、DSMに含まれる部分的に重複した状態へと層別化されたかを見てゆく。この考察によって、ヒステリーは実在するという主張と実在しないという主張はともに歪んだものであることがわかるだろう。最後に本書の出発点、すなわち実在、真、客観的といった概念に立ち返り、これらの形而上学的概念を他の概念について哲学的に考えるために用いることに加えて、これらの形而上学的概念そのものについても哲学的に考えなければならないということを示そう。

第2章　科学に触発されたプラグマティズム

2–1　複数のプラグマティズム

本書の主な目的の一つは、精神科疾患の分類について正確かつ情報に富む仕方で述べ、読者をこの主題に関する哲学的考察へと駆り立てることである。そのために重要なのは、大量の情報を整理するための観点を提示することである。第2章および第3章では、私が採用している観点の基本原理を提示しよう。それは哲学的プラグマティズムという、科学哲学者の間ではあたりまえのものとなりつつある観点である。この二つの章では精神科疾患についてはほとんど話題にしないけれども、この厄介ではあるが魅力的な主題に関して私がこの二十年間学んできて読者に伝えたいと思っていることは、ある程度手の込んだ舞台装置がないと、十分に意味深いものではなくなるだろう。

プラグマティズムという用語には、常識的な意味と専門的な意味の双方がそなわっている。科学に触発されたプラグマティズムという言葉で言わんとすることをより良く規定するために、それをまず他の三つのプラグマティズムと対比しよう。第一のものは、哲学的な精緻化とは関わりのない、官僚的・常識的な意味での功利主義である。常識的な功利主義は個人の経験を信頼する一方、思索というものを信用しない。事実によって理論に対抗し、事実はそれだけで事足りるものだとする。この見解は、ベーコンやボイルといった、イギリスで活躍した初期の科学者の経験主義をある程度まで特徴づけるものである。彼らは実験的アプローチを提唱し、理論的ないし哲学的精緻化は往々にして道楽のようなものだと考えた。

それとは対照的に、私が提唱するプラグマティズムは哲学的な精緻化を関心の対象とする。哲学的なプラグマティストは真理、実在性、道徳性といった概念の本性を好んで熟考する。そしてこれらの事柄に関する哲学的プラグマティストの思索は伝統的な哲学理論と対比される形で定式化される。ウィリアム・ジェイムズのような古典的な哲学的プラグマティストは「世間知」にとても重きを置いているが、それでもなお自らが関心をもつ抽象的な知的問題に力を注ぎ、それに関する著述を行った。

第二のプラグマティズムは第一のものと類縁のものであり、実践的な帰結を重視する。これは実践的なものの見方、すなわち、人の福利に明確な利益をもたらさない科学プロジェクトに税金を費やすのを好まない政治家や、歴史学よりも経営学を子どもに専攻させたいと思う親の物の見方である。実践的なものの見方と対照をなすのは、知識をそれ自体のために、その知識が与えてくれるかもしれない物質的な利益とは関わりなく追求することには価値があるという科学者および人文学者の見解である。

私が提唱するプラグマティズムと日常的な実用主義との対比はより微妙である。科学者および人文学者が知識はそれ自体のために正当化されると言うとき、人々はある種の話題に対して、ただひたすらに好奇心をもつのであって、資源の投資のすべてに対して容易に勘定できるような見返りを求めることはない、という意味であることが多い。この点に関して言えば、プラグマティストは他のだれにも負けないくらいの好奇心をもち、知的な発見から満足を得る。プラグマティストは、実用主義に奉仕するため、ヒッグスボソン粒子を発見するための超伝導大型加速器の建設を拒絶し、医学研究により多くの資金を割り当てることに賛成しなければならないわけでは必ずしもない。

第三に、リチャード・ローティのプラグマティズムと対比される。『哲学と自然の鏡』(1979)においてローティは、科学的な分野と非科学的な分野とのあいだには特別な認識論的区別がなされるべきだという考えを掘り崩そうと試みた。ローティのプラグマティズム――「社会的実践」として見れば全ての真理は同等である――は、科学的知識の正体を暴くことだと受け取った読者もいた。ローティ自身、一九八〇年代にポストモダニスト的転回を果たして以来、そのような解釈を推し進めた。当時のローティ（1989）はポスト形而上学的ユートピアを提案したが、そこでは、スキナーが信念と欲求を心理学から除去しようとしたように、仮象 vs 実在のような形而上学的な区別が除去されるというのだった。

　私自身、ローティの著作を読むことによってプラグマティズムへと導かれた。古典学者としての教育を受けたローティは、広範囲の歴史的かつ多分野におよぶ興味関心を有しており、そのことによって注意深い研究に値し、かつさまざまな解釈を受ける思想家となっている。多くの人々がローティをプラグマティズムの体現者だと考えている。そしてまた多くの人々は、ローティが言語と文学を強調したことによって、プラグマティズムはジェイムズが硬い心と（軟らかい心に対比させて）呼んだ科学的態度に取って代わるものとなったのだと誤って信じている。より正確に言えば、科学哲学における問題がプラグマティズムそのものにとって（歴史的にも、また他の意味でも）肝要なものだとしても、そうした主題はローティが追求したものではない。ローティがクーン、クワイン、セラーズに依拠していることは、プラグマティズムに対する科学哲学の重要性を強調するものではある。しかし、もしもローティが科学的主題に焦点を当てていたならば、彼が追及していた主題の広がりは失われていたことだろう。

　ローティの批判者がしばしば無視していることだが、私たちの最善の科学理論は真であるということに対するコミットメントをローティは明言している。ローティ（1991）が、それらの理論にコミットするのはなぜかについてさらに語ったとき、ローティはポストモダン派相対主義者であるという一般に流布した解釈はさらに保持しがたいものとなった。怪我の経験を「痛みがある」という表現の代わりに発火するニューロンという言葉で記述できたとしても重要なものは何も失われないだろうとローティは力説している。このことに驚くような人はみな、ローティ自身が硬い心の持ち主であることを見損なっている。

　ローティに比べると、私が本書で詳述するプラグマティズムは科学分野の実情に即した問題に関わりをもつ。科学に触発されたプラグマティズムは、主としてウィリアム・ジェイムズのプラグマティズムに基づくものであり、科学的実在論者と反実在論者とのあいだでなされるような形而上学的な論争のいずれの側にもア・プリオリに与するものではない。また、そうした論争のなかで検討される、実体に関する哲学的な区別（たとえば仮象と実在、主観と客観など）の価値を否定するものでもない。

　プラグマティズム一般に関して言えば、私はプラグマティズムについての包括的な概論を述べるわけでもないし、「プラグマティズム教会」への信仰を表明するわけでもない。第一の点についてであるが、「プラグマティズム」は、ゆるやかに関連したさまざまな哲学についての一般的な、曖昧ですらある名前になっている。第二の点についてであるが、プラグマティストがジェイムズやパースを、まるで聖書の章句を引用するかのように引いてくるのをときに目にする。「どこか他の所に違いを作り出さない限りは、違いはありえない」といった詩的アフォリズムや「換金価値」への言及が哲学の仕事をするために使われるのだと思われ始めている。私もまたジェイムズやパースから素晴らしい語句をいくつか引用するが、願わくは、それらの引用が哲学の仕事をするということにならないようにしたい。

　ウィリアム・ジェイムズは「プラグマティズム」を「いくつかの古い思考法にとっての新たな名前」として、自らのより円熟した哲学を一般聴衆に売り出すために考案した。この「プラグマティズム」は真理の本性（すなわち、ある観念の真理とはその観念の実践上の複数の帰結が融合したものである）についての理論であると通常は考えられている。より広義には、プラグマティズムは概念の意味に関する理論（すなわち語用論）であり、そこに真理の概念も含まれる。ジェイムズの円熟期の哲学である根本的経験論は形而上学である。[*1] ラルフ・バートン・ペリー（1912）によれば、ジェイムズは根本的経験論を、自分の思想の側面のなかでプラグマティズムよりもさらに根源的なものだと考えていたという。根本的経験論はジェイムズ流プラグマティズムの本来的な要素であるが、それは二十世紀の科学哲学者が導入した経験論についての新しい見方を先取りしていた。根本的経験論は、真理を実在との対応として定義することへの疑念をもち、あらゆる知識を感覚に還元することを疑い、伝統的に唯名論と呼ばれてきた反プラトン的なものの見方を支持するものであった。

次節ではプラグマティズムの科学的および経験論的な起源について少し細かく述べよう。それがとりわけ重要なのは、ジェイムズはしばしば一種の神学的な指向をもつ「軟らかい心」の人文学者だとされるからである。ジェイムズの思想は完全に整合的であったとは言わないが、ある程度は整合的であって、軟らかな心をもつ思想家として解釈されると哲学上反対の立場の人間になってしまうということは確かだ。

2-2 科学に触発されたプラグマティズムの起源──チョーンシー・ライト、チャールズ・ダーウィン、自然選択説

ジャズがポピュラーなものとなったのは一九二〇年代のことであった。当時、若かった人々はより年長の人に比べてジャズを好むようになり得ただろう。若者にとってはあらゆるものが新しい。彼らにとってのジャズの新しさは、それまで受け継がれてきた他の音楽スタイル、たとえばクラシック、ゴスペル、ラグタイムといったスタイルと変わるところはなかった。しかし一九二〇年代にすでに六十歳を超えていた人々のほとんどにとって、ジャズは「低俗」かつ猥雑なものであった。一九八〇年代には、一流の音楽アカデミーにおいてジャズとは技術的に洗練された、クラシック音楽の芸術的な代替物であると考えられるようになると知ったなら、彼らは大いに驚嘆することだろう。

ロックンロールの揺籃期において、六十歳以上の人々の大半はエルヴィス・プレスリーやビートルズを評価しなかった。エルヴィスの腰振りダンスやビートルズの長髪に夢中になった人々には、二十年たたないうちにエルヴィスが月並みとされるようになり、ポール・マッカートニーがエリザベス女王からナイトに叙勲されることが何のスキャンダルにもならなくなるということは、考えられもしなかっただろう。

思想上の嗜好は音楽の嗜好に似ている。哲学を学ぶ者はアリストテレス、ヒューム、カントの考えを受け継ぐ。カント主義の思想家となる者は、カントの思想に対する嗜好を発展させ、カントの思想に繰り返し触れることでそうなる。それはカント主義者としての思考の習慣を身に着けるプロセスである。カントの主著である『純粋理性批判』は

カントが五十七歳のときに公刊された。その当時にカントと同年代だった人々がカント主義者になりえたということはありそうにない。第一世代のカント主義者にはフィヒテ、ヘーゲル、シェリングなどがいるが、『純粋理性批判』が出版された当時、彼らは六歳から十九歳の若さであった。彼らがついに学校で哲学に触れたとき、彼らにとってのカントの新しさはプラトンと変わるところはなかった。なぜなら全ては新しいものであったからだ。そして彼らにはカント主義的な思考法を習慣とする選択肢があった。

同様に、プラグマティズムの創始者たちは、ダーウィンを「受け継がれた」ものとして経験できた年代の学者たちの第一世代であった。ダーウィン（1859/2003）の『種の起源』の最終章にある次の言明は、このことに照らし合わせて考えられるべきだろう。

> 私は、本書で述べられた見解が真理であることを完全に確信しているけれども、……経験を積んだ博物学者を説得できるなどとは私は決して期待していない。その心を占めているたくさんの事実はみな……私のものとは全く反対の観点でみられたものである。……とても柔軟な心を備えており、種の不変性について疑いを持ち始めた少数の博物学者は、本書によって影響を受けるかもしれない。しかし私は確信をもって将来に、問題を公平に両面から見ることができる、若くてこれから成長する博物学者たちに期待している（pp.392-393）。

そして一八六八年に、当時二十六歳だったウィリアム・ジェイムズは――非常に公平にとはいえないが――ダーウィンとルイ・アガシについて、次のように記している。アガシはジェイムズの前にハーヴァード大学の教授を務めていた人物であり、アメリカ合衆国におけるダーウィンの主な反対者であった。

ダーウィンの思想について考えるほどに、その思想はより重要なものであるという気持ちになる。もっとも、もちろん私の意見の価値など微々たるものだけれども。それでも私は、あの悪辣なアガシには知的にも道徳的にもダーウィンの靴の泥を拭うほどの価値もないと信じており、この気持ちに身を任せることに、ある種の喜びを感じる（Perry, 1947, p.102）。

ダーウィンとプラグマティストとのつながり――チョーンシー・ライト

ダーウィンの思想への嗜好が育つのに適した年代だったアメリカの若き知識人のグループによって、プラグマティズムが作り上げられてきた様子は、ルイ・メナンド（2001）の『メタフィジカル・クラブ』に描き出されている。この本のタイトルであるメタフィジカル・クラブは、一八七二年に約五カ月のあいだ催された討論会のことを指している。そのメンバーはおよそ八名からなり、そのなかにはチャールズ・パース、ウィリアム・ジェイムズ、オリヴァー・ウェンデル・ホウムズ・ジュニアが含まれていた。『種の起源』が出版されたとき、彼らの年齢は二十一歳以下であった。

科学に触発されたプラグマティズムとはすなわち哲学的プラグマティズムであり、その誕生の「産婆役」を果たしたのはチョーンシー・ライトによる先見的なダーウィン解釈だった。プラグマティズムの哲学は、変異、試行錯誤による適応プロセス、そして自然を説明する上での自然の十分性を強調したダーウィンの進化論に大きく触発されたものであった。すなわち、進化を読み解くのに必要なのは、ダーウィンとライトだけが行った、自然選択を重視するやり方なのである。もしライトと彼の革新的な進化的認識論に接することがなかったなら、初期のプラグマティストたちが進化についてのこのような解釈を採用することは、おそらくなかっただろう。

一八五〇年代初頭にハーヴァード大学に在籍したライトは、学業成績そのものに汲々とすることなく、自らの関心をひく題材については（科学がそうであったように）やすやすと修得する学生だった。ライトの人となりに関して述べるべきこととして、彼は級友たちを個人的に指導することにかなりの時間を費やしたという（Madden, 1964）。卒業後、ライトは数学的な計算をする仕事に就いたが、その主な魅力は、長い時間をあてることで一年分の仕事を三カ月で済ましてしまい、一年の残りを自らの興味関心を追求するために使えることにあった（Gurney, 1958）。

一八七二年のメタフィジカル・クラブでの議論は、フランス式に言うならばチョーンシー・ライトのサロンの最後の姿であった。ハーヴァードを卒業したのちのライトには地域の正統的教説に反対して物議をかもす自由思想家だという世間での評判が形成され、ハーヴァード大学の卒業生たちは一様にライトに意見を求めた。ライトがカレッジの友人からなる討論会の優れた論客として最初に登場したのは一八五〇年代後半のことだった。その集まりは知的であるとともに社交的なものでもあり、そのために友人らが三十歳代になり結婚しはじめると集まりは解散してしまった。マダン（1964）は、ライトが取り残され、抑うつ的になり酒と煙草に溺れてゆく様子を描写している。

第二のクラブが形成されたが同様にして解散した。この気難しい四十二歳の男性に対してメタフィジカル・クラブが果たしたことの一つは、カレッジの友人たちとの愉快な時間を再現したことだった。ライトは一八七〇年代初めにハーヴァード大学で講義をすることを短期間認められたが、彼の対人関係スキルは講堂では生かされなかった。このクラブは彼が残したもののすべてだった。ライトはこの仕事に身をささげた。そしてライトと若いメンバーたちとの間の個人的な指導の大半は、クラブの正式な会合の外でなされた。

ライトとダーウィン

ライトは経験論者のジョン・スチュアート・ミル、およびダーウィンの著作に親しんでいた。気性においてライトはダーウィンにとても似ており、知的に誠実で、利害関係なしに真理を追い求めるという理想にコミットしていた。マダンによればライトはアメリカの最初の科学哲学者の一人だったという。したがってライトの影響を理解することは、初期プラグマティズムにおける、科学哲学者にとって今日なお有用かもしれない側面に目をむける助けとなるだろう。しかし一八七〇年代当時、科学哲学と呼ばれる専門分野はなかった。ライト（1877a）は自らの専門を「実験哲学」と呼んだ。

メタフィジカル・クラブの解散直前から解散以降にわたって、ライトはダーウィンを擁護する数篇の論文を書いた。それらの論文は進化において自然選択が主な役割を果たすことを論じている点で重要である。一八七〇年代には、進化という考えそのものは博物学者のあいだでしっかり確立されていたが、自然選択の役割についてはそうではなかった。ウィリアム・トムソンによる太陽の年齢は四千万歳であるという説[訳注1]（この年齢は自然選択が働くにはあまりに短い）の広範な受容、およびラマルク式遺伝すなわち獲得形式の遺伝という学説（この説は目的論にとって、より整合する）の受容が、自然選択説にとっての大きな問題となっていた。

ダーウィンとの自然選択説の共同創始者であるアルフレッド・ウォレスでさえ、自然選択では人間の意識の進化は説明できないだろうと考えるようになった。ダーウィンは『種の起源』の後の版でも自然選択説を主張し続けたが、その重要性の強調をやや弱めた。もし安全策をとるつもりだったら、もっと弱めるべきだったのだが。ライトが自然選択説を擁護したのは、ウォレスが自然選択説を重要視しなくなった後のことだった。この困難な時期、ダーウィンとライトだけが自然選択の重要性に関する信念を堅持していた[*2]。

十九世紀後半をふりかえるときには、私たちはどうしても現在の視点から理解することになる。二十世紀初頭まで、多くの科学者が進化において自然選択は小さな役割しか果たしておらず、最も重要なメカニズムは突然変異であると考えていた。しかし一九四〇年代になると、自然選択に関する科学的見解は劇的に逆転した。自然選択は進化の主要なメカニズムと考えられるようになり、それ以来、その地位を脅かすような競合仮説は現れていない。現在の理解からすると、ライト（1877a, 1877b）による自然選択を擁護する論文はとても説得力のあるものであり、今日の読者に対しても示唆に富むものである。

ダーウィンはライトに個人的に感銘をうけていた。自然選択に関するライトの論文の一つを印刷し、イギリス中に配布することさえした（Madden, 1964）。また、『人間の進化と性淘汰』および『種の起源』の後年の版において、直接に「チョーンシー・ライト氏」に言及している。マダンによれば、メタフィジカル・クラブが一八七二年に解散してから間もない時期に、ライトはイギリスを訪れ、ダーウィンの自宅に招かれて一夜を過ごした。これはライトにとって素晴らしい機会であった。しかしそれからほどなく、ライトは再び人から離れ、ろくに食事もせずに酒に溺れるようになった。

一八七五年、四十五歳だったライトは、一人で机にむかっていたとき、脳卒中に襲われた。彼が発見されたのはようやく次の日になってからであり、その後、二回目の脳卒中にみまわれて亡くなった。葬儀に集まった人の数は少なかったが、皆それぞれに異なる悲しみの程度に従って、この哀れな男に対する同情の念を持っていたものと思われる。ネイション誌に掲載されたライトへの追悼文において、ハーヴァード大学の助教授への就任を控えていたウィリアム・ジェイムズ（1875）は次のように語った。もしもライトがロンドンやベルリンに住んでいたならば、指導者の地位を占めていただろう。ちょうど、マサチューセッツ州ケンブリッジの学友たちのあいだでそうであったように。

2-3　ライトとウィリアム・ジェイムズ

メタフィジカル・クラブの会合が行われていたとき、ライトがとくに影響を及ぼしたのは法律家のホウムズ、および科学者としての教育をうけたパースとジェイムズだった。連邦最高裁判所判事であったホウムズは退任を控え、自らの法哲学の重要な側面を説明するうえで「ほとんど忘れ去られている真に功績ある哲学者、すなわちチョーンシー・ライト」から指導を受けたことに言及している（Howe, 1941, p.252）。パース（1897/1940）はライトへの恩義をはっきりと認めており、知的遍歴の概要を語るなかで、自分は二年間にわたってライトとほとんど毎日のように長時間議論をしたものだと述べている。

ライトとウィリアム・ジェイムズについてはどうだろうか。次の文章は、ライトがジェイムズについて言わざるを得なかったことである。

おそらくは、私がジェイムズを好ましく思うのは、過去や現在の行いの美点にではなく成長の可能性に関係している。その可能性は彼との交流によって明らかになってきたものだ。「少年のような」というのが、われわれの共通見解としてジェイムズの現在を表す、とりわけ私にとっては彼の未来を表すのに適切な言葉である。というのも、ともに仕事をすることによって、彼を少しずつ、より良いものにできるだろうと思うからである（Perry, 1935, p.530）。

この当時、ジェイムズの著作はパースに比べて哲学の世界においてさほど読まれていなかった。とはいえ、その年月を通じて、ジェイムズの思想はますますライトの影響の痕跡を帯びるものとなった。これはパースにみられた傾向とは逆であった。[*3] パースは一九〇九年にジェイムズに宛てて出した手紙のなかで次のように記している。

それはあの鋭くはあるが底の浅い奴、チョーンシー・ライトだった。私はあいつを機知を磨くための砥石として利用しただけだった。しかし君はあいつを途方もなく尊敬しすぎていたから、おそらくは、宇宙のどこかでは1たす1がひょっとしたら2にならないことがあるというあいつの考えに捕まってしまったのだろう……（Perry, 1947, p.292）。

ジェイムズはパースよりも寛容な気質の持ち主であった。一八九一年に妹に宛てた手紙のなかでジェイムズは、チャールズ・ノートンが詩人のジェイムズ・ラッセル・ローウェルの草稿を相続したことについて次のように語っている。「チャールズ・ノートンがローウェルの遺稿などの寄贈を受けたというのはもっともなことだ。人がそれぞれの偉大さにふさわしくその名を残してゆくさまはすばらしい。ダンテ、ゲーテ、カーライル、ラスキン、フィッツジェラルド、チョーンシー・ライト、そして今度はローウェルが！」（Perry, 1947, p.178）。

ラルフ・バートン・ペリー（1947）によれば、ジェイムズはまた、しばしば「チョーンシー・ライトはこう語ったものだ……」と切り出して話を始めたという。

ジェイムズの長男のヘンリーは、ジェイムズの書簡集を編集するなかで、父ジェイムズに対するライトの影響は長年にわたるものではなく、誇張されているかもしれないと記している（H.James, 1920）。ヘンリーによれば、父ジェイムズは謝意を記すのがつねであったが、ジェイムズの書簡や著作にはライトへの謝辞はないという。ペリー自身もまた、ジェイムズはライトをそう好んではおらず、少なくとも彼をいらいらさせる人物だと見ていただろうという印象を述べている。

ライトの経験論的かつ進化論的な見解がジェイムズの後年の思想にそれほど重要な影響を与えていたとすれば、この整合性のなさは悩ましいものだ。これはどのように説明されるべきだろうか。一つには、公表された多くの書簡に明らかなように、ジェイムズは他人を誉めるために、仰々しいほどに言葉を費やした。人々の自尊心を満たすことは大事なことだと考えていたようだ。ジェイムズがライトへの謝意を記さなかったのは、ライトはそうした賞賛を決して必要としなかったし、いずれにせよ彼は亡くなっていたからなのである。

もう少しだけ憶測によらない説明もある。こちらは詳しく述べる価値があるだろう。なぜならそれは、ジェイムズが軟らかい心ではなく硬い心の持ち主であるという問題に直接かかわるものだからだ。重要なのは、ジェイムズとライトが親しく付き合った期間は、二十代後半から三年ほど続いたジェイムズの精神的危機の絶頂期であったということである。ジェイムズは生涯にわたって肉体的に虚弱で、取り乱しやすく、ふさぎがちで、愚痴っぽい気質ではあったが、危機の時期には特に、強烈な自己不信、活力減退、病的な絶望感が現れた。この機能の減退は、一部には昇進路線に乗れなかったことによる。しかし、さらなる悪化をもたらしたのは従妹ミニー・テンプルの死であった。ジェイムズはミニーに対して感情的にとても愛着をもっていたのである（Richardson, 2006）。

ジェイムズはまたこの危機について詳しく説明しており、自らの虚無感や無力感は統計学的決定論への反応であると解釈している。統計学的決定論が導入されたのは十九世紀のことだった。イアン・ハッキング（1990）によれば、このころに統計学者はそれまで知られていなかった推論様式を生み出した。マイア（1988）はのちにそれを集団的思考と呼んだ。この推論様式をいち早く提唱したのは十九世紀の歴史家のヘンリー・バックル（1857/2011）であった。歴史への科学的アプローチによって、個人は環境の因果的効力に基づいて社会的に決定された法則を表現するための乗り物にすぎないことが明らかになったとバックルはいう。たとえば、ある年に大英帝国で殺される、あるいは自殺する人の数を統計学者は明確に予測できるだろう。私たちの行うあらゆる選択が、究極的にはこれらの予測可能な統計的パターンに従うのであれば、選択することで実際のところ何になるのか。バックルは自殺について次のように語っている。

> そして、より大きな法則の力は抵抗しがたいものであり、それに対してはいかなるものも、生命への愛も、あの世への恐れも、その作用を阻むことさえもできない。……私たちが収益を得ているさまざまな国々において、年ごとに同じ割合で人々が自らの生命を断っていることがわかる（p.26）。

自殺という選択肢がいつも念頭にあるほど憂鬱症だったジェイムズにとっては、自らの苦悩は結局のところ、あらかじめ決定された社会統計量が実際のものになるための方便にすぎないというこの考えは絶望感を増すものであった。

新しい統計科学を捨て去り、合理主義的あるいは神学的根拠に基づいて自由意志の真理を高らかに宣言することは、ジェイムズの知的性分に合わなかった。その代わりにジェイムズは自由意志の問題について両立主義的な解決を採用した。両立主義によれば、あらゆる思考と行為が決定されていたとしても、さまざまな選択肢から選択ができるということは、その選択はそれでもなお「私たちの」ものとして扱い得るものである。ジェイムズは次のように考えた。

人がまったく手を離してしまえば失敗はあらかじめ運命づけられる。何かに賭け、やってみること（信念による行為）によって成功が保証されるわけではないが、仮に成功すれば、その試み／信念は、その成功を生じさせたものの一部であるだろう。

　ジェイムズがこの洞察を我が物とするには数年を要した、その過程において、ジェイムズは信念の重要性に関して異なる二つの見解のあいだを揺れ動いていた。すなわち何かを信じることが「それを真にする」という見解と、何かを信じることは「さしあたり受け入れるのに十分なほどにそれを有用なものにするが、長い目でみれば証拠によってそれは真になる」[*4]という見解である。科学的な経験論者であるライトは、ジェイムズが第一の見解に傾いていたときに、証拠の役割の扱いが曖昧であると批判的に問いかけた。この問いかけは、ジェイムズにとって、彼が生々しい葛藤をいまだに抱えていることを軽んじているように思われたことだろう。ジェイムズは、どうすれば証拠と信念そして義務がうまく一つに組み合わさるかを独力で理解する必要があったのであり、ライトの知性（および意志）によって強いられてそうするのではいけなかったのだ。

2-4　根本的経験論——ジェイムズ円熟期の哲学

『種の起源』が果たした重要な哲学的貢献は、デザイン論法に対して認めざるを得ない反論を示したことであった。デザイン論法は神の存在証明として有力なものと考えられていた。有名なデザイン論法には、ウィリアム・ペイリーが一八〇二年に提示したものがある。ダーウィンはケンブリッジの学生だったときにペイリーの著作に触れた。進歩的なキリスト教思想家であったペイリーは科学と神学の両立をはかることに関心があった。その一つの方法が、神の存在の証拠を自然界に見つけ出すことであった。

　野原を散策していて、地面の上に石があるのを見つけたと想像してほしい、とペイリーは問いかける。その石はどうしてそこにあるのか。私たちの知る限りでは、石は永遠の昔からそこにあったのだろう、とペイリーは言う。しかし、もし時計が地面の上にあるのを見つけたなら、その時計もまた永遠の昔からそこにあったのだろうとは、私たちには信じられない。時計を見れば、そのさまざまな部品がある目的のために、具体的には時間の経過を測るために作られたものであることは一目瞭然である。それぞれの部品が然るべき大きさと形、然るべき材質のものでなければ、あるいは然るべき仕方で組み合わされていなければ、時計は役に立たないだろう。時計の制作者がいたはずだということは必然的な結論なのだ、とペイリーは言う。仮に、時計とは何かを知らなかったり、時計が誤作動を起こしていたり、時計のメカニズムが私たちには理解できないほどに複雑すぎたり、ということがあったとしても、それは問題ではない。その場合でもなお、その制作者がいるはずだということを私たちは認識するだろう。

ペイリーの主張の要点は次のものである。いくら推論をこねくり回したところで、これほど明らかなデザインがデザイナーなしに存在しうるなどと、理にかなった形で信じさせることはできない。さらに、先ほどの時計のなかに存在したようなデザインのあらゆる証拠は自然のなかにもみられるが、自然のなかのデザインの証拠はより偉大なものだとペイリーは言う。そして次に彼は、望遠鏡との比較による眼についての考察に移る。眼と望遠鏡は同様の目的のためにデザインされている。しかし眼のデザインは望遠鏡よりもかなり入り組んでいる。さらに眼の設計図は一つではない。すなわち、それぞれの生物種にはそれ自身の欲求に見合うようにデザインされた眼がある。そのようなデザインがあるからには、デザイナーがいるはずである、とペイリーは論じる。

自然とは星々、季節、そして相互依存的な生物種からなる整然たる宇宙である。ペイリーが指摘するとおり、私たちが生き物のなかに直接に見るデザインは複雑さと広がりにおいて驚異的なものであるし、また私たちの眼には見えないが発見しうるようなデザインについては、二重の意味でそうである。このことにダーウィンは賛成しながらも、自然のなかにはデザインがあるという事実を説明するために超越的な意図を措定する必要はないと付け加える。『種の起源』では次のように論じる。どうしてデザインが意図をもったデザイナーの恩恵なしに存在できるのかについては、理にかなった説明が可能である。すなわち、それは何百万年にわたって小変異に作用した自然選択による。哲学的に重要なのは、「どのようにして」そして「なぜ」なのかを事物について理解するうえで自然を超えることは必要ないという点である。自然の内部での説明というこの概念は、ジェイムズがその基本的なあらましをライトから得たものであり、それらの見解のうちでも最も重要なもののひとつである。ジェイムズはそれを一般向けには硬い心と呼んでいるが、専門的には根本的経験論という。

ジェイムズは忠実な人物で、父すなわちヘンリー・ジェイムズ・シニアによるエマニュエル・スウェーデンボルグの神秘主義に関する超自然的な解釈に大きな影響を受けており、そのために軟らかな心へと向かう傾向を父親と共有しつづけていた。そこには、宗教的な大きな問いへの関心と、なにか「さらに」経験されるべきものが存在することへの望みが含まれていた。したがって、ウィリアム・ジェイムズを世俗化された自然主義の支持者にしてしまうことは、あまりにホイッグ史観的な見方だろう。ジェイムズが今なお人々に親しまれる哲学者であるのは、一つには多くの人がジェイムズを軟らかな心の、なかば宗教家的な思想家だと考えていることによる。軟らかな心をジェイムズの哲学のなかに読み込むこともまた、ホイッグ史観的な解釈である。ジェイムズ自身はその著作において、自らを硬い心の持ち主の一人だと考えているということをとても明白に述べている。

硬い心というのは、チャールズ・パースが後に、ライトとジェイムズの両者にみいだし、軽蔑するようになったものである。硬い心とは次のような見解である。世界に関する私たちの経験には、推論、観察、実験によって明らかになるような規則性が含まれている。それらの経験がつじつまの合ったものであるならば、それは経験そのものによってそうなるのである。私たちは経験を広げ、吟味し、経験が否定されることに対する心構えをしなければならないが、経験を理解可能なものにするために経験の外側に目を向ける必要はない。

ウィリアム・ジェイムズは次のように述べている。

……経験の各部分は関係によって次から次へとまとまってゆくが、その関係そのものも経験の一部である。要するに、直接に把握される宇宙には、その外にあって経験を超越したところから経験を結びつける支えは必要ではない。そうではなく、宇宙はそれ自身のなかに連鎖的あるいは連続的な構造をもつのである（W.James 1909/1975）。

……観念（それ自体、私たちの経験の一部にすぎないのだが）が真となるのはただ、それらの観念によって私たちが経験の他の部分と満足のゆく関係をもつことができる、その限りにおいてである（W.James, 1907/1978, p.34）。

こうした根本的経験論は、哲学的観念論と同じように、私たちが私たちの経験の内側にとらわれていることを含意しているのだろうか。もしそうであれば、私たちはサイエンス・ウォーズにおける議論と、自然は人々によって構成されるのであって発見されるのではないという主張とに立ち返ることになる。しかし根本的経験論者によれば、人は経験に「とらわれて」いるわけではない。そして客観的と主観的、実在的と想像的といった区別を設けることは、その経験が生じたのはなぜかを理解するのに役立つのである。

ある女性が、近ごろ亡くなった母と会話した夢から覚めたとする。その会話は想像的なものか、実在的なものかをその人はどうやって決めるだろうか。それは、経験の外側に出ることによってではない。その夢は、葬式の記憶やその人がときどき読み返している新聞の死亡通知欄の物理的コピーと一貫していないのである。もし夢が事実に符合するなら、毎週土曜日の習慣として母のもとを訪れたことを過去六カ月間についても思い出すはずだが、そうではない。また、母はメロディ付きカードを好んでメールで送ってきていたものだが、母から送られてきた最近のカードを読むことができるはずである。しかし母が亡くなって以降、そのようなメールは受け取っていない。その夢はまた、母をしのんで兄弟姉妹のあいだでなされた会話の記憶とも一貫性がない。

経験はお互いに比較検討され、なんらかの意味でつじつまが合うはずである。そのことをマダン（1964）はチョーンシー・ライトの思想に関する議論のなかで述べている。すなわち、想像は経験のなかのある独特な関係に関わるものであり、「事実に符合する経験」はそれと異なる関係を指示している。この経験的証拠に基づくことによって、先の母を亡くした女性は、母との夢での対話は想像上のものであり、実在のものではなかったのだと容易に結論する。「実在と想像」や「実在と虚構」といった形而上学的な区別は、経験のなかで、他のいくつかの経験を用いてなされるものである。

私たちは自分自身の経験に囚われているわけではない、と言えるのはなぜかを理解するうえでより決定的なのは、実在の歪曲について知ることである。人生は経験の解釈の衝突に満ちている。それらの衝突する解釈のなかを通り抜けていく過程で、人はときに他者による歪曲に遭遇する。ニール・アームストロングになって、月面歩行の記憶を持つというのはどんな感じかを考えてみよう。何年にもわたって、プロジェクトにかかわる宇宙飛行士仲間やエンジニア、ＮＡＳＡの職員たちとあなたは語り合ってきた。おおまかに言えば、彼らの記憶によってあなたの経験は検証される。それからあなたは、月面歩行はＮＡＳＡの秘密撮影所で作られた捏造だと主張する人々と直面する。アームストロングであるあなたには、舞台上の月面のセットや低重力環境を摸倣するための特殊効果についての記憶は何もない。ＮＡＳＡの同僚にも、そうした上演についての記憶を語るものは誰もいない。偽インタビューを行ったおぼえもない。

ニール・アームストロング型の経験からは、次のような着想が得られる。真であるとあなたが知っていることについて、それは虚構であると他人が誤って考えることがある。アームストロングの視点からすると、月面歩行を疑う人は、実在について大きく歪んだ見解をとっている。したがって、「実在の歪曲」という概念は重要かつ優れた区別立てであり、その区別は経験のなかでなされる。

月面歩行の例はそれでよいとしても、根本的経験論者が実在と虚構という区別は経験のなかでなされるというときに、取り落としているものはなんであろうか。根本的経験論者が受け入れていない重要な「真理」とはなにか。世界は世界に関する人々の観念以上のものだということだろうか。いや、そうではない。根本的経験論者は「世界」に関する人々の観念が間違ったものでありうることを進んで認める。人はときに夢によって混乱する（長い間ではないけれども）。正しくない情報を手にして、それが後に改められることもある。私たちはまた、そうであってほしいがゆえに、自分を欺いて何かを真であると認めてしまうことがある。これらの区別立てはみな、経験のなかでなされ、経験によって支えられる。

　世界に関する真理は世界に関して人々がもつ信念とは独立して真であり、したがって実在とは、実在がどういうものかについて人々が経験すること以上のものであるという考えはどうだろうか。これが根本的経験論者に説明できないことなのだろうか。いや、それも違う。ここでは科学史上の出来事が役に立つ。たとえば、一九一三年までに、科学者たちは狂人の全身麻痺（進行麻痺）は未治療の梅毒[訳注2]のもたらした結果だということを発見した。これは一九一三年にはまだ知られていないことだった。歴史的な展望をとることで、過去の経験が限られていたことがわかる。そこから次のように推論することは理にかなっているだろう。未来の人々は進んだ見識をもち、それによって私たちの現在の経験が制限を受けている事柄についてもわかるだろう。実在とは、そのような制限の外側にあるものに与えられる名前の一つである。しかしこの名づけは、経験のなかで、経験の産物としてなされるものである。

　一九一三年以前の進行麻痺に関する真理は、百年前に海に沈んだ彫像の存在に関する言明の真理のようなものである。生きている人間でそれを見たものが誰もいなかったとしても彫像は存在し続けると言うことは、もしもだれかがその彫像のある場所に居合わせたならば、その人はその彫像を見ることができると言うことである。彫像の歴史および喪失について書き記された記録が仮にあるならば、人は他人が報告した経験に基づいて彫像を探し求めることができる。この場合、見ることは証拠をもって示されるということである[*5]。進行麻痺についての梅毒説の真理も、海に沈んだ彫像の存在も、経験が作り出したことではない（それらは経験には依存しない）。しかし、それらは、経験の外側にあるものに基づいて受け入れられるわけでもないのである。

2-5　根本的経験論、古典的経験論、プラグマティズム、そして経験

哲学的な用語でいえば、根本的経験論が提唱しているのは真理の整合説の一種である。整合説の背景にある考えの一つは、真なる信念と思われているものは、その真理がまだ確かめられていない新しい信念を評価するうえで重要だというものである。新しい命題が私たちがすでに信じていることに整合しやすいと見なされる場合、その命題は、現在認められている知識に対立する命題よりも容易に受け入れられることになる。

整合は肩車や三角測量を一般化したものとして考えるのが有益だろう。たとえば、望遠鏡によって遠く離れた銀河を発見できることや、放射性炭素年代測定法によって有機素材の年代が正確に評価できることを受け入れられるのはなぜか。ガリレオは次のように論じた。私の望遠鏡では海上の遠く離れた船を正確に発見できる。それらの船がその後に入港することがその証拠である。それゆえに、この望遠鏡によって月のクレーターや木星の四つの衛星も発見できるのである。新しい観察と理論は、信頼できると既に考えられている観察および理論によって肩車式に支えられる。同様に、炭素年代測定法によって、すでに実際の年代が知られている遺物（たとえばトマス・アクィナスやリンカーンの頭蓋骨）の年代を正確に評価できることが知られていれば、肩車方式によって、その年代が知られていない遺物（たとえば年代不明のネイティブ・アメリカンの墓所から見つかった頭蓋骨）に関しても同様に評価できることが暫定的に受け入れられるだろう。

独立した複数の方法や理論が同じ方向を指し示すこと（三角測量）も、こうした受容を正当化する。ある遺物に関して、炭素年代測定法による年代測定の結果が、民間伝承が伝えるものとは相反していたものの、その遺物が構成さ

れた年代に関して新たに発見された目撃証言に整合していることがそののちに示されたならば、炭素年代測定法は民間伝承と競合したときに、より優位に立つことになる。さらに放射性崩壊や放射性同位体による標識、弱い力を支持する証拠および理論は一緒になって炭素年代測定法に関する主張を支持する。このように整合していることの積み重ねによって、炭素年代測定法は信頼性を増す。

整合説において哲学的な議論を生み出すのは、なにが真であるかを決めるうえでは、実在との対応よりも整合のほうが優れた基準である、という主張である。根本的経験論の観点からすると、整合性に重きを置くということは、経験を超えたものを発見するために経験の外側に出ることはできないということを意味する。対応説は、なにが本当に存在するのかを知るにあたって人々は証拠および経験を超えてゆくのだという印象をしばしば与える。それとは対照的に、整合とは経験の内部で働くものである。

バークリー、ヒュームといった初期の経験論者にとって、証拠を確かめるということは、ひとつの概念がなんらかの感覚経験からどのように生じてきたかを示すことであった。次の章でつまびらかにする概念を用いて述べるなら、初期の経験論者は厳格な個別主義者であった。すなわち、経験的知識はみな個別の感覚、すなわち赤い、熱い、騒々しい、痛いといった感覚に分けられるものと考えていた。ジェイムズにとっては、初期の経験論者の個別主義が表していたのは経験の分析であって、経験の記述ではなかった。「純粋経験」は自ずとまとまりをもつと主張するなかで、ジェイムズは（a）個別的な経験、（b）経験間の類似性と差異、（c）経験のあらゆる部分の関係のより大きなパターンを考え出したが、いずれもそれを構成する感覚に分解される必要はないとする。ジェイムズは古典的経験論者の厳格かつ原子的な個別主義を退ける。

二十世紀までに、経験論者たちにとって重要なのは、概念が経験に起源をもつかどうかではなく、概念が経験によって検証されるかどうかになった。チョーンシー・ライトはこの点に関しては新旧の思考の過渡期の人物であった。ライトの主張では、抽象的な科学概念は検証可能であるべきで、その検証のプロセスはテスト可能な帰結を含み、新たな発見を導き、他の検証されたあるいは検証可能な概念とのあいだに予見できなかったつながりを作るのに役立つものであるべきとされる。検証には整合性の評価以上のものが含まれる。それは私たちが概念に対して行うことである。人は概念を試してみて、テストにかける。自然選択で起こることと同じように、テストを通過した概念を残し、通過しない概念は滅びるに任せ、（願わくは）自らの経験をよりよく結びついた全体へと拡張し続けるのである。

検証に関するこの進化論的および経験論的な着想を、ジェイムズはのちにプラグマティズム的な真理の理論へと転換することになる。プラグマティズムによれば、真理のような概念はその実践上の帰結という観点から理解されるべきものである。たとえば、「雨が降っている」という文が真であるという主張の実践的な帰結は何だろうか。その帰結には以下のものが含まれる。外を歩けば濡れるだろう。入ってきたイヌを乾かしてやらなければ床が濡れてしまうだろう。この天気が続けば床が浸水してしまうだろう。初期のプラグマティストにとって、降雨についての主張の真理は、実践的で検証可能な帰結の全てによって完全に規定されるものだった。[*6]

プラグマティズムの理論は実践上の帰結、実験、利便性、検証〔真理化〕を強調する。これはまた、より大きな真理の整合説という文脈において理解されるべきことである。ジェイムズは長い目でみることについて語るなかで、この整合説を念頭に置いていた。ジェイムズによれば、事物の筋道をみることに努め、経験の不都合な側面を無視しないならば、ある時点では得策に思われたものも長い目でみれば修正されるかもしれないという。たとえば、奨学金のもっとも良い使い道は車の支払いや贅沢な休暇を過ごすことだという信念は都合がよいように思われるかもしれない。しかし長い目で見ればこの信念は、その信念を持たないときよりもネガティブな帰結をもたらす。経験を積むにしたがって、奨学金の使い道に関する早期の信念は信頼性のないものとなる。

真理についてのプラグマティズムの理論を提唱するなかで、ジェイムズは初期の経験論者の受動的な心（感覚を受け取る心）をカント主義者の能動的な心に交換した。ジェイムズは、生《なま》の経験のなかに確実性を見出すという古典的な経験論者の（還元主義的な）望みをあきらめたが、カントのア・プリオリな超越論的哲学と形式的な演繹的真理のなかに確実性を基礎づけるという望みも退けた。残されたのは、本来的な内的関連性をもつ基盤《マトリクス》であり、それを構成する解釈された経験と私たちは相互作用するのである。

二十世紀の終わり頃に経験論の指導的な支持者だったのがバス・ファン・フラーセンである。ファン・フラーセン(2002)によれば、経験を超越した主張に関して懐疑的であることで、経験論者は経験にさらされつづけ、新たな証拠に対する開かれた態度をとっている。

> 唯物論者にとっては、科学とは私たちに信じることを教えてくれるものである。経験論者にとっては、科学とはむしろ、私たちに自らの信念をどのようにして断念するかを教えてくれるものにより近い。事実に関する私たちの信念はみな運命に、今後さらにどのような経験的証拠が得られるかという運命に委ねられており、それに失敗したときには手放されなければならない。それも絶望やシニシズム、弱体化をもたらす相対主義に陥ることなしに(p.63)。

次章では、真理そのものや自由そのものといった高尚なプラトン的抽象概念についての従来の経験論的懐疑をあつかう。しかし「経験そのもの」や「証拠そのもの」もまた抽象概念である。概念的抽象化に対する経験論者の分析は唯名論の名においてなされるが、その分析は「経験そのもの」といった経験論者自身の抽象概念にも適用できるし、また適用されるべきである。現代の経験論者にとっては、原理主義者の文字通りに聖書のみという原理に相当する文字通りに経験のみという原理は存在しない[*7](Quine, 1951; van Fraassen, 2002)。この発展の結果、現代の経験論者はあらゆる種類の抽象概念を用いることに対してより寛容になっている。古典的経験論者や実証主義者とは異なり、根本的経験論者は哲学的な区別を除去する義務を負ってはいない。なぜならそれらの区別立ては形而上学的推論に役立つかもしれないからである。

結論として、科学に触発されたプラグマティズムは部分的に、ダーウィンの自然選択についての主張に対する厳密な擁護と結びついたチョーンシー・ライトの過渡的形態の経験論の一般化として表される。すなわち、科学に触発されたプラグマティズムが主張の基礎を置くのは世界の営みであって、経験に照らした修正を受けつけない超越的な真理ではない。

第3章　道具的唯名論

3–1　唯名論の概観

哲学的概念を考える上での唯名論のアプローチについて詳しく述べる前に、唯名論に対するア・プリオリな懐疑について触れておこう。読者の中には、そのような懐疑を抱いている人がいるかもしれないからだ。もし唯名論が次のような主張をするのであれば、それに対して懐疑的になるのも理解できよう。私たちが犬と呼ぶさまざまな動物を単一の種別にまとめる特徴はただ、「犬」という名前のみにすぎない。「名前主義」というこの字義的な定義は唯名論の単純化であり、しばしば唯名論に反対する人が唱えるものである。私はこのような信条は擁護しないし、分類や概念、種別はみな個物の恣意的な寄せ集めにすぎないなどと主張するわけでもない。

唯名論の対照概念の一つは本質主義である。本質主義をはじめて明確に表現したのはプラトンであった。プラトンが記した対話篇『メノン』は、徳の本性についてのメノンとソクラテスとの議論から始まる。メノンは次のように主張する。徳のある男性の性質は、徳のある女性の性質とは異なるだろう。同じことは自由人と奴隷や、若者と老人とのあいだにもあてはまる。メノンの主張とは要するに、社会における異なった社会的役割は異なった能力の基準に結びつくということである。それは「しっかりした大人」に期待されることと「しっかりした子ども」に期待されることが違うようなものである。それに対してソクラテスは次のように応じる。メノンが列挙したさまざまな行動はみな「徳」という名前を共通してもっている。それゆえに、それらの行動の全てに共通する一つの事物が何かあるはずである。ソクラテスはさらに自分の立場を弁明していう。さまざまに異なった大きさや形をしたハチたちが集まって一つの群れとなるが、しかしそのハチたちはハチとして、ある一つの本性（あるいは本質）を共有している。ソクラテスはこのアナロジーを推し進めて、節制、正義、勇気といったさまざまに異なる徳が列挙されたとしても、それらもみな徳として同じ本性を共有している点で似ている、と述べる。

ソクラテスに比べて、唯名論者は徳、真、善、自由といった抽象的な哲学概念について、反プラトン的な態度をとる。真という概念を考えてみよう。唯名論の見地からすると、真なる言明の集まりはネルソン・グッドマン（1966）のいう不完全共同体を形成する。すなわち、その全ての構成員が共有する特性あるいは特性の集合は存在しない。唯名論者であるということは、「真理には一つの本質があり、その本質は多くの真なる言明の集合から導き出すことができる」といった主張に対する懐疑を持つということである。

個々の真なる言明が共通してもっている重要なものは何もないと考えるような唯名論者は、厳格な個別主義者だと考えられる。その人々のように、ただ個別例だけが存在すると表明することは、ファン・フラーセン（2002）によればあまりに形而上学的な主張である。それほど厳格ではない、より道具的な唯名論は、一つの名前のもとに個別例をグループ化することの有用性を認める。そして「プレートテクトニクスは大陸移動を説明する」「十二グラムの炭素に含まれる原子数は六・〇二×一〇の二十三乗個である」といった真なる言明が共通してもっているかもしれないものを概念化することに価値を認める。道具的唯名論によれば、真なる言明の集まりに関する概念の複数性を発展させることで、知識が得られる可能性はある。しかし、それらの集まりがさらに包括的で抽象的なものになるにつれ、すなわち真理そのものに関するプラトン的な概念に近づくにつれ、それらはますます空虚なものになる。[*1]

3−2　経験を超えず、経験の内部にある概念

厳密な意味での唯名論について解説するにあたって、まずは「自己意識の進化」と題された難解な小論を見てみよう。この小論はチョーンシー・ライトがチャールズ・ダーウィンの求めにより一八七二年に記したものである。その目的は、自己意識といった質的に独特な人間の特性が動物の認知能力とどのようにつながっており、どのようにして自然の過程の結果、生じるに至ったかを示すことであったが、哲学的にはそれ以上のことを果たした。

ライトによれば、自己意識の起源となった経験（あるいは能力）はヒトと他の動物とに共通したものであり、それはとりわけ、経験のなかで経験同士のつながりを直観する能力である。たとえば、リスたちのあいだに類似性が知覚されることによって、ある集まりや集団についての漠然とした概念を持つようになる。幼児や動物はそうした経験をしている。

成長するにつれて、ヒトは一般的な概念が個々の事象（木の幹の周りを走っているこのリス）と名前（たとえば「リス」）にどう結びついているかが（メタ認知的に）わかるようになるだろう。認知能力が増大すると、ヒトは漠然とした概念とより具体的な事象とに同時に注意を向けることができるようになり、それによって漠然とした概念はより強化される。そうして私たちは、いまや強化されて「一般的」な概念となった種別性に対してさらにいっそう自覚的になる。そののち、個別のリスは一般概念の一事例として経験される。思考（主観）と事物（客観）というこの新たに形成された対比こそ、ヒトの自己意識の萌芽なのだとライトは言う。

マダン（1964）によれば、ライトの議論における決定的な哲学的要点は、主観と客観との区別は経験のなかでなされる区別だとしたことである。この区別は、経験を超えて広がる本質的な実在性をもつところの絶対的な区別ではない。理念的なものと実在的なものとの区別にも同じことがあてはまる。これらの区別は経験の集まりを指示する名前

なのである。それらは部分的には能動的に作られたものである（とりわけ哲学者によって！）。しかしまた、私たちの心理的能力と言語的伝統がそなえた機能として受動的に受け継がれたものでもある。

プラグマティズムの基本的信条の一つは、私たちは「つねに中間にいる」というものだ。私たちが生まれおちた共同体は既に分類や概念を発達させており、それらの分類や概念は知的な遺産として私たちに伝えられる。幼い頃、私たちは両親や他の大人たちによって教え導かれる。最初は大人たちの教えはそのまま受け入れられるが、長じるにつれ、「知識」が自分自身のものになるとともに徐々に自律性が育ち始める。騙されやすさと権威への服従を打ち捨てて、より批判的なものの見方を獲得することは青年期の重要な達成課題である。批判的な視点を手に入れるなかで、自らの指針として信頼していたものが間違っている可能性があることを私たちは学ぶのである。

真として受け入れてきた物事のいくつかが歪曲であったことに気づくことと、その歪曲を改善することは別のことである。哲学者はこの考えを導入する際に、しばしばデカルトが気づいたことに言及する。幼少期以来、多くの偽なる意見を真として受け入れてきたとデカルトはいう。以下のパース（1905/1998）からの引用は、デカルトに照らして考えられるべきである。

> しかし実のところ、人が「出発する」ことができるのは、ある一つの心的状態からだけなのであり、それは、人が「出発する」時に実際に自分自身がその中にあると自覚するところの、まさにその心的状態なのである――それは、莫大な量のあらかじめ形成された認識を負わされている状態であり、それらの認識を脱ぎ捨てようとしてもできないだろう……（p.336）。

この莫大な量のあらかじめ形成された認識は、実在性、真理、客観性、事実といった、これまで受け継がれてきた形而上学的概念を含んでいる。これらは特別な概念である。というのも受け継いできた物事を問うために、人はこれらの概念を頼りにしているからである。実在性や真理などの概念を完全に脇に置いて、そもそもの初めにもどってそれらの概念が何を「本当に」意味しているのかを明らかにすることはできない。なぜなら、そうすることは実在性、真理、事実などに関するなんらかの考えを必要とするからだ。

プラグマティズム一般を希望にみちた哲学にしているのは、受け継いだものが不完全な概念的道具であっても、それらを用いて知的な進歩が可能なように体系的に探求をすすめることはできるという想定である。たとえば、ジェイムズ（1909/1975）は「プラグマティズムの真理説とその誤解者たち」〔『真理の意味』第8章〕という論文で真理の意味の解明を試みるなかで、心、観念、実在性に関して公理的な概念上の区別を提示している。ジェイムズのプラグマティズムの重要な点は、「実在との対応」によってこそ観念は実在に関して真となるという常識的な考えに対して、代替案を提案することにある。彼によれば、対応という考えは漠然としすぎている。重要なのは、ある観念が具体的にどのようにして私たちを、実在のなにがしかの断片との満足のゆく相互作用について考慮させ、そこに参入させるかということなのである。

ジェイムズはこの論文において、主観（観念）と客観（実在）という区別を用いることで、それとは別の哲学上の区別、すなわち真理と虚偽という区別をより良く理解しようとしている。これは中間にいるということを見事に例示している。哲学者たちは、ある特定の瞬間に自らが関心をもつ抽象概念（真理 vs 虚偽）を批判的に吟味するために、哲学的抽象概念の系列全体（観念 vs 実在）を所与のものと見なさなければならない。観念–対–実在の区別は受けつがれてきた概念上の道具である。すなわち哲学的な仕事のために手にされるものである。あらゆる道具と同様に、これらの対照概念は仕事に用いられるものだが、道具制作者の仕事の対象にもなる。形而上学的概念にとって、道具制作者とはすなわち哲学者である。

道具主義は、ある目的のための公理は、全ての目的のための絶対的な公理ではないと考える。受けつがれてきた区別を、経験を超越した普遍的なものとしてプラトン主義者のように扱う必要は哲学者にはない。たとえば、ジェイムズは『根本的経験論』（1912）では主観と客観という区別の方に批判の目を向ける。そして、主観と客観の区別は経験を可能にする基礎ではなく、緩やかな関連をもつ区別が集まったものであり、その区別は経験のなかでなされると述べている。[*2]

3−3　まとめることと分けること

根本的経験論者は、全体としての経験は知識主張を作り上げて正当化するために十分な材料を提供すると主張する。知識主張の多くは、個々の経験を取りあげて、なんらかのやり方でそれらの経験をグループ化することによっている。集団の構成員に共通するものを理解するなかで、個別的なものについても新しいことがわかるだろう。たとえば、うつ病の人々をグループ化することによって、うつ病エピソードの再発のたびに将来にさらなる再発をきたす見込みが高まることがわかるかもしれない。

私たちは事物を類似性に基づいてグループ化する。ジョン・スチュアート・ミル（1843/1973）によれば、構成員が一つの特徴だけを共有するグループもあれば（例：白いもの）、多くの事物を共有するグループもある（例：リス）が、白いものもリスも恣意的な集まりではない。「私の机の上のもの」や「夏休みに海辺に持ってゆくもの」といった一見、恣意的な集まりに見えるものでさえ、ランダムなものではない。たとえば日焼け止めやサングラス、大きなつば広帽子、瓶入りの飲料水は、いずれも暑い晴れの日に屋外で過ごすという予測と体系的に関係している。

グループ化は経験を組織化する重要な方法である。しかし事物を「まとめる」だけではなく、現存のグループを分けて区別を設けることもできる。類似性とともに差異に気がつくことをジェイムズ（1890）は識別と呼んだ。ネルソン・グッドマン（1978）が述べるように、まとめたり分けたりすることは多くのやり方で正当化できる。人は重要性に応じて性質に重みづけをしたり、互いの関係によって整理したり、使いやすいように性質を単純化したり、無視したり歪めたりするのである。

集団や集まりは抽象化の数多くの水準で成り立つ。白いものやリスというのは集まりであるが、良い事物、美しい事物、真なる事物というのも集まりである。抽象概念は人々の経験を組織化するもう一つの方法である。リスと同様に、真理などの抽象概念はいくつかの特徴の集まりである。しかしそういう一つの概念がどんな特徴をもっているかについては、しばしば意見の不一致がみられる。

先に述べたように、道具的唯名論は抽象概念の「本性」に関する理論であり、とりわけ実在的、真、客観的といった概念をあつかう。道具的唯名論によれば、このようなたぐいの概念はあれやこれやの目的のために私たちが作った区別である。実在と虚構、真と偽、主観と客観は、経験を内側から組織化するための方法であり、経験を超えたなにかの記号ではない。

抽象概念の本性に関するこの唯名論的見解を映しだすのは、このような概念の学ばれ方である。すなわち、抽象概念は区別として学ばれる。たとえば、学生たちに合理論の意味を教える方法は、それを経験論と対比させることである。対照概念がなければ概念の要点が見失われる。実在は仮象と対比され、実在論は観念論と対比され、科学的実在論は反実在論と対比され……といった具合である。

3-4　一般的な一と個別の多

ローティ（1979）は、真として私たちが受け入れる言明すべてを取りあげてひとまとめにしたときに、それら言明全てに共通するものの名前が真理であると記している。論理実証主義者は、「地球は太陽の周りをまわる」といった言明は真もしくは偽でありうるけれども「民主主義は専制君主制よりも良い」といった言明は真でも偽でもありえない、と主張する。ラッセル・グッドマン（1995）によれば、ローティはこの論理実証主義者の主張に反対する。ローティは、真理という概念を検証可能な科学的言明の集まりに限定して用いようとはせず、真理概念を道徳性や政治の領域に広げることを求める。しかし、彼は良き唯名論者として、真なる言明の集まりをこうして拡張することで真理そのものの普遍的本質に関する深い洞察が得られるだろうとは考えない。

ジェイムズ（1909/1975）もときにローティによく似たことをいう。たとえば以下のように。

……プラグマティズムの主張では、単数形の真理は複数形の真理を示す集合名辞にすぎない。それらの真理は明確な事象の系列からつねに構成される。そして、そのような事象の一つの系列における真理なるもの、あるいは内在的な真理と主知主義が呼ぶものは、その作用のなかの真理らしさを示す抽象名辞にすぎない（p.275）。

個々の真なる言明をまとめることは、それらに共通するかもしれないものを見てとるために有用だろう。たとえば、ジェイムズは真理を――功利主義者風に――知ることという方面での善きものとして規定する。そして彼は、真理は複数のありかたをするという説を提示する。すなわち事物が合致するとはどのようなことかを、首尾よく行為する能力における客観的な差異に置き換えて考える。ローティ（1979, 1982）は真理を「正当化」という観点から考える。正当化という用語はさまざまな社会的実践を集めたものを表すとローティは言うものの、より抽象的な（一般的な種別としての）性格を正当化に与えようとはしない。真理を本質化することを疑わしく思うあまり、抽象化全般を避けるのである。

道具的唯名論は、初期の経験論ほど厳格でもなければ、十七世紀および十八世紀の科学と結びついてもいない。初期の経験論者は概念や理論の起源について、それらの起源は経験からの帰納的一般化であると解釈した。たとえば、銅が電気を伝えるという経験が繰り返し一貫してなされたことが、すべての銅は電気を伝えるという一般化の基礎になった。

初期の経験論者はそうした一般化は「過去の経験の要約」としてのみ役立つと考えた。後の世代の経験論者は、一般化というものが動きのない歴史的記録以上の働きをするという問題に行きあたった。一般化は重要な働きをする。たとえば、銅の電気伝導性に関する情報をもたらすことによって、「銅は電気を伝える」という一般化は、今後、銅から何が期待できるかを教えてくれる。この一般化は解決すべき新たな問題も示している。すなわち、ある物質が電気を伝え、他の物質が電気を伝えないのはなぜだろうかという問題である。一般化とは、個別的な経験のあいだのつながり――過去、現在、未来――をみることに役立つ道具なのである。

また、一般化に関する一般化も可能である。個々の一般化、すなわち銅は電気を伝え、シリコンは半導体であり、ゴムは電気を伝えない（絶縁体である）といった一般化について考えてみよう。伝導体、半導体、絶縁体の共通点と相違点を理解することによって電気の伝導というさらなる抽象化が可能になるし、その抽象概念についてオームの法則といったさらに一般的な法則を考えることができる。経験を体系化するうえでそうした一般化はとても有用である。

事物の種別やプロセスの種別に関する抽象化、概念、理論は帰納によって得られた動きのない要約ではない。それらは経験のあいだの関連をみてとり、経験のなかでそれらを区別するために役立つ。同じことは実在、真、客観、善、美、自由といった哲学的抽象概念にも言える。初期の経験論の厳格な個別主義とは対照的に、道具的唯名論はこれらの概念には情報をもたらす潜在価値があると考える。

それと同じくらい、あるいはそれ以上に重要な対比は、プラトンおよびその後継者の超越論的形而上学との対比である。プラトンにとって、真理そのものや善さそのものの永遠の形相は純粋な実在性をもっており、個別の真なる言明や個々の良い行為のなかにあるのはその影であった。プラトン的な形而上学とは対照的に、道具的唯名論はそれらの抽象概念が、ますます純化されて経験からかけ離れたものとなり、経験を超えた存在という性質を魔法のように獲得することを認めない。そうではなく、それらの抽象概念は経験のなかでなされる区別立てであるとする。

よほど下手な心理学者でもないかぎり、概念的な空想を羽ばたかせることの魅力はわかるだろう。たとえば『カラマーゾフの兄弟』のゾシマ長老を通して語られる医者は、自分は人間を愛しているのだけれども、人間一般を愛するほど個々の人間は愛せなくなるのだと思い悩む[*3]。同様に、善いとされうる事物の雑多な集まりよりも抽象的な善さそのものに価値をおくことはたやすい。なぜなら、もっとも高尚なものとなった抽象概念はあまりに漠然としているため、なにを善いことと考えるかについての意見が一致しない場合でさえ、善さそのもののような抽象概念に価値をおくことについては容易に同意が得られるからである。

似たようなことは自由そのものについても起こる。以下の個々の自由について考えてみよう。

キリスト教の原理主義者は世俗的ヒューマニズムからの自由を求める
自由思想家は信仰からの自由を求める
自由主義者は市民的道徳からの自由を求める
文化保守主義者はポリティカル・コレクトネスからの自由を求める
マイノリティ・グループは社会的偏見からの自由を求める

自由そのものという普遍概念は、その事例の一つ一つに十分に現れていると想定される。しかし、少し考えてみただけで、これらの個々の自由の提唱者はしばしば相反する立場にあることがわかる。抽象概念はその個別例からとてもかけ離れたものになりうる。そして、さまざまな集団が自由という掛け声のもとに結集するであろう。けれども、一つの集団が掲げる自由は自由という一般概念のもとに簡単に包摂されるのだが、別の集団によって再び個別的なものとされたその自由は、まるで自由の反対のものになったかのように見えるのだ（Horkheimer & Adorno, 1944）。

ウィリアム・ジェイムズ（1909/1975）はこの懸念を、彼がバートランド・ラッセルの「邪まな抽象主義」と呼ぶものを批判するなかでより詩的に表現し、「ラッセルはこれらの用語を、真空状態に置き、あらゆる可能な順列組み合わせを通して裸の論理的実体にして、中身が何も残らなくなるまで拷問にかける」(p.318) と記している。

道具的唯名論者は次のことに同意するだろう。真理そのもの、善さそのもの、自由そのものといった究極の抽象概念はインスピレーションを与えてくれるかもしれない。しかしそれらの抽象概念は真なる言明、善いとされる事物、自由とされる状態の集まりからあまりにもかけ離れており、真、善、自由といった事物の具体的な実在性は失われている。この唯名論者の視点からは、(ポストモダニストなどに対して) 真理を守るための戦争は、他のあらゆる一つの抽象概念のためのイデオロギー闘争と同様に空虚 (もしくは曖昧) である。真理そのものではなく、真なる信念、真なる言明、真なる理論こそ、守ろうと努力すべきものなのである。

ここで私たちは板挟みになる。一方には、インスピレーションをもたらすけれども漠然とした抽象概念がある。その対極にあるのは、哲学者によっては純粋な個別性と呼ぶようなものである。たとえば、個人のうつ病経験の個別的な特徴は、うつ病に関する一般概念では捉えられない。人は皆、個別的な経験をしており、それは経験を理解するための概念ではとらえられない。純粋な個別性という抽象概念は、概念の外側にある経験のあらゆる側面について、それを概念的に表すための仮そめの場所である。この抽象概念は真理そのものといった高尚な概念に比べてもなお一層かそけきものである。

そういうわけで、とても一般的だということも、とても個別的だということも、それぞれの仕方で漠然としている。より有用なのは、さまざまな程度に抽象化された中間レベルの概念の大きなグループである。漠然とした哲学的抽象概念に遭遇したときには、それらを分析してより扱いやすくすることが役に立つ。後の多くの章では、抽象概念の意味を明らかにして地に足のついたものとするために三つの方策を用いる。それらの方法をここであらかじめ見ておこう。現代の哲学では、そうした方策を概念の消去のために使う哲学者もいる。そうした消去主義者とは対照的に、道具的唯名論者は概念をより実践的に扱いやすくするためにこれらの方策を用いる。

第一の方法は対比である。この方法では、関連する対照概念を指定することによって高尚な一般的抽象概念が明らかにされる。たとえば、本書の導入部である第1章では「実在」という概念を実在と想像、実在と虚構というように複数の対照概念に分けた。他の例としては、うつ病と正常な悲嘆、うつ病と躁病という二つの対照概念があげられる。実在や真といったとても抽象的な概念にとっては、対比という手段によりその意味を明らかにしてゆくことが通常は最善の選択肢である。

第二の方法は分解である。この手法では、ある概念は意味のある構成要素へと分解される。心理学者は因子分析のような技法によって常に分解を行っている。たとえば神経症傾向という全般的な概念は不安、怒り、抑うつ、自意識といった側面に分解されてきた（Costa & Widiger, 2002）。抑うつは認知症状、情動症状、身体症状に分解されうる（Morey, 1991）。このアプローチは精神科疾患の構成要素の意味を明らかにするのに役立つだけでなく、自然種や社会的構成といった、多面的な意味をもつ中間レベルの哲学的概念についてもその構成要素の意味を明らかにするのに役立つ（第9章を参照）。

対比および分解という方法に加えて、層別化という方法がある。ここであつかう哲学的抽象概念は、さまざまな事例に共通するものを概念化するために用いられる。しかし、大きな集まりをより同質性のある下位集団に分けることもしばしば可能であるし、結果として得られる、それらのより小さな集団の成員に共通するものの概念は情報的に価値あるものかもしれない。「ハード」（硬い・難しい）という言葉は、ダイヤモンド、木製のテーブル、リコリス・キャンディ、数学の問題や哲学書、心理療法の面接で「自らの気持ちについて話すこと」などに関して使われるかもしれないが、その理解のされ方はそれぞれ異なるだろう。抑うつについて言えば、愛情関係の破綻に続いて生じる事例、外傷性脳損傷に関連する事例、アルコールの使用をやめた後に生じる事例について調べて、それぞれの事例にたいしてどのような一般化ができるかを考えることができるかもしれない。本書を締めくくる第12章では、ＤＳＭがどのようにしてヒステリー概念をより画一的な下位集団に層別化してきたかを考察しよう。

3-5　真の信念をもつというときに、おまけに実在との対応を求める人もいる

この第3章を終える前に、真理を実在との対応とする考えに関するジェイムズの懐疑について詳しく述べておこう。そうすることで、実在や真理といった用語がしばしばどのように用いられるかをさらに調べてみよう。

真理の対応説への懐疑は、常識には明らかに反している。たとえば、地球は丸いと言うことは、地球は本当に丸いということを、さらには平らな地球説を唱える人は実在を歪めてとらえているということを意味している。それならば、地球は丸いという主張を認めておきながら真理は実在に対応しないなどと言うことは、真理を認めないある種の反啓蒙主義者でなければできないことではなかろうか。

対応説へのこうした懐疑論を解決する一つの方法は、次のように考えることである。プラグマティストは実在への対応という考えが一般的な、全ての真理にあてはまる理論となることを否定しているのである。これはいわば、全てのリンゴは青いという主張を退けるようなものである。同様に、「外で雨が降っている」といった言明が実在との対応によって真となることはプラグマティストも認めるだろう。しかし私たちが真として認める全ての言明がそのように確認しやすい対応関係をもつわけではない。たとえば「民主制は専制君主制よりも優れている」といった言明がそうである。

この考えに唯名論的な色付けを加えるなら、次のように言えよう。実在といった哲学的抽象概念は、クォークのような事物や精神疾患のような概念に関する推論についてよりも、雨のように直接観察可能な現象についての方が、定義しやすいものである。対応それ自体が抽象概念であり、それ自身の困難を抱えている。対応の仕方は一つしかないのだろうか。たとえば、ホイットマンの詩「先頃ライラックが前庭に咲いたとき」やフォークナーの小説『死の床に横たわりて』、ムンクの絵画の「叫び」やロバート・レッドフォードの映画『普通の人々』、キューブラー＝ロスによ

る死の受容の五段階説は全て、悲嘆の実在に対応しているといえるだろう。しかし、その対応の仕方はさまざまである。

実在への対応については、哲学者のアーサー・ファイン（1986）が二十世紀の物理学についての研究のなかで提示した啓発的な分析がある。本書の随所でこの分析に立ち返ることになるだろう。ファインは次のように論じる。「エンパイアステートビルはニューヨーク市にある」「真核生物はミトコンドリアをもつ」「双極性障害には遺伝的な要因がある」「$e = mc^2$」といった言明はみな真である。私たちはエンパイアステートビルについては自分で確認しようと思えばできる。しかし他の三つの言明を受け入れるにあたっては、一般に科学の専門家の証言に頼っている。

ファインによれば、ここでいう「私たち」には実在論者も反実在論者も含まれる。どちらの陣営も成功した科学的知識の典型例を真として受けいれる。それらの典型例に対する良い反論はないのだから、それらを疑う理由はない。二つの陣営はまた、科学的な真理を述べる主張の評価に関するさまざまな規範や基準についても同意している。そして、新しくより良い主張が正当化されたならば進歩が生じるだろうということに同意する。ファインはこれをコア・ポジションと呼び、のちに自然な存在論的態度（the natural ontological attitude : NOA）と名付けた。

それでは、実在論と反実在論とでは何が違うのか。その違いが、いかなる科学的な言明が真であるかに関するものではないとすれば、いったい何がこの二つの哲学的な立場の相違点なのだろうか。ファインによれば、科学的実在論と反実在論とのあいだの主な相違点は、「双極性障害には遺伝的要因がある」といった言明を真として認めるときに、科学的実在論者は、その言明を真として認めることに関するさまざまな理由づけのほかに、それに加えて、実在との対応と呼ばれる特別な関係があると断言したがるということである。[*4] たとえば、双極性障害には遺伝的要因があるということに同意するための全ての理由を認めることに加えて、科学的実在論者は足を踏み鳴らしてこう叫ぶ――「双極性障害には本当に家族性がある。本当なのだ！」

もちろん、実在そのものや真理そのものといった理想化された抽象概念に関して、とても感情的になることは誰にでもありうる。駆け引き上手なプラグマティストは、なんらかの共通基盤を探し出そうとするかもしれない。たとえば、そのプラグマティストは科学的実在論者に、自分たちは双極性障害の遺伝性に関してなされた主張を真として受け入れるためのさまざまな経験的ならびに理論的な理由に同意していることに注目してほしいと訴え、これで手を打てないかと尋ねるだろう。科学的実在論の立場に傾倒しきった者は、この指摘を完璧に理解しながらも、なお机をたたき、「そして、双極性障害は本当に遺伝性なのだ！」と叫びたくなるかもしれない。

ここで「本当に」（really）という言葉が示しているのが外界との対応という概念であり、それは双極性障害に関する科学的研究の結果を受け入れる理由の頂点に付け加えられたものである。実在論者と反実在論者は証拠とその意味に同意するやいなや、実在論者はその証拠を乗り越えて「全ての証拠を超えた実在」を求める。その一方、反実在論者は証拠とその解釈で十分だとする。これと同様に、ヒラリー・パトナム（1990）は次のように述べている。科学的実在論者は真理を成り立たせるものを説明するのに「対応」という神秘的な関係を使っている。しかし、それは正当化の範囲を超えた真理の概念を提示することになる。正当化は経験のなかでなされるのであり、それゆえに真理をどうにかして経験の外側に、経験を超えたところに位置づけることなどできないのである。

ファインによれば、叫ぶことはあらゆる真理が実在に対応していることの証明ではなく、むしろ論点の先取りである。真理は実在に文字通り対応すべきであり、さもなければ真理ではないと主張することは、議論には何の実質的な寄与もなさない。そうではなく、ア・プリオリな概念的原則を守るという旗を振り立てているのである。プラグマティストはそのような形而上学とは対照的に、実在と真理とはとても重要な概念だけれどもその使用にあたってそれらを超越論的原則にしてしまう必要はない、と主張する。

3–6　補遺——区別されながらも重なりあう用語

科学に触発されたプラグマティズムと私が呼ぶものは、相互に結びついて円環をなす見解であり、三つの重なり合う構成要素、すなわち根本的経験論、古典的プラグマティズム、道具的唯名論からなる。根本的経験論は、形而上学的な主張を行うには経験で十分であるということについての理論である。古典的プラグマティズムは、一部には、観察可能あるいは実践的な含意から概念の意味を明らかにすることについての理論である。道具的唯名論は、抽象概念はしばしば個別例の漠然として不完全な集まりだけれども、それにもかかわらず、それらの抽象概念を際立たせるところの概念的対比は情報をもたらしうるという見解である。この三つの見解のうちのどの一つでも、それを受け入れて他のものを受け入れないことができるが、科学に触発されたプラグマティズムは三つのすべてを受け入れる。本書を通じて私はある構成要素について語ったり、他の構成要素について語ったりと行き来するが、それらはみな科学に触発されたプラグマティズムの一部を成しているのである。

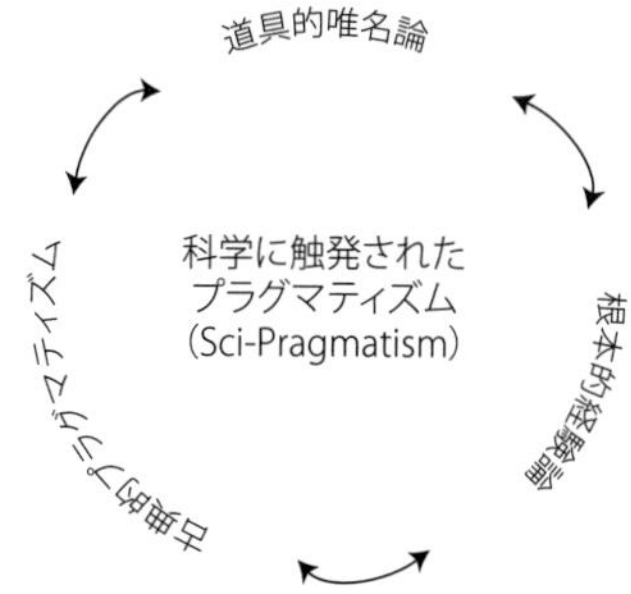

第4章　心理学的本質主義と科学的本質主義

4―1　本質主義の魅力

経験論者、実証主義者、ポストモダニストにとって、ある人が本質主義者であるということはその人が「洗練されていない」ということである。アメリカ合衆国における洗練されていない本質主義の例として、「本物のアメリカ人」と「反アメリカ人」というありがちな対比が挙げられる。ほとんどすべての場合、この対比は合衆国の市民によって歴史的になされてきた政治的信条や声明についての標本調査に基づくものではない。そうではなく、一つあるいは少数の個人的に重んじられる原則、たとえば言論の自由、キリスト教への忠実さ、反連邦主義などが、アメリカ人であることにとって本質的だとされるのである。

ひとたびこのような真正性の規約を採用すれば、本物のアメリカ人と反アメリカ人との区別は容易になる。その対比をあおっているのは情熱と、原理原則についての選択的サンプリングであるが、それはその後、知的誠実と歴史的事実に基づくものとして擁護される。このような本質主義は左派にも右派にも生じるものだが、そこには程度の差はあれどこか異質なところがある。たとえばフランクリン・ルーズヴェルトの「社会主義」政策やジョゼフ・マッカシーの反共十字軍は、いずれも反アメリカ的だと言われてきた。

「本物のアメリカ人」のような黒白をつけるための概念の使用と本質主義とを同一視することは、本質主義の概念をネガティブな固定観念に貶めてしまうのみならず、人は誰でもあれやこれやの物事を本質化しているということを見えなくさせるという点でも嘆かわしいことである。本質主義が哲学の歴史全体にわたって顕著であることを思えば、本質主義の実例のすべてが洗練されていないものだとは考えられないだろう。

固定観念から離れて、より哲学的に洗練された本質主義について考えた場合、そこではかなり一般的に二つの区別がなされていることがわかる。第一の区別は主観と客観との区別である。[*1] 本質主義者は次のように言う。実在とは心から独立したものであり、実在の真の本性は見出されうるものである。そして、世界を切り分ける方法は事物の実際のあり方によって規定されるべきである。本質主義者によれば、自然種は言語的な規約に依存するものだと解釈する社会構成主義やポストモダニズムのような哲学的見解は、何を妥当な科学的知識として考えるかに関する基準を無責任なまでに低下させるものである。

第二の区別は本質的属性と偶有的属性との区別である。他のものにくらべて基本的なプロセスや属性というものがあって、それらの真に基本的な属性によって事物の本性は決定されると本質主義者はいう。そうした属性の典型例としては、ある特定の化学元素を定義するところの原子核に含まれる陽子の数（Ellis, 2001）、ある特定の種の疾患に対応する根底的な病理プロセス（Boorse, 1975）などがある。本質的属性は事例によらず同一であると考えられる。そして、その本質的属性によって複数の事物が同じ種別に属するものとなるのである。

古代ギリシア以降の哲学の歴史のなかで、思想家の哲学的な気質はより経験論的かつ唯名論的になり、本質主義に対しては否定的な姿勢がとられるようになっていった。経験論者のジョン・スチュアート・ミル（1843/1973）は実在的本質という概念に関して次のように述べている。

> 基本的な誤謬が一つの勝利によって哲学から追い出されることはほとんどない。その誤謬が退いてゆく速さはゆっくりとしたもので、隅々まで地歩を守り、ひらけた土地から追われたのちも、どこか人里離れた要塞に足場を保っている（p.114）。

この第4章では、本質主義の傘の下で結びついた一群の概念を考察することにより、科学に触発されたプラグマティズムのなかの根本的経験論と唯名論の側面を実践に移す。本章の目的は本質主義に対するさらなる批判を提示することではない。本質主義の批判は、これまでも、そして今もなお、経験論的および唯名論的な思考の習慣を育てるための最良の練習場の一つである。本章では非本質主義的な考え方を学ぶことが難しいのはなぜかを考察し、そして非本質主義的に思考するやり方を願わくは描き出したい。

心理学的本質主義

本質主義的思考の歴史を問題にするときには、プラトンおよび彼による実在と表面的な仮象との区別から話が始まるのが常であるが、プラトンのいう本質は超越的な、彼岸にあるような実体である。科学的な思考の持ち主には、アリストテレスの生物学的な方向性をもつ見解、すなわち、本質ないし「本性」を事物そのものに内在するものとして解釈する見解のほうがより好みにあうだろう。

アリストテレスの哲学は長いあいだ常識と合致するものとみなされてきた。たとえばアリストテレスの物理学ではインペトゥス[訳注]という力が飛行する物体の運動を維持するとされる。野球ではときに、ホームランを打つためにはバッターはボールに十分な力を与えなければならないと言われる。このことは、人々は一般に運動について、アリストテレス的な観点で考える傾向にあることを示している。

しかしインペトゥスの概念は前科学的な素朴物理学のものであり、ニュートン力学に属するものではない（Markman & Guenther, 2007; McCloskey, 1983）。常識的な考えとは対照的に、ニュートンによれば、運動している物体は別の力の作用を受けない限り、一定の速さの運動を自然に続けるという。きちんと打たれたボールはその運動を維持するためのインペトゥスを必要としない。もし放っておかれれば、打球は永遠に直線運動を続けるだろう。打球の運動が止まるためには空気抵抗や重力が必要なのである。

　ポール・ミール（1954）の草分け的な著作に触発されて、臨床心理学においても原-科学的な想定が用いられていたことが示されてきた。たとえば、一九五〇年代および一九六〇年代において、多くの臨床心理学者は投影法による描画テストを評価バッテリーに含めていた。それらのテストの解釈を学ぶなかで、専門課程の学生は「精緻な眼を描く人は、パラノイア的で猜疑的であるかもしれない」というような描画の特徴とパーソナリティ特性との関係を教わった。

　一九六七年にチャップマンらは、訓練を受けていない参加者に投影法による一群の描画を提示した。それらの描画は症状の解釈とランダムに組み合わせられていた。猜疑性を示している描画の特徴はどれかと尋ねられると、描画を見た者の多くは非典型的な眼の表現や表情の表現がそれであると答えた。ガーブ（1998）によれば、眼とパラノイアに関するア・プリオリな想定が専門的知識に持ち込まれ、それを臨床心理学者たちは訓練と臨床経験の結果だと誤って考えたのだという。眼とパラノイアとの関連は確かなものだと教わってきた臨床家は、訓練を受けていない観察者に比べて、より容易にその関連をみてとる傾向にあった。さらに、その関連がまぼろしの相関であることが示された後も、臨床家は学生たちにその相関について長いあいだ教えつづけたのだった。

　ここでは以下の教訓が得られる。常識的な思考習慣は新たな情報によって調整されない限り、科学的および専門的な理論のなかに継ぎ目なく持ち込まれ、認識を歪めるバイアスとなりうる。本質主義そのものがそうした思考の習慣の一つだと考える者もいる。心理学的本質主義という認知的な傾向性がある。すなわち、実体は根元的な本性を備えており、その本性こそが実体を現にそうであるたぐいの事物にするのだと考える傾向性である（Medin & Ortony, 1989）。発達心理学における研究は、驚くほど早期からこの傾向性が出現することを示してきた（Gelman & Coley, 1990; Gelman, Heyman, & Legare, 2007; Gelman & Markman, 1986; Gelman & Wellmann, 1991; Heyman & Gelman, 1999, 2000; Taylor, Rhodes, & Gelman, 2009）。次の小節では、それらの知見について吟味しよう。

4-2　本質主義バイアスとは

本質主義バイアスが存在するというスーザン・ゲルマン（2003）の議論は、自然種（例：金）、生物学的な種別（例：トラ）、社会的な種別（例：消防士）、製造された種別（例：車）についての子どもの推論に関する、重なり合う四つの発見に焦点をあてている。第一に、子どもには種別（kind）という観点から思考し、種別に関する情報を用いて個物について推論する傾向がある。第二に、子どもは自然種、生物学的な種別、社会的な種別は安定したものであり、その安定性は内的な、見ただけではわからない属性に基づいていると考える傾向がある。第三に、製造された種別以外では、種別性のおもな特徴は内在的本性の表現であると見なされる。第四に、ある種別の特徴を生み出すうえで重要な因果的役割を果たすと考えられる属性は、概念的に特別あつかいされる。それぞれについて順にみてゆこう。

種別性は帰納的推論の基礎である

知覚上の類似性による推論とは対照的に、種別に基づく推論は理論的である。なぜならそれは観察されていない属性に関する推論を支えるために使われているからだ。子どもは早くも一歳か二歳頃から抽象的な種別という観点でものを考えることができる。そしてこの能力は年齢とともに向上する（Gelman & Coley, 1990; Gelman & Markman, 1986; Gelman, Kilbreath, & Welder, 2001）。

例としてゲルマンとマークマン（1986）の実験を挙げよう。就学前の子どもたちに灰色のイルカと熱帯魚のような、見た目が異なる種類の動物の絵を提示する。イルカは水の外に飛び出して息をすること、魚は水の中に居たままで息をすることを子どもは教えられる。そして次に灰色のサメの絵をみせられて、サメは熱帯魚よりもイルカによく似ているけれども、サメは魚であると教わる。それから、サメが息をするのは水の中か外かと尋ねられたところ、子どもの大半は種別性に関する情報を用いて推論を導いた。すなわち、サメは魚だから水中で息をすると答えたのである。社会的なカテゴリー（例：賢さ）や自然の物質（例：金）についても子どもは同様に種別に基づく推論を行う（Gelman, 2004）。

種別性は変形に抵抗する（安定している）

フランク・カイル（1989）が示したことであるが、子どもは五歳までには本物のようなトラの衣装を着ていてもライオンはライオンだし、サボテンのように姿を変えてもヤマアラシはヤマアラシだと認識する。種別性はみかけよりももっと基本的な何かに基づいていると子どもは理解しているのである。

カイルによれば、子どもはまた雑種を認めたがらない。たとえばライオンを見せてその姿をゆっくりとトラへと変形させると、子どもはその中間形態について、それはライオンでもトラでもあるものではなく、ライオンかトラか、そのいずれかだとみなしたがる。多くの読者は、自分たちは子どもとちがってそこまで本質主義的ではないし、雑種を容易に「みて」とると思うかもしれないが、事実はそうではないかもしれない。タイゴン（雄のトラと雌のライオンの子ども）やライガー（雄のライオンと雌のトラの子ども）が実際に存在するとわかれば多くの大人はびっくりする。そのような雑種のことを私が初めて知ったのは生物種のカテゴリーに関する論文を書いているときであったが、私は一両日を費やしてそれがインターネットのデマではないか、はっきりさせようとしたものだ。人は種別を固定された離散的な事物として解釈する傾向にあると思われる。ホリネズミは存在し、シマリスも存在するが、ホリリスは存在しないと、ある有名な心理学者が言っていたように（Meehl, 1995）。

種別性は内在的本性を表現する

H・G・ウェルズの小説『モロー博士の島』では、ある科学者が動物を育てて理性的かつ「人間のように」しようとしたけれども、獣人たちの動物としての本性が人間的な特性を圧倒するようになり、その実験が失敗するさまが語られる。同様のテーマは狼人間の物語に、とくに『倫敦の人狼』や『狼男』といった初期の映画にみられる。これらの映画では、ヘンリー・ハルやロン・チェイニー・ジュニアはそれぞれ狼人間に咬まれることによって制御できない内在的本性を獲得してしまう。

子どもは四歳までに、内在的本性をもつものとして生物学的な種別をみるようになる。ゲルマンとウェルマン（1991）は四歳児が、ブタに育てられた仔ウシは（ウシに会ったことがなくても）成長すれば丸まった尻尾ではなくまっすぐな尻尾を持つし、ブーブーではなくモーモーと鳴くようになると認識することをみいだした。女の赤ちゃんが男の子と大人の男性しかいない島で（他の女性を目にすることなく）育てられたと聞かされた四歳児は、その赤ちゃんは十歳になれば女の子らしい体つきになるだろうと予想する（Taylor, 1996）。子どもはまた、肌の色のような生物学的な属性を内在的本性の表現として考え、肌の色の黒い赤ちゃんが養子になって肌の色の白い両親に育てられても、その赤ちゃんは肌が黒い人に育つだろうと認識する（Hirschfeld, 1995）。

社会的な種別はより複雑なパターンを示す。本質主義的思考を身につけ始めた時期の未就学児は社会的な種別を生物学的な種別と同じように扱うが、成長とともにより柔軟に考えるようになる（Taylor et al., 2009）。五歳児のなかには、養子は養い親の言語ではなく生物学的両親の言語を話すようになると考える子どももいる（Gelman, 2004; Hirschfeld & Gelman, 1997）。五歳から八歳にかけて、子どもはジェンダーのカテゴリーを使ってステロタイプな社会・文化的特徴に関する推論を行うようになる。それゆえに、男だけの島で育った十歳の女の子はドレスを着るようになり、サッカーはしたがらなくなると子どもは予想するだろう（Taylor, 1996）。その子たちは、その女の子がドレスを着るのはその子が女の子だからだと、すなわち、ドレスを着ることは女の子の本性の一つだからだと言うだろう（Taylor et al., 2009）。男だけの島で育った女の子が看護師と消防士のどちらになりたがるかを選ぶようにといわれたなら、子どもはその子は女の子だから看護師になりたがるだろうと言い、消防士になりたがることもあるかもねとも言うかもしれないが、それは付け足しのようなものだろう。

因果的役割を果たす内部の属性は概念上特別なものとされる

じゃれついたり咬みついたりすることは子犬を子犬たらしめる特徴である。しかし尻尾の長さやご馳走の好みはそうではない。本質主義の枠組みでは、どの特性がある種別を個別化し、どの特性はそうではないかが特定される。そしてそれには、共有される根元的な属性が選択的に好まれる。子どもは早くも四歳で「内側」は製造された種別よりも生物学的な種別の同一性にとってより重要であると認識することを、ゲルマンとウェルマン（1991）は示した。たとえば四歳児は、内側にあるもの（心臓とはらわた）を取り去ってしまえばイヌは違った種別のものになってしまうが、外側にあるもの（毛）を取り去っても種別に影響しないことを認識する。この子どもはまた、ビンの種別としての状態は、内側にあるもの（食べ物）と外側にあるもの（ラベル）のいずれを取り除いても影響されないことを認識する。

しかし、因果的に重要な内部属性に関する推論が生物学的な種別ではないものにまで一般化されるケースもある。アリソン・ゴプニクらは子どもの因果的推論を研究した（Gopnik & Sobel, 2000; Gopnik, Sobel, Schulz, & Glymour, 2001; Sobel, Tenebaum, & Gopnik, 2004）。その実験プロトコルの一つに彼女らが「ブリケット検出器」と呼ぶものを用いたものがある。ブリケット検出器とは「ブリケット」が置かれると光って音楽を鳴らす装置である。ある研究では、幾つかの小さな箱がブリケット検出器に置かれるが、検出器を動かすのは小さな金属片（すなわちブリケット）が差し込まれている箱だけで、それは見た目ではわからないようになっている。二つの同じに見える箱を示されて検出器を動かすようにいわれると、四歳児はブリケットが見えなくてもブリケットが内側にあると知っている方を選ぶ傾向にある（Sobel, Yoachim, Gopnik, Melzoff, & Blumenthal, 2007）。

同じ設定の研究では、子どもはブリケットが内側にある箱をみせられて、それから、ブリケットが入っている箱と外見が同じものと違うものという二つの新しい箱を提示された。検出器を動かすようにいわれると、四歳児は表面的な属性ではなく隠された内部の属性に基づいて、ブリケットが内側にあると彼らが思うときにはいつでも外見の違った箱を選ぶ。さらに、シールのような外部の属性と、隠れた内部の属性とがいずれも同じように検出器を動かす（どちらの属性もブリケットになる）場合でも、四歳児は検出器を動かすために隠れた内部属性をもつ対象を選ぶ傾向にある。ここで重要なのは、とても幼い子どもが、隠れた内部の属性に因果的な重要性があるという仮定に基づいて意思決定を行っているという点である。

児童研究の重要性

児童研究に基づいてなされる人間一般に関する推論には、どれほどの重みが与えられるべきだろうか。[*2] 子どもと大人の概念化の働きを比較するにあたっては注意ぶかくあらねばならない。しかし、ここで発見されたことは、おどろくほど早くから本質主義的な認識枠組みが子どもに出現するということであり、子どもそれ自体に特有の思考ではない。トラや金といった種別の成員は根元的な属性を共有し、それらの属性の一部はその種別にそなわる他の特徴が作りだされるにあたって因果的な役割を果たす。このことをゴリラやチンパンジーは知らないが、幼児は知っているのである。

■形而上学的な精緻化としての本質主義

言語の発達を支えるさまざまな傾向性のおかげで種別の概念はすみやかに獲得される。種別の概念において、類似した事物は共通の名前のもとにまとめられる（例：金、トラ、賢い人々）。子どものなかには、名前に関する実在論を採用し、名前は事物であると考える者もいる。たとえばゲルマン（2003）は、恐竜の名前は実際の名前なのだろうかと悩む七歳の男の子についての報告を紹介している。その子どもが迷っているのは、恐竜時代には人が誰も生きていなかったのだから、ブロントサウルスは本当はトリケラトプスという名前だったのかもしれないということなのである。

大人も同様の考えをもつことがある。たとえば、太古の「アダムの」言語（第５章参照）についての信念がそうである。この言語の使い手は事物の真の名を知っており、その真の名は事物の内在的本性と魔術的なつながりをもっていると考えられていた（Eco, 1994）。哲学において普遍と本質には長きにわたる関係があり、このことはまた一般名詞の使用が本質主義的思考に寄与していることを示唆している。

しかし名指しは必然的に本質主義を導くわけではない。ある名前は本性において客観的なカテゴリーを指示し、同じ名前の事物は根本的かつ内在的な属性を共有しているという本質主義的な考えは、概念的に精緻化されたものであり、言語が出現してから二、三年後になって現れる。こうした本質主義的な精緻化は、子どもに次のようなことを可能にさせる概念的能力を利用しているように思われる。

　みかけと実在との区別（Flavell, 1986）

　他人の行動を眼に見えない信念および選好の結果として解釈すること（Wellman, 1988）

いずれのスキルも就学前に、本質主義的思考の出現に先立って現れるものである。

多数の前言語的認知機構もまた本質主義的思考の発達のために動員されていると思われる。たとえば、人間も動物も生物の動きと非生物の動きとを容易に区別できる（Simon, Regolin, & Bulf, 2008）。この能力は原因を内部へと帰属させるという、より複雑な能力の構成要素であるだろうし、この内部への原因帰属の能力それ自体は、内在的本性の観点から種別を概念化する能力の構成要素であろう。

これらの多様な能力と心理学的本質主義の出現との正確な関係は経験科学の問題だが、本質主義的な精緻化の発達を支えるこれらの能力は、まちがいなく適応的だからこそ選択されてきたのだろう。本質主義的思考がこれらの能力を活用するものである限りにおいて、それらの能力が選択された条件が存在するときには、本質主義的思考もおそらく適応的なのだろう。しかしながら、その概念的枠組みは就学前のような早い時期には十分に役に立つけれども、科学的分類においては役に立たないかもしれない。

ゲルマン（2003）は次のような興味深い指摘をしている。本質主義はいくつかの心理学的（そして哲学的！）能力が収斂した結果である。すなわち、それらの能力が組み合わさることによって、より領域一般的な能力が、すなわち「本質主義」の名のもとにまとめられる一群の概念的な精緻化がもたらされたのである。簡潔に言えば――ゲルマンの見解に従えば――個別領域についての情報や経験が得られるほど、全体的な本質主義がもつ実在を追う能力は減じるし、柔軟性なく適用されれば実在を歪ませる影響力にすらなりうる。

■成人における本質主義的な精緻化

心理学者のニック・ハスラムらは成人における本質主義的概念化の構造を研究するにあたって、それを以下の次元に分解している（Haslam, Rothschild, & Ernst, 2000, 2002）。

帰納的推論を支える
同質的で一様である
自然に生じる
同一性を決定する必然的特徴をもつ
内在的かつ根元的な属性をもつ
変わることや変えられることがない
時代や文化を超えて安定している
不連続な境界をもつ

ハスラムらは、一つの本質主義的信念が操作されたとき、それとは別の本質主義的信念がより是認されやすくなることを明らかにした。たとえば、うつ病のような疾患の原因が遺伝子および神経伝達物質の異常であることを科学研究者が示したと伝えることによって（すなわち自然性という信念を操作することによって）、うつ病は歴史的に不変のものであり必然的な特徴をもつといった本質主義的信念はより是認されやすくなる（Haslam & Ernst, 2002）。言い換えれば、本質主義的思考はプライミングによって増強できるのである。

毎年、巨額の金銭が製薬会社によってうつ病や社交恐怖には生物学的な基盤があること、したがって薬理学的な介入が望ましいことを一般大衆に教えるために使われており、それによって本質主義的思考は強められている。ゾロフト〔抗うつ薬の一種〕のテレビコマーシャルでは、まず悲しんでいる顔のイラストを見せられ、この悲しんでいる人がうつ病として知られる深刻な医学的問題をかかえていること、うつ病には脳の中の神経細胞同士の間に自然に発生する化学物質の不均衡がおそらく関わっていることが伝えられる。それからシナプスのイラストが登場する。それには神経伝達物質の小さな粒がシナプス前膜とシナプス後膜とのあいだで交換されている様子が描かれている。「ゾロフトはこの不均衡をなおす働きをします」とナレーターが言う。続いてニューロンのあいだを動く粒の数が増えた様子が示される。次に登場するのは、幸せで元気そうな顔だ。

ゾロフトがうつ病を、その根底にある本性を変えることによってなんとかするという本質主義的な物語は希望にみちたものでもある。多くの人はそれが真実であって欲しいと思う。それに加えて、メンタルヘルスの専門家を含む多くの人々がこの物語をすすんで受け入れたことは、本質主義的バイアスが作用していることの例証でもある。というのも、科学的に言えば、このコマーシャルは虚偽を宣伝しているからだ。セロトニンのレベルは内服を開始してから数日のうちに上昇するが、目標であるうつ病への効果は数週間しないと生じないのだ。

経験論者からすると、形而上学的な本質や実在的なカテゴリーはただ事実のなかにあって確証されるのを待っているものではない。本質という概念は、因果的に重要な内部属性ならびに状態変化への抵抗に関する重要な洞察についてなされた概念的精緻化である。しかし本質という概念そのものは事実ではない。心理学と精神医学において多くの人々は典型的な科学的形而上学を統制的な理念として採用している。この科学的形而上学は、心理学的本質主義が高校や大学で学ぶ物理学や生物学に出会ったときに形成されたものである。

科学者は自らの専門領域において、概念とデータとの間には複雑な関係があることを経験する。それによって科学者は、自分たちの概念的な道具一式に非本質主義的な枠組みを加えることが役立つことにしばしば気がつく。しかし、そこで加えられたものを学生に伝えることは、理解されやすい本質主義的な解釈を伝えるよりも難しい。かくして本質主義は、大多数の人々の科学的な分類に関する思考を統制する規範として強化されるのである。とはいえ多くの場合、その規範は蒼古的で、理想的なものとは程遠いものであるが。

4-3 科学的本質主義

ブルーム（2000）とコーンブリス（1995）はいずれも次のように主張する。本質主義的思考への傾向性は進化を通じて選択されたものである。なぜなら本質主義的思考は実在を正確に表象するのに役立つからだ。彼らの考えでは、本質主義は認知的なバイアスではなく生まれつき組み込まれている実在検出器なのである。それとは対照的に、本質主義的思考の能力に関する心理学的研究は形而上学的本質主義の妥当性を確立することができないと私は考える。たとえば、本質主義的精緻化は「実在を検出する」というのは形而上学的な論点先取を犯している。以下の小節では、科学的本質主義を擁護する哲学的議論を吟味し、それに対して非本質主義者はどのように応答できるかをみてゆこう。

微小構造的本質

アリストテレスの本質主義は彼の徳倫理と不可分である。アリストテレス的な本性（あるいは本質）は、事物をそれが属する種別のものにするのみならず、その事物がもつ「本性上の目的」を決定し、したがって、その事物がその種別における優れた成員であるというのはどういうことかを特定する。たとえばアリストテレス主義者は、人間の本質的本性は理性的であることだと言うだろう。ヒトという生物種における優れた（あるいは「徳のある」）成員に育った人間はこの理性的であることという本性を行使する。そしてこの本性の行使によって人間は完全なものになるのである。

そののち十七世紀になってようやく、ジョン・ロックのような思想家がより科学的な本質主義を唱えるようになった。ニュートンの唯物論とロバート・ボイルの粒子哲学の影響を受けたロックは、実在の本質とは微小構造的な属性であると定義し、それが事物の観察可能な属性にとっての因果的な原因となるとした。微小構造的な本質は技師にとっての設計図でもあり、かつ因果的に重要な特徴発生機でもある。しかしそのような本質には、アリストテレス主義者が「デザイン」という語で意味したものの一部しか含まれていない。というのも、その倫理的／目的論的側面は除去されているからである。

メディンとオートニー（1989）は心理学的本質主義の概念を導入するにあたって、種別のための概念的枠組みのなかには本質のための場所があり、それは本質とは何かを知っているかどうかには関係しないと述べている。ロックは微小構造的本質の存在を提唱したが、微小構造的本質は目が見えない人にとっての色のようなものであり、分類の基礎として用いることはできないと考えていた。したがってロックは、メディンとオートニーの表現を借りれば、本質を仮そめの場所とする見解をとっていたのである。

根底にある微小構造的属性は決して知られることがないというロックの主張は、部分的に間違いだったことが示されている。それは、科学的知識と観察との関係はロックが信じていたようなものではなかったことによる。私たちにはＤＮＡのらせん構造は直接観察できないが、ガリレオも木星の四つの衛星を直接観察できたわけではなかった。ロックが予見していなかった事物の「観察」が技術によって可能になり、それらの観察を用いてさらにもっと隠れた事物に関する推論がなされた。たとえば陽子がよい例である。

一九七〇年代になって、微小構造についての本質主義はソール・クリプキ（1972）とヒラリー・パトナム（1975）によって新たな生命を得た。ロックの時代とは異なり、今では純粋な金が七十九個の陽子と七十九個の電子、そして不定数の中性子（不定数とはいっても、どのサンプルでも各「同位体」が決まった比率で存在するので、その数はつねに七十九個に近い）を含む原子からなることが知られている。金がもっている展性や融点、色といった他の物理的属性は、関連する自然法則がこの根元的な原子構造に働きかけることによって決定される。クリプキによれば、金の微小構造に関する事実は金の客観的属性であり、それは金が存在するいかなる可能世界においても必然的に通用する。パトナムによれば、金という用語の意味は言葉の使い手の頭の中だけではなく、外の世界に存在するのである（すなわち、科学者たちが金の隠れた本性を発見したとき、昔の人が金について語っていたときに初めからずっと指示していたものに関するより良い理解を私たち全員が獲得したのである）。

プラグマティズムと微小構造の本質主義

微小構造的本質に関して経験論者（非本質主義者）はどう考えるだろうか。幸い、パトナム（1990）自身が良い答えを与えてくれる。微小構造についての本質主義は形而上学的実在論を支持するために提案されたものだが、良く知られているようにパトナムは形而上学的実在論を却下することを決断した。形而上学的実在論をとる人は、複数の心が存在し、また心の外側に世界が存在すると考える。科学的実在論の目標は、世界についての私たちの理解のなかで何が投影（心）で、何が本当にあるもの（世界）なのかを区別することである。パトナムはこの形而上学的なプロジェクトを退けて、「世界」について私たちが知ろうとしているものごとのなかに「物自体」に還元できない精緻化がすでに含まれていると主張する。「種別というものは心が自然に押しつけたものなのか、それとも自然のなかに実在的な種別があるのか」という問いは、パトナムにしてみれば、あまりに白か黒かと割り切りすぎている。

たとえば、どのような現象についても、因果的な説明を行うにあたっては何を通常の背景条件とみなし、何を違いを生み出すものとみなすのかを決めなければならない。ある山火事の発生について、キャンプファイヤーから飛んだ火の粉が違いを生じたものだったと主張することは、酸素の存在を通常の背景条件の一部とすることを伴う。その特定の背景と前景の区別は、物質そのものの属性ではない。しかし、提案された区別がひとたび受け入れられたなら、火の粉に関する主張が真理であるかどうかをテストするやり方（方法、基準、規約）は存在する。原因が火の粉だったのか、落雷だったのか、それとも樹木にかけられたガソリンだったのかは決定できることである。その答えは想像の産物ではない。

一部の社会構成主義者とは違って、パトナムは、因果性は心によって物的世界に押しつけられたものだとは主張しない。パトナムは以下の見解をとる。経験の豊かさは多くの関連を含むものであり、それらの関連の多くは因果的な関連として、実用的に記述されうる。しかし「因果性」「心」「外部の物的実体」といった概念は経験の抽象化および精緻化である。精緻化にはさまざまな方法がある。「すべての当たり前のことと同じく、因果性は世界のなかの最も平凡な事物だとみなすことも、最も神秘的な事物だとみなすこともできる。大抵のことがそうであるように、これらの見方のそれぞれが深い洞察を含んでいる」とパトナムは言う（Putnam, 1990, p.95）。

同様のことは分類にもあてはまる。分類では似た事物がまとめられ、それらに似ていない事物と対比される。二つの事物が同じ種別に属するというためには、時や場所を超えて同一性の跡を追えることが求められる。パトナムによれば、同一性の跡を追うことには規約的な側面がある。パトナムにとって分類は事実についての問題だが、事実のみの問題ではない。たとえば、「真正な」金は必然的に七十九個の陽子をもつというクリプキ的な主張は、根底にある属性は同一性を決定するものであり、原子番号は最も重要な属性であるといった概念的な精緻化に依存している。これらの精緻化がひとたび受け入れられたならば、何であれ七十九個の陽子をもつものは七十九個の陽子をもつ他のあらゆるものと同一であると、論理学的な根拠（Ａ＝Ａ、すなわち同一律）のみによって必然的に（事実的に）考えられる。それとは対照的に、真正な惑星であることや真正な母親であることについては、内在的属性に関する本質主義的規約は一般に適用されない。その理由は、まさにそうした規約が惑星や母親にはそぐわないからだ。

これは非本質主義をとる思想家にとって重要なことである。すなわち、金が七十九個の陽子をもつことに関する正当化された信念を精緻化するために、私たちは「必然的」「客観的」「真正な」「実在的」「本質」「事実」といった概念もまた用いている。そして、これらの概念の適用を左右する無数の哲学的な規約がある。パトナムの見解はこの点でプラグマティストの見解に、すなわち、私たちはすでに事物の中間にいるのであり、一部の哲学者や科学者が望むかもしれないように、経験の外側へと自らを抽象することはできないという見解にかなり一致している。

それらの精緻化を実行するために必要な規約的側面が明白な事例もある。例を挙げよう。一九二九年と一九三〇年のル・マン・レースで勝利をおさめたのはベントレーの「オールド・ナンバー・ワン」という車だった。一九九〇年に日本のとある株主グループは、レースのファンからオールド・ナンバー・ワンを購入しようとしたものの、その勝ち車の真正性が疑わしくなったために契約の締結を断った。それによって売り手の側から訴訟が起こされた。ヴァン・ディームター（2010）によれば、この一九九〇年の訴訟によって、裁判所はなにを「同じ」とみなすかの決定を余儀なくされた。

オールド・ナンバー・ワンは一九二九年のル・マン・レースの直前に改造されていた。そして改造はオールド・ナンバー・ワンが一九三二年に大破し、競技車としてのキャリアを終えるまで毎年繰り返された。一九九〇年に売却された車に一九二九年のレースから残されていたのは付属品だけだった。しかし、ギアボックスとステアリングコラムは一九三〇年の改造のときから残されてきたものであり、さらに多くの部品は一九三一年の改造以来残ってきたものだった。とはいえ、そのいくつかは一九三二年の大破のあとで同じ部品と置き換えられた。

裁判所は同一性にかんする決定を行うためにいくつかの規約を採用せねばならなかった。問われるべきはスタイルの一貫性だろうか。一九二九年にはなかったフィンが一九三〇年版で追加されたとすればどうだろうか。いかなる規範によって、新型のヘッドライドや新しいエンジンが車の同一性を変えるか否かを考えるのか。車の生涯におけるそれぞれの部品と出来事との歴史的なつながりはおそらく重要であるが、たとえばいかなる部品との、あるいは、その「同一」部品との取り替えがさまざまなレースにおいてなされたのか。その車は同じ車であると車の製造者が時を超えて（一九二九年から一九三二年まで）考えてきたという事実は重要な問題だろうか。

裁判所の公式決定は、一九九〇年に問題となった車は純粋なオールド・ナンバー・ワンではないが、真正なオールド・ナンバー・ワンであるというものだった。これらの概念的精緻化はそれぞれ規約の異なった組み合わせに結びついており、どの組み合わせが真の組み合わせかという問題は存在しない。私たちの現在の目的にとって重要なのは、純粋と真正に関する哲学的な細かい区別立てにイライラすることではなく、何を「同じ」とみなすかということは、事実問題だけでなく概念的精緻化にも依存しているのであり、その精緻化の適用は規約あるいは規則によって導かれるということに注目することである。このことは、なにを同じ車とみなすかだけでなく、なにを同じ人、同じ元素、同じ疾病、同じ心理状態とみなすかについてもあてはまる。

新本質主義

新たな科学的本質主義という、より近年の見方は、私たちの科学理解にコペルニクス的転回を提案する。そこでは、根本的なのは自然法則ではなく、自然種とその内在的能力であると解釈される（Bird, 2007; Ellis, 2001, 2009）。[*3] ブライアン・エリス（2009）によれば、科学法則が「必然的」であるのは、それらの法則が自然種に本来そなわる因果的効力に基づいていることによる。新本質主義は物理学と化学における問題に限られるもので、生物学と心理学の問題はその枠外にあることだが、新本質主義者の見方も簡潔に検討しよう。なぜなら、そのことは私たちにとって望ましい思考の習慣を練習するための、もう一つの機会を与えてくれるからだ。

エリスによれば、科学哲学において支配的である経験論の主な特徴は受動主義である。エリスの定義によれば、受動主義とは以下のような想定である。自然種のふるまいは法則によって支配されており、それらの法則は自然に課せられたものである。そして、その法則そのものは偶然的なものであり、すべての可能世界において絶対的な真であるわけではない。法則は違ったものでもありえたのだ。

エリスはその代わりに能動主義を提案する。能動主義は次のような見解として定義される。自然種は能力をもつ。能力とは状況に対して特定の仕方で応答する能動的な傾向性であり、自然法則とはそれらの能力の表現である。エリスによれば、重要な能力はその種別に本来そなわっているものであって、場所や状況、歴史（すなわち文脈）には依存しない。ある種別の本質的能力とは状況を離れて抽出されたものであり、したがって理念化されたものである。このような能力を、アリストテレス主義者たちは潜勢力と呼んだ。それはすなわち、常に存在しながら、常には表現されていない何かのことである。

電子のような真の基本粒子はいかなる内部構造ももたないとエリスは指摘する。質量、電荷、スピンといった電子の属性は内在的能力なのである。それらの能力が特定の状況において具体的にあらわれることこそが、それが電子であるということの意味であり、このことは他のなにものにも還元できない。電子が普遍法則に従って動いているというよりも、電子がどのようにふるまうべきかを記述したものがそれらの「法則」なのである。スピン1/2という表現をとらないものは、いかなる可能世界においても電子ではない。同様に、金の展性や水の凝固点は、特定の仕方で影響しあう内在的能力の表現なのである。

宇宙のどこかにスピンが違ったあらわれかたをとる領域が存在する、ということはありえないのだろうか。新本質主義者に言わせれば、電子が2/3のスピンをとるといった思考実験は真剣に受け取られるべきではない。なぜなら、そのようなスピンは電子にとって形而上学的に不可能だからだ。新本質主義者が「形而上学的に不可能」と言うことで意味しているのは次のようなことである。SF作家なら誰でも電子がスピンを変えることを想像できるが、それはあくまで想像上のことに過ぎない。すなわち、スーパーマンが光よりも速く飛ぶことは想像できるけれども、いかなる生き物も実際にそうすることはできない、というようなものである。

根本的経験論と新本質主義

このような主張をどう考えるべきだろうか。電子スピンの物理的制約については科学的本質主義者の「正しさ」が証明されるかもしれない。根本的経験論の見方からすると、このこと（電子スピンの物理的制約について科学的本質主義者の「正しさ」が証明されること）は、電子は角運動量を変えようとするあらゆる試みに抗うだろうと予測することになる。しかしながら本質主義者は、何が物理的に可能であるかをすべての場合において知っているわけではない。したがって彼らの「形而上学的な不可能性」という観念は、どちらかといえば机を叩く行為のようなものである。すなわちそれは、自分たちが反駁されることはないだろうという確信の表明なのである。

ブライアン・エリス（2001、2009）もアレクサンダー・バード（2010）も、能力という観点から種別の概念化について哲学的に重要な指摘をしている。子どもにみられる分類法についてのさまざまな研究を本章の初めの方で検討したが、それによれば帰納的推論を導くのは属性ではなく種別の概念である。属性だけによって帰納的推論を行うのは難しい（「これは毛むくじゃらだ」ということから何が推論できるだろうか）。しかし種別の概念を持っていれば推論は容易になるのであり、それは子ども時代に始まる（「これはイヌである」ということから何が推論できるだろうか）。種別の概念には、関連する属性のクラスターを集団として推論できるようになるという利点がある。そうした概念がなければ科学の説明の力は減少してしまうだろう、とバードは言う。能力という見方は、なぜそうしたクラスターが存在するのかについての理解の仕方を提供してくれる。

新たな科学的本質主義の主要な特徴の一つは、普遍的なものに重きを置くことである。金、水、質量、核崩壊および核融合にはみな、それをかくあらしめる本性があるとされる。それらの本性は普遍的なものと呼ばれ、その種別に属する個々の成員に余すところなくそなわっている。本性はまた、言語や人間の知識とは独立に存在すると考えられる。

エリスによれば、一つの事例が存在する限り、普遍的なものは存在する。さらには、普遍的なものの実際の事例が存在することすら必要ではない。その存在が物理的に可能であるだけでよいのである。存在が想定される普遍的なものには私たちが知らないものがある（十七世紀の人々が電子について知らなかったように）。しかしそれだけではなく、決してその事例が存在しないような普遍的なものも存在しうる。エリスはこう語っている。コペルニシウムのような合成元素は、研究室で作り出される以前にはその事例はなかっただろう。しかし作り出される以前でもコペルニシウムは普遍的なものであったし、かつて一度も作り出されたことがなかったとしてもなお普遍的なものなのである。

ここでエリスはとある隘路に足を踏み入れそうになっている。そこは遠からず往年の形而上学的な蔓や茨でいっぱいになってしまうだろう。それらを少しは刈り込んでもらわないと、根本的経験論者としては彼について行く気にならない。未合成の元素の属性については、ユニコーンの遺伝的性質についてよりも、検証される可能性のある予測ができるだろう。しかし、そこに付加された精緻化(科学における存在論的な基礎は、抽象的な形相すなわち構造であり、その構造は可能的に存在しさえすればよい）は「実在の実体」を必要以上に増加させてしまう。このことは、トマス主義者によってしばしばなされる形而上学的インフレを彷彿とさせる。そこでは、アリストテレス主義にもとづいて実体が存在するためには質料と形相とが両方必要だとはされるものの、形相（霊魂）には第一質料を超える特別な存在論的優越性が与えられる（Oderberg, 2007)。こうしたインフレは、場当たり的で「当座しのぎ」的な感じを与える。

これは、根元的な構造と能力の双方あるいは一方の観点から現象を説明する因果的理論は望ましくない、ということではない。経験のクラスターがまとまりをもつのはなぜかを説明することは重要な科学的仕事である。新本質主義者による抽象化あるいは理念化は経験を超えており、それらは自然のなかの連続性と規則性を説明するために物象化された接着剤になっている。しかし第2章で論じたように、経験はまとまりをもつために経験を超えたつなぎを必要としない。根本的経験論の見地からすると、未合成の元素について予測することは、経験の背後にある実在へと経験を超えて進んでゆくことではない。それは、新しい元素に対してあるテストがなされた場合に生じうる経験について、過去の経験を用いて予測することなのである。

4－4　結論――ひそかな問題に向かって

本質化を行う認知的バイアスが人間にあるか否かにかかわらず、形而上学的本質主義はいくつかの重要な観念にもとづく概念的精緻化である。そのもととなった観念には、根元的属性の因果的関連性や、ある種別の成員が共有する体系的類似性、事物のありかたについての判断が誤っている可能性、といったものがある。これらの観念は本質主義者の枠組みにおいては単純化されている、と非本質主義者は考える。たとえば、根元的属性はすべての因果的な働きを担うわけではない。むしろそれらの属性はより大きな因果的システムの一部として理解される必要がある（第8章参照）。

本質主義者の枠組みにとっての主要な動機は、正当な知識が私たちが製造し構成する以上のものであるのはなぜなのかを説明することである。知識のこの特徴を指し示すためによく使われる概念が客観性である。根本的経験論者が本質に対する根深い懐疑を主張しようとすれば、本質主義的な精緻化を触発するこの中心的な洞察に代わる別の概念化の方法が必要になる。このことは第7章であつかう。

この論点にとりかかるまえに少し回り道をして、文字通りの解釈という概念について調べてみよう。本質に関する主張は時としてレトリックの装置となる。本質という語り口は、最も重要なこと（例：ナルシシズムの本質は賞賛されないときに自己評価を保つ能力が無いことである）、あるいは最も価値のあること（例：あらゆる良質の文学作品の本質は経験の拡張である）や必要なこと（例：本質的なのは私の話を注意深く聴くことだ）を意味するためにしばしば用いられる。しかし形而上学的本質主義者は、科学者がコペルニクスモデルにおける惑星の楕円軌道を文字通りに扱うのと同じ仕方で、本質という語り口を文字通りに扱うのである。次の第5章および第6章では、精神医学の話題へと少しずつ話を戻してゆくが、それに着手するにあたって、直解主義の動機ならびに誤用について探ることとしよう。

第5章　場違いな直解主義

5−1　アダムの言語の夢

アーシュラ・ル＝グウィンの「ゲド戦記」シリーズは竜や魔法使いが住む魔法の世界の物語である。その世界で魔法を使うには事物の真の名を知らねばならず、その真の名はいにしえの原初の言語でコードされている。魔法使いは自分を守るために自らの真の名を隠しておかねばならない。そして、ただ一つの事物の真の名を明らかにするために人生のすべてを捧げる魔法使いもいる。魔術書に記された真の名の一覧をより良いものとするために。

「ゲド戦記」はフィクションである。しかし、いにしえの原初の言語が存在したという可能性は、かつてとても真剣に受け取られていた。千年以上にわたり、この原初の言語はアダムの言語と呼ばれていた。ウンベルト・エーコ(1994）によれば、中世の学者は神がアダムに完全言語を与えたと信じていた。そしてこの完全言語によってアダムは動物を正しく名指すことができたのである。事物の名前と事物の本性とには密接な関係があり、それゆえ、事物の本性はその真の名を規定するものと考えられていた。

ヘブライ語がこの完全言語なのか、それともヘブライ語はアダムの言語が劣化したものなのか、という点については意見が一致しなかったものの、学者たちは皆、バベルの塔の崩壊による言葉の混乱の結果、言語のさらなる品質低下が起こったと考えていた。初期の言語学の重要な目的は、アダムの言語の完全性の回復だった。アダムの言語は人々が話す不完全な言語の中に隠されていると信じる者たちもいたのである。

アダムの言語仮説という極端な直解主義は明らかに本質主義に整合している。アダムが動物に名前を与えることができたのは、動物のそれぞれの種についてアダムがその真の本質を見てとったことによるという解釈がある。ただし、アダム言語の仮説は本質主義にとって必須のものではない。哲学上の本質主義者でありながら名前とは規約であると認めることはできるし、実際にそう認める者もいた。『クラテュロス』においてプラトンは、恣意的な名前は事物の本性によって規定されずに事物の真の本性を指示できるということを示すことで、名前と本性との魔術的なつながりを自ら破棄している。

エーコによれば、知識人はやがてプラトンに同意するようになったという。十七世紀には、アダムの言語を復元させようとする試みは放棄され、「実在的文字」からなる言語、すなわち事物の真の本性に対応した、曖昧さのない明晰判明な言語を作り出す計画が進められるようになった。エーコはこの言語をア・プリオリな哲学言語と呼んでいる。こうした計画の基礎にあるのは、実在に内在する構造はいくつかの自然種に分けられるという本質主義的想定であった。もしもそのような言語を習得したならば、あらゆる名前について、その事物が存在の大いなる連鎖のどこにあてはまるかを知るだろうし、その言語の構造によって、存在するすべての自然種を演繹することさえも原理的にはできるだろう。すなわち、その言語を学ぶことは、実在の本性について学ぶことになるだろうと想定されていたのである。

しかしこの弱められた計画さえも、失敗したとみなされるようになり、放棄されることになった。そうエーコは記している。経験論の伝統では、ロックは注意深く言語をあつかい、できる限り曖昧でないものにしてゆくことの重要性は認めていた。しかし一方でロックは、経験の詳細を名前によって系統立てる方法は複数存在するとも考えていた。合理論の伝統では、ライプニッツは一般言語の開発を提案した。一般言語とは純粋に形式的かつ数学的な、曖昧さが無いように設計された言語であり、それを正しく用いることで思考の合理性は確保されるだろうと考えられた。しかしエーコによれば、ライプニッツはそうした計画は経験的な実在を記述することに関しては見込みがないと考えるようになったという。長いあいだハノーファー家の司書官を務めたことで、ライプニッツは書物の目録を作るためのただ一つの正しい方法などはないことを知っていたのである。ある特定の書物は、歴史、哲学、修辞学、いずれの区画にも同じくらいにうまく分類されるかもしれない。それと同様に、あらゆる目的に役立つ、特定の視点に縛られない言語というのは実在するものすべての目録のようなものであり、そうした言語がありうるとはライプニッツは考えなかった。

ダランベールのような十八世紀の思想家は人間の知識を総括する百科全書の構築を目論んだ。しかし、文字通りに正しい唯一の整理を実在に与えるという完全言語の夢は、この頃にはもはや存在しなくなっている。専門領域間における「言語的分業」についてパトナム（1975）が記すよりもはるか以前に、言語の混乱は、はじめにあった完全言語が劣化したことを示すものとはもはや考えられずに、人間の言語能力が豊かになったことを示すものと考えられるようになっていたのである。

そうはいっても、エーコによれば、ア・プリオリな哲学言語の亡霊はいまだ彷徨っている。こうした亡霊たちのなかには、ヴィトゲンシュタインによる言語の写像理論やチョムスキーの普遍文法などがある。一般の人々の不完全言語とアダムの完全言語とが区別されるという考えのもう一つのなごりは、洗練されない素朴心理学の言葉と明確に定義された科学言語の言葉とのあいだに厳密な境界線を引こうとする厳格な操作主義に見出される。私たちは、本質主義的思考の亡霊を祓い清めておらず、そしてまた、名前を事物として（そして事物を名前として）扱う傾向もまだ完全には祓い清めることができていないのである（そして、おそらくは完全に祓い清めることはできないのである）。

5-2　直解主義、科学における真理

「文字通り《リテラリー》に真」というフレーズは、修辞的な強調の手段として、「本当に《リアリー》真」という意味でしばしば用いられる。このように用いられる場合、この語句の働きは、「とてもとても大きい」とか「とてつもなく重要だ」といった句に

おける余分な形容詞と同じである。一方で修辞的に用いられていない場合、文字通りという言葉は、その言明はそのまま受け取られるべきである――額面通りに受け取られ、高い忠実性をもつものと考えられるべきである――ということを意味する傾向にある。

哲学的には、「文字通り」という概念は対照概念と照らし合わされることによって理解されるべきであり、そうした対比の一つが真と文字通りに真という対比である。「うつは心の風邪である」といった言明と「このオオカミには目が二つある」といった言明とを考えてみよう。第一の「うつは心の風邪」のような言明は文字通りの真ではない。それに対して第二の「このオオカミには目が二つある」のような言明は文字通りの真である。文字通りの真という概念を一切認めないというのはちょっと行き過ぎかもしれないが、この文字通りに真という概念は場違いな直解主義というかたちをとって（時に）誤用されるので、そのような誤用の原因となるさまざまな理由について考えておくこともまた重要である。

クーン、ハンソン、ファイヤアーベントは論理実証主義を殺した
第二次世界大戦はファシズムから世界を守る戦いだった
うつは心の風邪である
脳は心の器官である
太陽は東から上って西に沈む
水は一〇〇℃で沸騰する
エントロピーはつねに増大する
サンプルサイズが大きくなるほど、母集団に関するパラメーターの推定は正確になる
電子はスピンする

遺伝子はDNAでできている

これらの言明はそれぞれ真と考えられるが、いずれも文字通りの真ではない。科学的比喩および科学的近似的表現を文字通りの真として受け取りがちな人にとっては、上記のリストの最初の方の言明が文字通りの真ではないとみなすことは簡単でも、後の方にある言明も文字通りの真ではないとみなすことには困難を感じるだろう。

ある特定の言明について、それは真ではあるが文字通りの真ではないと主張することは、すなわち、その言明（あるいは理論）を額面通りに受け取るまえに、より精確で詳細な情報があることが望ましいと考えているということである。たとえば、うつは心の風邪であるという言明については、もっと精確に述べるにはどうすればよいかは明らかである。しかし「このオオカミには目が二つある」といった主張をより精確にすることの意義はそれに比べるとわかりにくい。

精確さと詳細さを指向することは直解主義《リテラル》的なあり方の一つである。妄想性パーソナリティ傾向あるいは強迫性パーソナリティ傾向の人は、他の人であれば無視するような些細な細部を気にしがちであり、しばしば過剰に直解主義的であると判断される。同様に、あらゆる概念を操作的なものとすることを厳密に求める科学者は、具体的言語、直解主義的な言語の擁護者と見なされる。『指輪物語』に登場する樹木の精霊エントは究極の直解主義者かもしれない。エントたちは一つ一つにこだわり几帳面で、そして「悠長」なあまり、「おはよう」を言うのに何時間もかかってしまうのだ（Tolkien, 1965, p.87）。

一つ一つにこだわり几帳面であることによってきめ細かな理解が得られる。しかし道具的唯名論の観点からすると、個々のものをあつかうだけに留まることは禁欲的にすぎる。個々のものをグループ化し、その共通点に目を向けることで重要な情報が得られるのである。しかし、このグループ化によって情報は失われるし、抽象化がより曖昧なものになるほど情報の喪失は大きくなる。したがって、何かを額面通り受け取ることを正当化するうえで適切な細かさの水準は、目的次第ということになるのである。

次の5−3節では、遺伝学者はもはや遺伝子が文字通りにＤＮＡの中にあるとは思っていないということを示そう。高校一年生であれば、遺伝子がＤＮＡでできているという主張を額面通りに取っていてもまったく問題ない。しかし遺伝学者がそのように受けとるというのであればそれは許容できない。このように、何を文字通り・額面通りに受け取ってよいかという問いへの答えは可変的であり、どういう視点から物事をみるかによっても異なってくる。そのため場違いな直解主義をそれと見定めることには困難が伴うのである。

5−3　遺伝学における場違いな直解主義

ドングリがニレではなくカシの木になるのはなぜかをアリストテレス主義者が説明する場合、このように言うだろう。ドングリはすでに潜在的にカシの木である。なぜならドングリはカシの木の本質を持っているからだ、と。私たちはこの本質をＤＮＡと同一視しがちである。今風に言えば、ＤＮＡはカシの木を作るためのレシピ（あるいは青写真、もしくは鋳型）なのである。遺伝子はＤＮＡでできた文字通りのレシピであるという考えは『ジュラシック・パーク』のような物語の背景の一部となっている。『ジュラシック・パーク』では恐竜のＤＮＡが無傷で発見されて、絶滅した恐竜たちをよみがえらせるために使われた。

レシピとしてのＤＮＡという現代の説の先例は前成説である。前成説が提唱されたのは十七世紀のことで、胚種には成熟した生物体のあらゆる構造が含まれているという主張がなされた(Kendler, 2005; Moss, 2003)。前成説によれば、ドングリがカシの木になるのは、あらかじめ形づくられているカシの木の構造が大きくなることによる。前成説は、なぜドングリがカシの木になるのかを説明してくれるだけでなく、創造説と合致する点でも魅力的だった。たとえばグレゴリー（2008）によれば、マールブランシュは存在するであろうすべての人間はすでに神によって個別具体的に設計されていると信じていたという。次の世代の人々はあらかじめ形成されていて、いまある胚種のなかで生みだされるのを待っている。そして未来のすべての世代の人々も胚種を持っており、その胚種の中にはその次の世代の人々がすでに出来上がっていて、生みだされるのを待っている。そしてその人々のなかには……というわけである。

前成説にかわりうる主要な説となったのが後成説である。後成説は、生物体は両親に由来する素材が混ざってできた形のない塊りとして生を受けるとする。後成説によれば、具体的な形態は発達のなかで獲得される。この考え方は子どもが両親の特徴を合わせ持つという常識的な観察により合致するものだったが、後成説を説得力あるものとするために、その支持者はドングリがカシになるといった成長をコントロールしている生気的な力の存在を仮定しなければならなかった。

十八世紀の後半には後成説は科学者共同体において広く受け入れられるようになった。後成説に対立する見解はほとんどなかったが、およそ百年後には後成説は進化論を阻むものとなった。ダーウィンの進化論では、集団内に広がってゆく新しい変異が生じることが求められるが、後成説の混合モデルではこのような変異を説明することが難しかったのである。後成説に従うなら、新しい特性（外れ値）は次世代において既存の特性と混ざり合い、時とともに洗い流されてしまうことになる。小変異の漸進的積み重ねによる生物種の変移は生じえない、と後成説を唱える人は主張した。

十九世紀後半に、遺伝の本性についてそれまでと違った見解を擁立したのがオーガスト・ヴァイスマンである。ヴァイスマンはラマルクによる獲得形質の遺伝説に反対し、遺伝されるものは生殖細胞に含まれており、生殖細胞は他の体細胞に生じる出来事からは隔離されているのだと主張した。ダーウィンおよびチョーンシー・ライトのように、ヴァイスマンも早くから自然選択説を唱えていたが、この遺伝という領域におけるヴァイスマンの主要な仕事はダーウィンとライトの死後になされたものだった。ヴァイスマンの遺伝理論は、有性生殖は遺伝的素材の融合ではなく組み換えであることを強調しており、それによってダーウィンのモデルが求める変異の発生を説明するものだった。

一九〇〇年代初期に、ヴァイスマンの理論はグレゴール・メンデルによる遺伝の粒子モデルと結びつき、特性は次の世代で混ざり合うのではなく、離散的な単位として受け渡されるのだという古典的な遺伝学の理論が出来上がった。エンドウ豆のしわ等の特性が、ある世代でのみ姿を消して次の世代で再び現れる、ということがある。このような世代を隔てた遺伝のパターンが生じるためには、その特性の原因となる「因子」が、たとえ観察可能な特性がなかったとしても、すべての世代において存在していなければならない。一九〇九年にヨハンセンはこうした抽象的な因子を遺伝子と名付けた。

一九四一年、ビードルとテータムはのちに一遺伝子一酵素説として知られることになる説を提唱した。それは、一つの遺伝子は特定の産物に離散的に対応するレシピであるという主張であった（Beadle & Tatum, 1941）。レシピとしての遺伝子というこの概念は、ワトソンとクリック（1953）による分子モデル、すなわちＤＮＡの二重らせんモデルの導入によって、これから先の未来においても異論を挟む余地のないものとなったかにみえた。この二重らせんモデルでは、ＤＮＡのある区画を鋳型としてＲＮＡ転写物が構成され、ＲＮＡ転写物を鋳型としてタンパク質や調節酵素の合成がなされる。モス（2003）によれば、ワトソンとクリックは、もともとはヨハンセンが遺伝能力という本質に対しての仮の名称として提示した遺伝子概念を採用し、それを具体的な物理的実体へと変換したのである。

その後の研究は「遺伝子」の科学的妥当性を確固たるものとした。たとえば、ＲＮＡに転写されるＤＮＡの区画には物理的に確かめられる転写開始および停止領域があることが発見された。この発見によって遺伝子は数えられる単位とされるようになった。現在、ヒトは二四、〇〇〇個の遺伝子を持つと見積もられている（Wade, 2004）。制限酵素の発見によって、科学者は遺伝子をある生物体から切り出して他の生物体に植え込むことができることに気づいた。たとえば、ヒトインスリンの遺伝子を酵母菌の中に入れることで糖尿病治療に必要なインスリンを作り出すといったことである（Johnson, 1983）。かつて1型糖尿病はブタのインスリンを使って治療されていた。今ではインスリン遺伝子を他の生物体に植え込んでヒトインスリンを作ることができる。この事実は二十世紀の生物医学のテクノロジーにおける最も驚くべき進展の一つである。これらの達成によって、遺伝子という概念は、実在に文字通り対応するものと信じられるようになったのである。

「遺伝子」の解体

ＤＮＡという鋳型はＲＮＡポリメラーゼという酵素によってＲＮＡに翻訳される。ＲＮＡポリメラーゼはプロモーター配列に結合することで働き始める。一九七〇年代に、ＤＮＡの単一の区画が多くのプロモーター配列をもつこともあることがわかった（Tamarin, 2002）。どのプロモーター配列が翻訳の開始点となるかによって、異なる産物が生み出される。すなわちＤＮＡの同一の区画は多様なＲＮＡにとっての鋳型となりうる（つまり、同じＤＮＡの区画に二つ以上の遺伝子が含まれうるのである）。

しかしそれでも、それらの遺伝子は手つかずのＤＮＡ鎖のなかにあるのではなかろうか、という意見もあるかもしれない。しかし、必ずしもそうではないのである。転写後修飾とよばれるプロセスにおいて、転写直後のＲＮＡ分子からは大部分の区画が除去されることで編集される（Tamarin, 2002）。削除される区画はイントロン、残される区画はエクソンと呼ばれる。だとすれば、ＤＮＡ鎖はレシピというよりも食品棚のようなものなのである。

一九七〇年代後半の選択的スプライシングの発見によって、最終ＲＮＡ産物（エクソン）に必要な情報が、開始および停止領域に挟まれた主要ＤＮＡ配列の外部のＤＮＡ区画に含まれることもあることが明らかになった。ポーティン（2009）によれば、一つのエクソンが主要ＤＮＡ配列と同一のＤＮＡ鎖上の異なる区画から転写されることもあれば、二重らせんで対をなす相補的ＤＮＡ鎖から転写されることもあるし、さらには主要ＤＮＡ鎖とは完全に異なる染色体から転写されたＲＮＡから得られることさえある。

異なるタンパクを合成するようにＲＮＡ転写物が編集されることもある（Portin, 1993）。そしてＤＮＡ鎖は細胞内メカニズムによって前向きにも後ろ向きにも解読されうる。後ろ向きに解読される場合にはアンチセンス鎖の転写物が生成されることで、前向きに解読された場合とは異なる産物が生じる（Griffiths & Stotz, 2006)。レシピとしての遺伝子はＤＮＡのなかにあらかじめ形成されているのではなく、必要に応じて組み立てられるのである。

遺伝子はＤＮＡのなかにあらかじめ形成された構造上の単位では必ずしもないかもしれないが、それでもなお遺伝子は離散的な機能的単位ではなかろうか（すなわち、遺伝子はＲＮＡのなかにある)、という人もいるかもしれない。一つの可能性としては、抽象的なＤＮＡ-ＲＮＡ複合体を機能的単位〔すなわち遺伝子〕と見なし、ＲＮＡプロセシングが完了したときにはじめて完成したレシピが現れるという考え方がありうる。しかし残念なことに、このような曖昧な遺伝子概念を持ち出したとしても、その境界はやはり不明瞭でもある。翻訳された産物が情報を持たないこともある。ポリペプチドがタンパク質に折りたたまれる前に翻訳後修飾がなされることもある（Rheinberger & Müller-Wille, 2009)。そうするとある意味では、ＤＮＡからタンパク質に至るすべての機構が「レシピとしての遺伝子」だということになってしまう。

すなわち、今日の遺伝学の見解によるならば、遺伝子はＤＮＡで出来たレシピであると額面通りに主張することは、場違いな直解主義の一つの例である、ということになる。遺伝子は抽象概念として生を受け、そして再び抽象概念になったのである。機能（タンパク質のコード化）の遺伝的単位、組み換え、突然変異という属性のすべては遺伝子と呼ばれる離散的構造のものであるという信念について、それは幻想だとフォグル（2000）とファルク（2000）は明言した。本質主義者であれば、「遺伝子」という名前は細胞の中の離散的な因果的実体を文字通りに指し示すと主張するだろう。しかしそれとは対照的に、道具的唯名論者の視点からすると、遺伝子とはさまざまな実験的実践のなかで独特の意味を獲得した概念的な抽象物である。この唯名論的解釈は、本質主義的解釈と比べると形而上学的な意味では不満を残すものなのかもしれないが、経験主義的な意味ではより適切なのである。

5-4　診断学における直解主義

診断学における直解主義は完全言語の探究のもう一つの亡霊である。診断学における直解主義に反対する主な哲学者の一人、ジェフリー・ポーランドは、精神医学は疾患ドメインについて間違った理論を採用してきたと述べている（Poland, 2007; Poland, Von Eckardt, & Spaulding, 1994）。ポーランドによれば、精神科疾患のドメインについて、広く認められた見解では次のように考えられている。（ａ）精神科疾患のそれぞれのドメインには統一性のある症候群（あるいは分類群）が含まれている。そして一つの分類群は（ｂ）その症状によって他とは区別して同定できるし（ｃ）正しい理論的モデルによって説明できる。ポーランドの主張の要点は、とくに一まとめにして取り上げた場合、この広く認められた見解のどの項目も文字通りのものとして考えられるべきではないということである。

診断学における直解主義に関する考察を始めるにあたって、例として次の話を考えてみよう。これはケネス・ケンドラー（Kendler & Zachar, 2008）が提示したシナリオにわずかに手を加えたものである。

二〇一〇年、ある若い研究者は統合失調症について遺伝、自然経過、治療への反応に関するデータを集め始めた。その研究者による統合失調症の診断は、ＤＳＭ-Ⅳの基準を評価するために作られた構造化臨床面接を使ってなされた。二〇四〇年、研究者はまだ存命の患者たちについて新たなデータを集めるために助成金を申請した。助成機関は申請を却下した。なぜなら、精神病の認知的次元の記述がなされておらず、解体型統合失調症や妄想型統合失調症といった「時代遅れ」の構成概念を用いてサンプルが集められていたからである。もはや自らの研究の価値が疑わしいものとなってしまったことに絶望しながら、二〇四〇年年現在のマニュアルで用いられている診断概念に基づいてなんとか評価できないものかと、この研究者は必死でデータベースを調べ上げることになった。

これを分類群についての直解主義と呼ぼう。分類群（taxa）とは統合失調症やうつ病、双極性障害といった精神医学上の種別を示す。それらはＤＳＭや『国際疾病分類』（International Classification of Diseases : ICD）などの分類学的体系によって分類される。ケンドラーが提示したシナリオでは、助成機関の役人は新しい規約をひいきして古い構成概念を貶めている。こうした役人であれば、現在受け入れられている規約をひいきして馴染みのない構成概念を貶めることにもなるだろう。後者の問題を念頭に、スティーヴン・ハイマン（2010）は精神医学的分類学の物象化を、すなわち、規約的な分類群が精神医学における定まった実体を表すものとされていることを批判した。物象化とはマルクス主義の用語で、抽象概念を因果的実体とすることを指す（例：「統合失調症が彼女の幻聴を生ぜしめた」）。アルフレッド・ノース・ホワイトヘッド（1926）の「場違いな具象性」という言葉が物象化の定義とされることも多いが、ハイマンが物象化という言葉に与えた意味はそれよりも広い。その意味は、診断上の構成概念についての場違いな直解主義に近いものである。

分類群についての直解主義に加えて、診断クライテリアについての直解主義というものも存在する。ハイマンは以下のように述べている。統合失調症の診断クライテリアには、陽性症状（幻覚と妄想など）および陰性症状（感情平板化など）は記述されているが、ワーキングメモリの障害といった認知症状は記述されていない。ＤＳＭ-Ⅳにおける統合失調症の概念のなかに表現されていなかったために、認知症状に払われた注意は限定的なものであった。気づかれていたとしても、認知科学上の概念を使って理解されることはなかった。ハイマンが一九九〇年代後半にアメリカ国立精神保健研究所（National Institute of Mental Health : NIMH）の所長として在任していたある時期、研究者らは統合失調症の認知症状に気がついてその研究を行おうとしたが、認知症状がＮＩＭＨの監督当局によって統合失調症のオフィシャルな要素だと認められていなかったため、資金獲得が困難だったという。

心理検査を作成したことのある心理学者はそのトレーニングのおかげで診断クライテリアについての場違いな直解主義に気づきやすい。潜在的な構成概念を指し示すということにおいて、診断クライテリアは誤りを導くことがあると彼らは考える。良い診断クライテリアは関心が向けられた構成概念を測るものだが、他の事物も測る。たとえば、「集中力の問題」は抑うつを測るものだが、注意力や知性、ストレスの度合いもそれによって測られる。さらに、ＤＳＭは鑑別診断を強調するようにデザインされており、診断クライテリアは構成概念にとって感度と特異度がともに高い指標となるように想定されている。不安はうつ病にとって高感度の指標だが、強迫性障害にとっても感度の高い指標であり、それゆえにうつ病に特異的なものではなく、したがって不安はＤＳＭにおいてはうつ病の良いクライテリアとはならない。結果としてＤＳＭのクライテリアのセットは比較的狭い範囲のものとなるので、心理学者はこのようなクライテリアのセットを、構成概念にとって内容妥当性をもつ（文字通り正確な）モデルだとは考えないのである。

診断クライテリアについての直解主義が場違いであることを示すもう一つの知見がある。それは、ハイマンが述べるように、診断クライテリアにおけるわずかな違いが診断を決定する上で驚くべき違いを生じうる、ということにある。たとえば、アンドリュー、スレイド、ピーター（1999）が示したことであるが、ＤＳＭとＩＣＤとの診断基準の違いはわずかであるにもかかわらず、ＤＳＭではＩＣＤよりもうつ病、社交恐怖、パニック障害、心的外傷後ストレス障害の有病率が高くなる。一方でＩＣＤの診断基準を用いると、物質依存、強迫性障害、広場恐怖の有病率が高くなる。理論上は、異なる診断基準は同じ臨床上の実体を三角測量的に正しく測定するはずだが、実際はそうはいかないようなのである。

第三の診断学における直解主義は、説明上の構成概念についての直解主義である。多重人格障害のような構成概念は、記述上の構成概念であり、かつ説明上の構成概念でもある。説明としては、重篤な虐待によって解離がひき起こされ、一部の患者では、解離が交代人格の形成をもたらすのだという。第１章でみたように、多重人格障害によって、診断される患者の側にある種の役割演技が作り出されたことには確かな科学的証拠がある。多重人格障害の発生は往々にして、『失われた私』のようなかなり虚構化された物語を文字通りの真として受け止めた治療者によって多重人格という役割が導入されたことによる。

私のように一九八〇年代後半に心理学専攻の大学院生として過ごした者であれば、ＭＰＤは知識として教わることの一部であり、その存在は当然のものだと考えていただろう。ＭＰＤの診断はＤＳＭ-Ⅲ-Ｒを通じて制度的に認められ、真剣な学術的関心の対象でもあった。ダニエル・デネット（1991）やオーウェン・フラナガン（1994）といった重要な哲学者がＭＰＤを用いて自己の本性に関する考察を行った。たまたまその地域にＭＰＤという診断の「専門家」がいれば、たくさんの劇的な臨床事例を議論のために利用することができた。すなわちＭＰＤは臨床経験も科学も味方につけていた。しかし説明上の構成概念としては、ＭＰＤは途方もなく間違っていた。

博士号をとったばかりの治療者だったころに、私は以前に多重人格障害と診断されたことのある二人のクライエントの治療に携わった。うち一人は、地域の専門家によってＭＰＤの診断を受けた人物だったが、私が面談したときには自分はたんに混乱していただけだと考えるようになっていた。もう一人は新進の専門家によってＭＰＤと診断された人物であり、いまだに自分の診断はＭＰＤだと考えていた。私はＭＰＤという診断上の構成概念を妥当なものとして認めるように教育をうけてきたが、はっきりと異なる複数の人格をこのクライエントがもつと思わせるような手がかりは、まるで見出せなかった。せいぜい、同一の人格のちょっとした揺れ動きが見られるかもしれないという程度だった。今にして思えば、実際そうであった以上に私は懐疑的になるべきだったのかもしれない。しかし専門家自身がＭＰＤの存在をうっかり信じていたのだから、ＭＰＤなるものが存在しうると私が信じたのは無理からぬことだったのだろう。私の限られた臨床経験では、ＭＰＤという構成概念一般を疑うところまでには至らなかったのである。

アダムのように、認識論上の権威になることは名づけと説明のための権力を持つことである。私たちは、何を信じればよいのかについて専門家は知っているとみなして彼らに信頼を寄せる。また専門家が自分の研究領域について発言することは真実であると考える。そのとき、私たちは彼らが語ることを文字通りの真として受け取っているのである。このことは科学の世界にもあてはまる。科学的発見の権威的な範例、たとえば地球は平らではなく丸い、太陽系の中心は地球ではなく太陽である、生物種は漸進的に進化してきたのであって動植物が四日間で魔術的に創造されたのではないといったことは、文字通りの真として躊躇なく是認されている。ほとんどの人がコペルニクス説を文字通りの真理であると認めるときに基づいているのと同じ一般的な経験則によって、心理学者をはじめとする人々はＭＰＤに関する説明上の構成概念を文字通りの真理として受け取ったのである。ＭＰＤの瓦解から一つの結論を引き出すことができる。それは、診断における直解主義が抱える問題は、認識論的な権威を信じるべき度合いをどのように認識するかという問題でもある、ということだ。次の章ではこの問題を考えよう。

第6章　直解主義と権威への不信

6–1　モダニズムと権威

「文字通り」のもっとも一般的な対概念は「比喩的」である。ハンク・ウィリアムズ[訳注1]が「どうすれば君の疑いを解き、凍てついた心《ハート》を溶かせるのだろう」と歌うとき、よそよそしくなった妻の心臓《ハート》が文字通りに凍っているのだと考えるのは間違いだろう。この種の直解主義は幼い子どもや知的能力の低さ、不十分な教育に伴って見られる。この直解主義はフォレスト・ガンプや『ハックルベリー・フィンの冒険』のジムにみられる直解主義である。

ダン中尉：イエス様はもう見つかったか、ガンプ？
フォレスト：イエス様を探すことになっているとは、知りませんでした。中尉殿。

ジム：それでも、ソラモンほど賢い人はほかにねえっていうだが、あっしゃ信用しねえな。……ソラモンがまっ二つにしようとした、あの子供の話を知ってるけえ？……おめえさまにきいてえが……半分の子供がなんの役に立つだね？　そんなものを百万もくれるといったって、あっしゃごめんだ。
ハック：なにを言ってるだ、ジム、それじゃまるで的はずれじゃねえか——それじゃまるっきりはずれちまってらあ。

ジム：だれが？　あっしが？　ばか言うでねえ。まとがどうしただか知らねえが、筋が通っているかどうか、ひと目であっしにゃ分かりますだ。あんなやり方ってのは、まるっきり筋が通ってねえ。半分の子供で争いが起こったわけじゃねえんで、まるごとひとりの子供で争いが起こっただ。それだのにこの男は、まるごとひとりの子供の争いが、半分の子供で片がつくなんて思うなんて、雨が降ったら家に入るくれえの分別もねえと同じだ。

〔この部分の翻訳は以下を参照・引用した：マーク・トウェイン著、西田実訳『ハックルベリー・フィンの冒険』（岩波文庫、1977）上巻、pp.147-149〕

この二つの例では直解主義は純真さや常識の美徳と結びつけられているが、それと同時にこうした直解主義は、ハックが言うように的外れなものでもある。

なにかが文字通りに真であると人が言う場合、その人は、本当に真であるという意味で、そのような言い方をしていることが多い。その場合、修辞的な慣用表現はときに不正確な言明となる。たとえば、スポーツキャスターの「ゲーム後半、一方のチームは『文字通りバラバラになってしまった』」というような発言である。チームが文字通りにバラバラになってしまうことなどない。しかし「バラバラになる」という隠喩的な表現を「一つの集団として相手チームと競い合う能力の減退」といった概念を表すものとして受け取るなら、チームが文字通りにバラバラになるという考えは意味あるものとなる。この路線で文字通りということを理解したであろう哲学者がトマス・アクィナスである。アクィナスは、ヨブの物語の文字通りの真理とは、人間の営みは神の摂理によって律されるということだと信じていた（Yocum, 2005）。こうした概念的な真理は、アクィナスの考えでは、メタファーやアナロジー、寓話の形をとった虚構の物語を使うことで伝えられるのである。

すなわち、私がここで考察している直解主義は、文字通りと比喩的という典型的な対比というよりも、（「近似的な」「大まかな」「部分的な」）真と文字通りの真という対比として考えるほうが適切である。モダニズムの時代を生きる人は自らの可謬性について自覚的であるが、真と文字通りの真についての後者の意味での区別は、そのような現代人のことを考えるうえでとても重要である。何かを文字通りの真と受け取ることは、それを額面どおりに受け取ることである。自分自身では評価も検証もできないことについて権威の証言を受け入れるとき、私たちはそれを額面通りに受けとる傾向がある。このような直解主義は認識における実践的な投機あるいは賭けと見なしうるものであり、高度な教育を受けた人々を含むすべての人にみられる。

哲学的モダニズムの考え方は、近代の科学革命の時代を通じてヨーロッパ諸国に広がった。哲学的モダニズムを詳細に述べたものとして重要なのは、フランシス・ベーコンの『新オルガノン』における、誤った知識の四つの源泉についての議論である。その誤った知識の源泉のことをベーコンはイドラと呼んだ。イドラには種族のイドラ、洞窟のイドラ、市場のイドラ、劇場のイドラがある。四つのイドラはいずれも、他人の理論や信念を文字通りに受け取りすぎないように注意をうながす。その最後のもの、すなわち劇場のイドラは、権威とされる識者の意見を疑ってみることを奨めている。その約二十年後にデカルトは、『省察』のなかで、子どものころから受け入れてきたあらゆる偽の見解から抜け出すことが必要だと述べているが、これも同様の心情を表している。

このような懐疑がおおやけに（public）表明されたことは文化の発展を刺激した。教養ある人々は、とくに中世においては、「輝ける」過去は「堕落した」現代よりも優れていたと思うのが常だった。アダムやその子孫は超人的な寿命をもち、神や天使は「聖書の時代」には肉体を備えた姿で人間の前に現れていたし、とりわけ古代ギリシア人には人間にみられることは二度とないであろうほどの知性が備わっていた、と信じられていた。アダムの言語を取り戻そうという探究は放棄されたが、その一因は、古代の人々は超人というよりは原始的な人々であっただろうし、魔法のような力を備えていないということにおいては過去も現在と変わるところはなく、古代ギリシア人が知的に成し遂げたことにも改善の余地がある、ということが徐々にわかってきたことにあった。

自分自身で考えるという個人の能力を強調することは、権威に対する現代の不信の重要な側面である。しかし、ベーコンからカントにいたる哲学的モダニズムの展開における主な問題は、どの権威を（そして、誰がもつ証拠を）信頼に足ると考えるのか、ということだった。たとえば、カトリックかプロテスタントか、プトレマイオスかコペルニクスか、アリストテレスかガリレオか、ホッブズかボイルか、ライプニッツかニュートンか、合理論者か経験論者か、そのいずれを信頼に足るとするのかという問題だった。デカルトは自己の確実性を強調した。すなわち、人は自らの主観性を、すなわち自らが思考しているということを、他のいかなるものにもまして知っているとした――しかしそれは、どの権威を信じるべきかという大きな問題に対する答えの一つにすぎない。

ソクラテスが「不当な権威によって若者を堕落させた」という理由で死刑になったことが示すように、正当性が疑問に付されることは古くからあった。現代における権威への疑念は新しいものではない。しかし、広く信頼された意見の根拠である権威に対して、その権威そのものが誤っているのだという主張をおおやけに行うことが許容されるようになったのは新しいことだった。何がおおやけに語られるかについての基準がこのように新しくなったことで、誰を信じるべきかを知るのは難しいことだと各人はプライベートに実感するようになった。権威への懐疑が広がるとともに、既に受け入れられた権威に対する代替案を多くの人々が提示するようになり、受け入れるべき権威を選択することは、ますます困難になった。

哲学的モダニズムとはあれやこれやの権威をおおやけに貶めることの受容である、という解釈は、モダニズムとは自律的なデカルト的自己の確立であるとみなす典型的なポストモダニストの解釈よりも、多様な見方をその中に含んでいる。現代人は自らを不当な権威に異議を唱えるヒーローだとみなしたがる。古典的な自由主義者が権威を信用しないのは周知のことであるが、保守主義の人もまたそうなのである。その違いは、なにを疑うべき権威とみなすかという点での違いでしかない。自由主義者が過去のドグマと先入観を信じないのに対して、保守主義者はいまだ検証されざる現代の風潮や流行と思われるものに疑いの目を向ける。このことは、現代の保守主義者の父であるエドムンド・バークに、とりわけフランス革命を支持した哲学的知識人への彼の批判に明らかに認められる。もっとも、旧い保守主義者および今日よく見られる宗教的保守主義者に比べれば、バークはかなり自由主義的だと思われるかもしれない。しかしバークにしても、旧い保守主義者や今日の宗教的保守主義者にしても、いかなる権威に不信の念を抱くかという点で、保守主義者であると定義できる。すなわち彼らは共通して、既成の世俗的政治勢力、連邦主義者、国際主義者、社会科学者、そして進化論者を標的としている。

保守主義が哲学的モダニズムの分枝であることを示すもう一つの例は、YouTubeで見ることができる。たとえばドン・マクリロイのさまざまな動画がアクセスしやすい。マクリロイはゼロ年代すなわち二十一世紀初頭の十年間におけるテキサス州の教育委員会の一員であった。当時、保守的なキリスト教徒は公立学校における歴史と科学のカリキュラムを作り変えようとしていた。その目的の一つは、ダーウィンの進化論に代わるものを科学の教科書に載せることだった。ある情熱的な演説のなかでマクリロイは科学的権威に対する異議を表明し、「誰かが専門家たちに立ち向かわねばならないのだ」(McLeroy, 2007)と述べている。モダニズムの基本的な道徳寓意劇の筋書き通り、マクリロイの支持者は彼のことを不当かつ力ある権威に対して公然と物申す反逆のヒーローだとみなしている。

6−2　直解主義の三つの想定

直解主義にみられる三つの想定についてこれから述べることは、人類学者のヴィンセント・クラパンザーノ(2000)の研究に一部もとづいている。一九八〇年代前半の南アフリカで福音主義の復興を目の当たりにしたのちにクラパンザーノは合衆国に戻ってきたが、当時の合衆国では保守的なキリスト教福音派が、ジェリー・ファルエルのモラル・マジョリティのような団体の活動を通じて国民的な盛り上がりを見せていた。南アフリカとアメリカ合衆国の双方において、同じようなかたちでの直解主義への固執がみられることを、クラパンザーノは直ちに見てとった。

直解主義は通常、創世記の物語は歴史上の出来事を事実に基づいて正しく伝えているという信念に結びついている

（すなわち、聖書原理主義である）。しかし、一九八七年、ロバート・ボークの連邦最高裁判官としての指名が否決されるまでになされた議論を目にしたのちに、クラパンザーノは直解主義についてより拡張された見解をとるようになった。[訳注2] 指名承認に関するヒアリングのなかで、ボークは自らの法哲学を詳しく論じたが、その議論に含まれる直解主義はクラパンザーノが保守的な福音主義者のなかに見出したものと非常によく似たものだった。

直解主義は保守的な哲学に限られるものでもない。たとえばクラパンザーノによれば、左翼的な最高裁判所判事であるヒューゴ・ブラックは法的な人種差別の撤廃を擁護したが、それは合衆国憲法を文字通りに読解することにもとづいていた。アメリカ自由人権協会のような団体は、自然権の概念の直解主義的解釈を採用していると言うことがほぼできるだろう。特に、合衆国憲法の修正第一条についてはそうである。歴史上もっとも尊敬される直解主義者はおそらくガリレオだろう。コペルニクスの太陽中心説は天文学上の計算を単純化してくれるものであり、だからこそ有益であるという見解が当時は支配的であった。しかしガリレオは、コペルニクス説は文字通りの真理であるという見解を擁護したのである。

直解主義者の想定その一――真理は固定し安定している

直解主義の第一の想定は、真理は固定し安定しており、人にはその「真理」（the truth）を認める義務がある、というものである。クラパンザーノの研究では、この考えは聖書に関する直解主義者のなかにもっとも明白に見受けられる。直解主義者の見解によれば、神の恩寵によって聖書の著者は絶対かつ永遠の真理を書き留めたのだという。このような立場は、神はすべてを知る究極の権威であるとみなしているので反現代的である、と思う人もいるかもしれない。しかし興味深いことに、実は神の言葉であろうとも読者によって正しく理解される必要がある、というのが彼らの見解なのだ。聖書には誤りがないということは、すべての章句が文字通りに読まれるべきであるということではなく、文字通りのものとそうでないものとを区別する仕事が要ることを意味する。したがって原理主義者は、自分たちが間違いだと考える見解をもつ権威（通常は他の直解主義者）を批判することに多くの時を費やす傾向にある。

これまでの章でみてきた、科学共同体の内部における真理の安定性に関するさまざまな見方を振り返ろう。地球は太陽の周りを回っており、コペルニクスが一五四三年に自らの説を公表する以前でもやはり地球は太陽の周りを回っていた。これはほぼ万人が認める科学的同意事項である。人類が現れる前から地球は太陽の周りを回っていたし、たとえ教養ある地球人の大部分が地球は宇宙の中心であると再び考えるようになったとしても、地球は太陽の周りを回り続けるだろう。これと同様の安定性が、生物の進化、大陸の移動、遺伝におけるＤＮＡの役割には備わっている。

第2章では、このような安定性が文字通りの「実在との対応」として、したがって「真理そのもの」（Truth）として解釈されやすいことをみてきた。第4章では、事物には客観的な本性があり、世界は確定的な構造を持つという本質主義者の想定について考察した。また、よりミニマリスト的・経験論者的な方向からは、不変の真理とは信頼可能かつ再現可能な知見であると解釈できることを示唆してきた。数多くの観察および実験が一貫して、（プトレマイオス説でなく）コペルニクス説を、（創造説ではなく）進化論を、あるいは他のなんらかの仮説を支持する場合、そのような観察や実験は、それが行われるのが五万年前であっても、あるいは五万年後であっても、同じ結果を生むはずだ。経験論者はそのように考える。すなわち、この核心的な見解については、科学的実在論者および反実在論者の双方が同意するのである。

直解主義者の想定その二――重要なのは、認識上の権威とされるべき「専門家」を見分けることである

「真理」は発見されるのを待っており、人には真理をそれと認める義務があるという想定は、人はみな真理の仮面をつけた虚偽を受け入れてしまうものだという現代的な懐疑論と衝突する。信頼すべきとされてきた権威が実は誤っていたために、こうした衝突が起きることも多い。現代という時代における難問の一つは、どの権威を受け入れるべきかを決めなければならないことにある。

先に進む前に、ウィリアム・ジェイムズが一九〇三年に述べた次の見解について考えよう。

私たちアメリカ人には何がしか実務的な鋭さがあると思われていた。今日のアメリカ人は全くの愚かなふるまいに魅了されてしまったようである。……煽情的な出版物が、こうした心理状態にとっての機関紙となり宣伝媒体となっている。すなわち、……新たな「暗黒時代」の訪れであり、それは最初の暗黒時代よりも長い世紀にわたって続くかもしれない。かつて、リテラシーなき人々は物言わぬ獣のようであり、権力は露骨に貪欲であった。今日、リテラシーなき人々は無数の知識人の組織を擁しており、権力は弁舌巧みなものとなっている。その結果、歴史上新しい現象が必然的に生じている。そこには集団心理における、あらゆる種類の病的な煽情主義と不誠実さが関わっている（Perry, 1947, p.250）。

ジェイムズは、彼の言う「赤き血潮」の一派（愛国主義的スローガンによって結託した、高度の教育をうけた保守主義者とリテラシーなき大衆）と「青白き内省家」の一派（リベラルな知識人）とのあいだには現在進行形の社会的対立があると考えていた。「動物的本能」（p.240）に従う人々やリテラシーのない人々は近年になって知識人のなかに自分たちの考えを表現してくれる擁護者を見出した、とジェイムズは考えたが、今日では多くの人がこのジェイムズと同じ見解を持つかもしれない。しかし実際のところ、ジェイムズが赤き血潮の一派に帰したさまざまな見解には、学歴と教養のある擁護者がつねに存在したのである。そうではなかったというのは、おそらく大学教授陣の先入観だろう。

保守的な福音主義者の見解では、とりわけ大学教授などは偏狭なエリート主義者の代表であり、その意見は信じるべきではない、ということになる。十八世紀に世俗的な人文学が確立されて以来、何世代もの若者たちを教授連中が堕落させているのであり、そうした教授連中の見解に最も影響された者たちが今度は教授になって、自分たちの学生を堕落させるサイクルを再び生み出す、と保守的な福音主義者は考える。

このような観点から、スティーヴンズとギバーソン（2011）は保守的な福音主義の運動をパラレル・カルチャーとみなしている。パラレル・カルチャーとは自前の教育機関と出版機関をもち、その領域の専門家を養成するような文化である。パラレル・カルチャーの専門家の多くは、多分にポピュリストの要素をもつ。すなわち、一般大衆の意見や経験は、学識と特権を兼ね備えた人々あるいはそのいずれかを有する人々のものよりも価値があると考える。ポピュリスト的な訴えはきまって「民衆」「自由」「真理」といった抽象概念を利用したもので、右派と左派のいずれの政治家も長く使ってきたツールである（Canovan, 1999）。合衆国史上、ポピュリスト的な見解によって知られる有名人にはトマス・ジェファーソン（彼にとってのポピュリズムは、見せかけのようなところがあった）、ウィリアム・ジェニングズ・ブライアン、ジョージ・ウォレスなどが含まれる。

スティーヴンズとギバーソン（2011）が記すように、パラレル・カルチャーにおいて育ってくる専門家のなかには自称「予言者」がいる。この予言者たちはしばしば、他人に影響を与えることに長けたカリスマ的な雄弁家である。予言者のなかにはアカデミックな体裁を整えるための努力をあまりしない者もいるが、自ら「博士」を名乗り、学位工場からもらった学位記を誇示する者もいる。伝道者や学者を自認する数多の人のように、予言者たちは流行の波をつかんでその波に乗る。そして注目を浴び、金銭的な見返りを受けるのである。

専門家のもう一つのスタイルは独学者である。独学者とは、伝統的権威が見逃すか意図的に隠蔽するかしたものを知性と勤勉の力によって発見したとされる人である。ロナルド・ナンバーズ（2006）の主張によれば、進化論に対する早期の福音主義的反論において、ハリー・リマーとジョージ・マクレディ・プライスは二人とも、こうした意味での専門家とみなすことができる。

リマーは学業を中断せざるを得なくなる以前に医学課程の一部を修め、そののちに自宅で胎生学の実験を行った。リマーは学生と教師のグループに聖書の科学的な正確さについての講義を行うことで身を立てた。リマーの批判者たちは彼のことを、議論に勝つすべを心得た熟練のパフォーマーであると見なしたが、そうした議論におけるリマーの説得力は、一部には彼自身が科学の信頼性を主張していることによるものだった。リマーの支持者は、彼は二十世紀で最も重要な科学者の一人であると考えた。

プライスは独学の地質学者であり、進化と化石に関する「科学的」著作で有名になった。プライスは安息日再臨派として、天地創造の六日間はそれぞれ一日あたり二十四時間の長さであり、一部の創造論者が思うように一日が一つの地質時代に相当するわけではない、と信じて育った。ナンバーズ（2006）によれば、プライスは一九〇〇年に、地球は数十億歳であるという地質学者の推測のもととなった証拠に接した。そして、その証拠は説得力のあるものであり、自分が長年抱いていた信念を揺るがすものだと考えたという。

チャールズ・サンダース・パース（1877/1992）は、思考の目的は疑念を乗り越えることだと主張した。パースによれば、信念はうまく働いているときには一般的にただ実行に移される。疑念は信念のなめらかなホメオスタシスをかき乱して思考を促す。人の思考の目的は、自らの信念を配置しなおして、再びただ行為できるようにすること[*1]、そうして認識論的なホメオスタシスを確立しなおすことである。このパースの見解のとおり、ジョージ・マクレディ・プライスは自らの疑念に促されて思考した。その結果プライスは、天地創造の一日は文字通り二十四時間であるという聖書の読解を、地質学における「事実」とすり合わせようと試みる仕事を行った。そのため彼はもっぱら、化石の年代は信頼性をもって定められないのだから、地質時代が連続的に積み重なっているという仮説は支持できない、と主張した。ノアの洪水のほうが地質学者によって発見された事実をより良く説明する、というのが彼の代替案であった。

プライスは自由になる時間のすべてをこの仕事に捧げており、その価値を真剣に信じていた、とナンバーズ（2006）は述べている。プライスに野外調査の経験が欠けていることや、しっかりと確立された推定法（岩石の年代を三角測量的に推定するために多くの方法を重ねて用いる、といったこと）を彼が気にも留めなかったことは専門の地質学者を失望させたものの、一九二五年のスコープス裁判[訳注3]のころには、多くの聖書原理主義者がプライスのやっていることは本物の科学（real science）であり、アカデミアの共同体が流布するジャンクな科学に対抗するものだと考えていたのである。

第三のスタイルの専門家は、公認の大学の修士号ないし博士号をもちながら、伝統的なアカデミックの正統教説に対して、それに代わる見解を唱えているとされる人々である。こうした専門家は、多くの問題についてより込み入った見解をもつ傾向にある。そして、立派な業績のある他の権威を可能であれば引き合いに出して、自らの立場を支えることを厭わない。このスタイルの専門家は奇人変人と見られることを望んではいない。彼らの見解によれば、多くの科学者はテスト不可能な自然主義的想定によって事実を誤解している。より信じるに足る権威は、聖書の真理を受け入れ、そのことで自然主義的な誤解から守られている人々のなかにこそ見出されるべきなのであると、これらの福音主義者は言う。

地史学者たちは「科学」の名において、地球とその住人の起源と歴史をあつかうというこの深甚なる重要性をもつ分野において、あらゆる権威を不当にわが物にしようとしている。このようなときに聖書を信じるキリスト教徒が静かに黙々と従うだろうなどと思うのは、したがって、理にかなっていないのである（Whitcomb & Morris, 1961, p.xxvii）。

このカテゴリーの専門家に分類される創造論者は数多い。たとえば、ナンバーズ（2006）によればプライスの見解を支持する博士号の持ち主にはL・アラン・ハイリー（化学博士、シカゴ大学）、ウォルター・ランマーツ（遺伝学博士、カリフォルニア大学）、ウィリアム・ティンクル（動物学博士、オハイオ州立大学）、フランク・ルイス・マーチ（植物学博士、ネブラスカ大学）、ヘンリー・モリス（水力工学博士、ミネソタ大学）がいる。

そのなかで最も影響力があるのはヘンリー・モリスである。モリスは自らが受けてきた科学者としての教育を利用してプライス式のノアの洪水仮説による地質学をよみがえらせ、擁護した。それが一九六一年の著書『創世記の洪水』である。この本はジョン・ウィットコム[訳注4]との共著であった。スコープス裁判ののち、科学教育を受けた創造論者の共同体は、天地創造は長期にわたる出来事だったとする日‐時代説を容認するようになっていた。この進歩的な創造論では生物種が時とともに変化することも許容された。科学的な教養のある信者に支持されたことによって、日‐時代説は保守的な福音主義者の共同体のなかで権威あるものとされていた。モリスとウィットコムはこの権威に異を唱えたのである。

ラーソン（2002）によれば、十九世紀に科学者たちの間で進化論をめぐる最初の小競り合いがなされた。そののち、二十世紀の初頭に合衆国の福音主義的キリスト教徒が進化論に反対したが、その理由は主に、スペンサーの社会ダーウィニズムとの関連においてであり、聖書解釈について進化論がもつ意味とは無関係であった。若い地球説による創造論――すなわち天地創造は六日間で行われ、その一日の長さは二十四時間であったという見解――をよみがえらせることで、モリスとウィットコムは、聖書の章句にある文字通りの真理と整合性のある科学は可能だとする理由をパラレル・カルチャーに与えた。それによってモリスらは、最も信望のある新たな権威となったのである。

ここでの目的は、保守的な福音主義者の共同体と主流派のアカデミア共同体からそれぞれ選び出した専門家を比較して、それによってアカデミア共同体に属する人のほうが正当な専門家だと主張することではない。そうではなく、現代世界における認識論的な権威への態度について、またそのような態度と直解主義との関係について、吟味することである。アカデミアでは専門家はさまざまな仕方で概念化される。そこには怪物、急進派、「本物の学者」、職人的科学者、師匠、天才、老賢者などが存在する。それに加えて、パラレル・カルチャーに関して私たちがここまでみてきたような専門家のタイプも、アカデミアには見受けられる。

第一のタイプの専門家は自称予言者であった。専門知識を学びながらもペテン師的な気質を持つ者は、どの分野にも、修練の段階を問わずいるものだ。もっともアカデミアでは学歴工場式の専門家は相手にされにくい。

ところが、ポピュリスト的な主張は折に触れて持ち出される。とくに精神医学では、常識ある在野の賢人と象牙の塔のエリートという対比は誰もが容易に思いつくだろう。DSM-5の作成期間中、DSM-Ⅳ作成委員会の委員長であったアレン・フランセス（2011a）は臨床家 vs 研究者というポピュリズム的見解を提示し、次のように主張した。すなわち、DSM-5を作成しているのは「極度に純粋培養された研究者のグループであり彼らには実世界での臨床経験がほとんどない」（p.1）。そしてこの研究者たちは「自らの研究上の設定ではうまく機能する考えも、実世界の臨床の場では悲惨なまでに誤解され誤用されるかもしれない、ということをあまりに低く評価している」（p.2）のである。フランセスは自身がユーザーの反乱と呼ぶものを擁護するなかで、「人々の声をとどろかせることだけが、DSM-5をその過ちから救うだろう」（p.2）[*2]と述べている。

第二の区別、すなわち独学による専門家と学位をもつ専門家との区別も、アカデミアにおける権威の構造にはそれほど影響しない。しかしながら、学者が新たな研究領域に乗り出したり、さらには専門外の分野に進出したりすることはまれではない。新たな知識の領域における専門性を自律的に獲得できることは、博士号を持つ人に期待されるスキルであるが、そのことと、学際的な仕事が新たな分野から正当なものと認められることとは別の問題である。たとえば、哲学者は科学者の書いた哲学書を浅薄だとする傾向にある。歴史家は哲学者による歴史に関する仕事について厳密性を欠いていると考えがちだし、認知科学者は哲学者が主導した実験を方法論的に素朴に過ぎると見なしがちである。たしかに多くの場合、他分野の研究者による仕事は比較的浅薄で、厳密さを欠き、素朴に過ぎることが多い。しかし、同じことが学位をもつ哲学者や歴史家、実験心理学者の自らの専門分野における仕事にあてはまることもある。けれどもその場合には、彼らは同業者から、その正当性を問題視されるのではなく、単に誤りを犯しているとみなされるのである。

とりわけアカデミアにおいて、概して高く評価されるのは第三のカテゴリーの専門家、すなわち、学位をもちながら通説に反する立場をとる専門家である。一連のきら星のような研究者をこのグループのなかに位置づけることができよう。たとえばコペルニクス、ゼンメルヴァイス、ダーウィン、パスツール、フロイト、アインシュタイン、ウェゲナーである。これらの学者につきものの問題は、その提案が新しすぎて既存の知識に相反してしまうことだ。既存の知識に逆らうことは奇人の印でもあるのだ。ときとして、奇人と見者とは歴史的な観点からみてはじめて区別できる。とくにフロイトは、奇人なのか革新的な見者なのかという議論がいまだに続いている人物の代表例である。

すなわち、パラレル・カルチャーとアカデミアという異なった認識論的共同体には共通点がある。それは、認めるべき権威についての熾烈な議論が存在し、正しい権威を選ぶことが（その議論のどの陣営にとっても）きわめて重要である、という点である。さらに、対立陣営には知的な健全さが欠けている、知的に不誠実だ、などと主張することで議論を道徳的なものにしようとする、ときとして抗いがたいまでの衝動も共通している。このようにして道徳的なものにされると、議論はさらに憎悪に満ちたものとなる。

たとえば、サイエンス・ウォーズにおける憎しみ合いの源泉には、社会構成主義者には科学の問題について権威をもって語る「能力がない」という自然科学者からの主張が一方にあり、他方では自然科学者には科学について歴史的に正確で哲学的に洗練されたモデルを詳述する「能力がない」という社会学者からの主張があった（Gross & Levitt, 1994; Lynch, 2001; Shapin, 2001）。いずれの陣営も、能力がないのに語ることは無責任であり、不埒ですらあると考えたのである。同じくらいの辛辣さは、第10章および第11章で考察する、DSM-5への改訂プロセスにおける議論の一部にもみられるだろう。

直解主義者の想定その三——異議申し立てに対して真理を見失わないためには訓練とコミットメントを要する

クラパンザーノの研究による最も興味深い知見の一つは、異議申し立てに対して自らの信念を堅持するために聖書の直解主義者は相当な知的努力を行っている、ということである。たとえば、恐竜や古代の地球が事実として存在したことを示唆する話は文化圏を問わず広く受け入れられており、それらを疑う理由を見つけるには相当な労力を払わねばならない。多くの保守的な福音主義者は、ユダヤ教のラビが律法を研究し議論するように、聖書を研究し議論する。福音主義者の共同体が承認する一連の見解に対しては、よくみられる異議申し立てがあるが、こうした異議申し立てに対する回答の仕方は、常日頃から訓練され、吟味され、十分すぎるほど学習される。それは「適切な」思考の習慣を育むためである。

私としてはいささか気乗りしないことであるが、以上のことはアカデミアに関しても、専門分野における権威の構造について今や広く共有され明らかとされることだと言えるだろう。トマス・クーンによれば、通常の状況において、アカデミア一般とくに自然科学は保守的に活動する。学生たちは、自らが属する認識共同体の基準にしたがって問題を立て、その解決を考えるように教育される。学生は――その学問対象を絶えず再検討し、熟考し、十分過ぎるほど学習している最も活動的な研究者らとともに――プラグマティズムの哲学者、素粒子物理学者、あるいは、生理学的心理学者として考えることを学ぶのである。

そうだとしたら、なぜこの論点についてくどくどと論じるのか？ それは、通常の科学は保守的な活動であるとみなすというこの考えはモダニストの理念に相反しており、一貫したかたちで維持されているわけではないからである。個々人は、自分はトマス・クーンではなくカール・ポパーであると、すなわち、慣習的な信念や理論に疑問をもち、その反証を試みる自律的な批判的思考の持ち主であると考えたがる。このことに関して、自分のところの学生に私がどれほど驚かされていることか。学生の多くは文化的にも気質的にもとても保守的である。それなのに、（共同体が保持する共有された意見のネットワークに従うものとしての）通常科学を学ぶというクーンのような考え方は危険であり進歩を妨げるものだというポパーの主張には、ためらうことなく賛同しそれを擁護するのである。

科学的な教養があり若い地球説をとる創造論者と、進化の証拠を受け入れる人々との論争を考えてみよう。この論争の両陣営のいずれの側においても、自らが受け入れている科学的な真理主張の大半について、それを正当化するのに十分な情報を個々人は持っていない。たとえば、進化論を受け入れる人の大半は、炭素同位体による年代測定法の仕組みを説明することや、化石記録を細かく解説すること、共通祖先の存在を支持するDNA上の証拠について議論することはできないだろう。証拠によって何が支持されているのかについて、人々は漠然とした観念を一応は持ってはいる。しかし、それらの観念のほとんどは科学共同体のなかの他の専門家による証言と、科学共同体全体の一貫性の促進に尽くす教科書とに基づいている。進化説のとりわけ重要な強みは、地質学、古生物学、形態学、動物学、生物地理学、集団遺伝学、物理学による証拠がみな「三角測量」的に同じ基本的な事態を描き出していることである。そうした一連の証拠の全体が、理論の評価（あるいはパターンの発見）には必要である。しかし、いかなる個人も自分一人では、それらの証拠全体を詳細にすることはできない。

もう一つの例は、治療法をめぐるメンタルヘルスの専門家の絶え間ない論争に見られる。薬物療法は多くの疾患にとって最善の治療だと主張する専門家と、薬剤の効果の多くはプラセボ効果であると主張する専門家とがいる。実験に基づく情報のほとんどは入手しづらく解釈も容易ではない（そして疾患の数はとても多い）。このときメンタルヘルスの専門家はどうすれば受け入れるべきものがわかるのだろうか。このような困難の下にありながら、薬理学的な治療および認知行動療法の有効性について科学者にみられる直解主義の程度たるや、まったく呆然たるものだ。それと部分的に関係することだが、自分たちの主張に最も確信を抱いている人々は、その主張に大きく投資している人々、たとえば、生物学的医学および製薬企業に密接な関わりをもつ精神科医や、操作的に扱いやすい治療プロトコルの研究を生業とする心理学研究者といった人々である。

パースとジェイムズは、混じり気のない疑念とは信念の海における大波小波のようなものだと主張するなかで重要な指摘をしている。疑念は現れては消えてゆく。人は数多くの権威による情報を頼りにせねばならず、それはどれだけ教育を受けても変わらない。関連する情報のすべてを一人の人間の頭に収めることはできない。そうではなく、関連する情報は、論文および書物からなる、各所に分散され連動しあうネットワークのなかにある。もちろん、問いをたて批判的吟味を行うことは可能である。しかし自律的な革命家という理念とは異なり、疑念もまた他の信念からなる背景に支えられている。ある革命的な運動に従うことを選んだとしても、その運動の指導者は自らが選んだ権威に依拠しているのであり、そしてその革命が成功し定着すれば、競合しあう共同体のあいだでの、どちらの権威を受け入れるべきかという論争へと進展するのである。これは考えなしに順応するプロセスではない。そこでは論理的な議論と証拠が最も重視されるのであるが、個人には証拠に関するネットワークの全体を見通すことができないのである。本書において先に述べたように、人々は実在そのもの、真理そのもの、客観性そのものに関する形而上学的推論によって、実際の証拠がどうであるかという話の外部に自らを置き、権威のさらなる正当化をはかるのである。

一定程度の直解主義は不可避である。なぜなら、いかなる認識共同体の一員になろうとも、その共同体に認められた専門家の主張を額面通りに受け取ることになるのだから。それらの主張の一部は間違いだと証明されるかもしれない。そうなると、その主張に関する直解主義は場違いなだけではなく偽となる。それ以外の主張は、成立している限りは真であるかもしれない。しかし、要求水準を高くしてより詳細な情報を求めたなら、その主張は文字通りの真ではなくなるだろう。あるいはまた、時の試練に耐え抜いて、いかなる競合相手もかなわなくなる主張もあるだろう。

ここでの本筋からは逸れる補足ではあるが、直解主義の根底にあり、そしてすべての直解主義の事例に等しく備わっているような本性はない。フォレスト・ガンプ、若い地球説を唱える創造論者、太陽系に関するガリレイの見解、多重人格障害の提唱者にみられる直解主義をまとめあげ、それらの共通点を思い描くこともできるだろうが、それによって得られた抽象概念はこうした多数の個別例からかけ離れたものになるだろう。これは抽象化の練習としては有意義かもしれないが、直解主義という普遍概念には内容がなさ過ぎて、個別例のまとまりのない寄せ集めには（もしかすると）あてはまるにしても、ほとんど何の説明にもならないだろう。

6―3　真理の整合説の罠

私たちは観念のヴェールのなかに囚われて、自らの主観性に閉じ込められており、そうである限り客観的な世界は疑わしいままである、という主張がなされることがあるが現代（モダニズム）がかかえるジレンマはそういうことではない。私の手は本当に私のものだろうかと疑ったり、人物・場所・事物からなる日常世界はまぼろしではないのかと疑ったりするには大きな労力がいる。こうした懐疑に対して、とても遠くにあるもの、とても小さなもの、はるか昔に起こったこと、仮象の背後にある「より深い現実」などについて確信がもてないということは、また別の問題である。後者において重要なのは以下の問題である。それらの観察できないものの関連情報のすべてにアクセスすることはできない。そして、何を信じるべきかを知るためには権威に頼らねばならない。その権威自身もまた誰もが行っているように他の権威に頼っている。そして権威が受け入れているものの大半は、自らの専門分野にあってでさえ、なんらかの単純化なのである。

そうしたことがらについて私たちが「知る」ことは、信念の相互連動的ネットワークのなかに見出されるものである。そのほとんどは個人的な経験を超えているが、私たちはそれらを額面通りに受け入れる。整合性をとるとはすなわち、さまざまなことがらが互いにうまく折り合うように調整を行うことであるが、この調整プロセスは、私たちが普通は疑念をもたないような背景知識を前提に進められる。このことをデカルトは明確に見てとっていた。すなわち、この背景のどこかが誤っていれば（そして、それはいつものことなのだが）、さまざまなことがらをすり合わせることで、結局は作りごとをすることになってしまうだろう。たとえば周転円、発光性のエーテル、死の本能、箱舟の恐竜、などがそうである。

専門家を含むあらゆる人々は自らが受け入れる真理の大半に信を置き、賛同している。ここから生じるのは、客観性という概念は何を指示しているのかという疑問である。デカルト的な自我の内側に囚われてはいないにしても、私たちは自らが属する認識論的共同体、文化、時代の内側に囚われているように思われる。夢見ていることと目覚めていることとは長い目で見れば十分に区別できる。しかし、人々は権威を信頼しており、共同体には体制順応的な圧力がある。それが、「実在との対応を持たない整合性」という亡霊あるいは悪夢を生みだすのである。客観的な視点を獲得する目的は、経験の外部へ出て整合説の罠から抜け出すことではなかろうか、と問われるかもしれない。しかし根本的経験論の観点からすると、経験の外部に出ることは目的にならない。客観性というものがあるとすれば、それは経験のなかに見つかるはずである。それはどのような働きをするのか。次章ではこの問題をとりあげる。

第7章　客観性は、経験の外部ではなく、経験の内部にある

7―1　知へのリベラルなアプローチと保守的なアプローチ

中間レベルの知という、第3章で紹介した見解を少しふりかえろう。私たちは、自らの信念体系に対する批判的な見方ができる年齢になるまでに、既存の見解をすでに大量に教え込まれている。一人の人間にとって、そもそものはじまりにもどって自らの信念体系を新たに構築しなおす余地はない。それは、生まれた時にもどって新たに人生を生きなおす余地がないのと同じことである。

私たちは「知る人」として、何かを信じるという習慣を身に着けざるをえないし、それだけではなく、それらの信念の扱いに習熟することも重要である。いま手にしている信念を、その信念とは食い違った情報を前にして持ち続けることは容易ではない。ここで例として考えられるのは、ダーウィン、ライト、ヴァイスマンである。自然選択の重要性に関する自らの信念とは食い違う情報が宇宙の年齢に関して物理学から得られ、その情報に直面したダーウィンたちは、自らの信念を保持するために努力した。それが可能な場合には、自分たちと同じ観点をもつ人々から得られる支持的見解を頼りとした。すでに認められた権威に依拠することは通常は役に立つやり方だが、それは彼らにはできないことであった。共同体から得られる支持は限られていたために、彼ら三人は自然選択説に個人として深くコミットし、知的資源を注ぎ込んだ。

人はダーウィンのことを考えるとき、典型的には彼を創造説に対する科学的反逆者の立場に置く。科学的反逆者ダー

ウィンは、創造説の擁護者とは対照的に、好奇心という知的美徳をもち新奇性を愛していたとみなされるのである。しかし、別の何かについて保守的でなかったとしたら、ダーウィンは創造説に関してリベラルではありえなかっただろう。その別の何かとは、科学的な自然主義と、自然選択による進化の理論である。自らがコミットする整合性のある視点をもつことこそが、他の視点における欠点や誤謬への気づきを可能にするのである。新奇性への好みや好奇心も節操がなければ、人を新しくより良いものへと導くのではなく次の新しいものに導くだけになってしまう。つまり、究極的にはリベラルとは呼べないものとなるのである。

いかなる個人も自分が受け入れてきたことがらのすべてを批判的に吟味することはできない。その大半は他人が調べたことの要約や単純化である。たとえば物理学者ではない人々の大半がもつ素粒子物理学の知識はその要約にすぎない。素粒子物理学の内部でさえ、ある分野の専門家が持つ他分野についての知識はその要約に過ぎない。要約は必要である。なぜならいかなる人間にとっても、一人で把握するには情報の量があまりに多いからだ。この考えに関する一つの見解を第4章および第5章であつかった。そこでは次のように論じた。物理科学と生物科学における理論の要約は通常、本性において本質主義的であり、科学的な心理学者と精神科医は、それらの本質主義的な要約をしばしば統制的理念として受け取るのである。

保守的なやり方には強みがある。それは思想家に免疫をつけて、最新の知的流行へ易々となびかないようにするだろう。一方、欠点もある。その主たるものは、保守的なやり方は知識の進歩にとっての障壁となるかもしれないという点である。何かにコミットすることで、人は然るべき以上にその何かを確信してしまいがちなのだ。

前章の最後で問題にしたように、人は中間レベルの知に自らを置くことで、「実在との対応を欠いたコンセンサスの悪夢」のうちに囚われてしまうかもしれない。仮にそうだとすれば、心から独立したものとしての客観なるものという形而上学的概念はどうなってしまうのだろうか。本章では根本的経験論の観点からこの疑問に答える。一言でいうならばその答えは次のようになる。「私たちの最善のそして最も整合的な思考が私たちが選択した共同体の習慣を固守したものでなければならないとしても、客観なるもの（および事実）という概念は十分に有用である」。この問題に取り組むために本章では科学史および科学哲学を参照する。精神医学における問題は後の章において中心的に扱う。

7－2　客観なるものについての概念的理解

はじめに、第3章で導入した、高尚な哲学的抽象概念を理解するための道具的唯名論の戦略のうち二つを使ってみよう。第一の戦略は対照概念の特定であった。客観性の対照概念は主観性である。主観と客観という区別は通常はデカルトによるものとされるが、この区別による主張のほとんどは、より古くからの、プラトンに由来する実在と仮象という区別によって成り立つものである。たとえば、科学の目的は大いなるヴェールの片隅を持ち上げて実在を垣間見ることだと言われてきた。大いなるヴェールとはアインシュタインの言葉であるが、これは観念という主観的ヴェールのことである。そして実在とは外的対象からなる、心とは独立した世界のことである。

一方、第二の戦略を用いて、互いに重複はするが複数の概念へと、客観性という概念を分解してきた哲学者も多い。たとえば、ヘザー・ダグラス（2004）は客観性に含まれる八つの異なった意味を定義し、単一概念の中に収めるにはそれらの意味は多様すぎると述べている。このように、客観性という概念を哲学者はさまざまなしかたで分解してきたが、それらを詳しく見ていくと本題からあまりにかけ離れてしまうだろう。そこで、この後の議論により焦点をあてるために、まず心理学的客観性と形而上学的客観性との対比を強調しよう。

ミリアム・ソロモン（2001）は、心理学的客観性はバイアスの支配下にない冷たく合理的なプロセスだと定義する。たとえば、他の従業員よりも特定の従業員に好意的な管理職が居たとしよう。その管理職が、自分が好む従業員の業績を過大評価しさらには粉飾しさえする一方、自分が好まない従業員の業績を過小評価したとしよう。こうした評価は主観的である。よりバイアスの少ない、あるいはより公正で「客観的」なアプローチは、いってみれば個々の従業員を公平に扱うものであろう。あらゆる人に等しく適用される開発指針や評価方法においては、通常、この種の客観性が関係してくる。

バス・ファン・フラーセン(2002)はこの心理学的な客観性の概念を二つのサブタイプに分ける。第一のサブタイプは、疎隔化、あるいは、あるものを非人間的な研究対象として扱うことである。ファン・フラーセンのいう疎隔化の一例は、医者の臨床医学的態度、すなわち、人間としての患者ではなく解決すべき問題である病気に焦点をあてる態度である。この種の客観性によって、外科医や救急医は患者の苦痛からプロとして距離をおくことができるのである。

ファン・フラーセンは客観性の第二のサブタイプを中立化と呼ぶ。中立化という概念は、法の前の平等という概念とは認識論上の兄弟であり、評価に関する想定をもたずに問題に取り組むことを意味している。たとえば、フェミニストであっても熱烈な男性優位主義者であっても、二十歳前後の女性の数学能力を同一の方法で研究することは理論的には可能であるが、それが中立化である。

これらの客観的態度を、心とは独立したものとしての「客観なるもの」という形而上学的概念と混同してはならない。あまりに人から距離をおき中立的になることで実在を歪曲してしまうこともあるし、バイアスをもつことで実在の新たな側面が明らかになることもありうる。これは、心理療法家としての経験をもち、共感的スタンスを取ることに馴染んだ人にとっては、よくわかることである。共感的ではなく問題にばかり注目する人は目前にある実在を取り逃すのだ。同様に、これは多くのフェミニストと一致した見解であるが、情熱を注ぎ込みコミットすることで得られた認知は逆境を耐え抜く助けとなり、そのことによって新たな客観的知識の発見とその正当化に寄与するとソロモンは述べている。客観的態度のほうではなく、形而上学的な意味での客観性の概念のほうが、私たちのここでの議論では重要となる。

同意の限界

観念のヴェールというメタファーを文字通りに受け取りすぎないように気をつけておくことは大切である。根本的経験論者にとって、経験とは事物を歪めるヴェールではなく、その外部に出なければならないものではない。このような根本的経験論者にとっては、主観と客観、仮象と実在との区別は正当なものである。ただし、その区別は経験の内部でなされるものなのだ。

経験の枠内にとどまるからといって、経験論者にとっての客観性が心理学的概念に限られるわけではない。たとえば十七世紀にロンドンの王立協会が設立された当時、実験とは観察者たちの立ち合いのもとで実演してみせることであった[訳注1]（Shapin & Schaffer, 1985）。また、実務上の理由から、こうした実演は異なる複数の機会に実施された。結果として、時間的意味において（そして空間的意味において）さまざまな観察者における合意が得られることになるのであるが、このことが再現可能性の規範として——あるいは、互いの仕事を相互チェックする慣例として——成文化されたのである（Hull, 1988）。この、ときに競合的な相互チェックのプロセスを生き延びたものは主観的な心理的態度を超えている。なぜならそれにはおおやけの側面があるからだ。事実、論理実証主義が盛んな時代には、観察者間の合意によってその合意の結果がおおやけに利用可能になった場合には——あるいは間主観的なものとなった場合には——経験論者にとってそれらは客観なるものの代用物とされたのである（Feigl, 1958）。

科学史が証明するように、客観なるものを「原則的に言えば、間主観的に確認できること」へと還元することには、その合意が間違っているかもしれないという問題が伴う。とくに、観察されているものは何なのかという推論を伴うときに合意は誤りうる。十三世紀の天文学者は周転円と透明球体の存在を認めていたし、十八世紀の化学者はフロギストンの存在を受け入れていた。十九世紀早期の物理学者は光は波であると証明されたのだから粒子ではありえないと考えていたし、十九世紀半ばの生物学者は世代間の形質伝達は血液によってなされると考えていた。こうしたことはすべて間違いだった。周転円と透明球体は存在しなかったし、フロギストンは最後まで理論的な虚構であった。光は波としての特性と粒子としての特性を兼ね備えていた。そして血液は次世代に遺伝的情報を伝達する媒体ではなかった。

歴史研究から得られる教訓の一つは、共同体が信じていることとは独立に真である事物がある、ということだ。したがって、現行の科学的コンセンサスに反しながらも未来の科学者共同体によって真であると認められる事物があると考えることは理にかなっており、コペルニクス説が紀元前四〇〇〇年においても真であったのと同様に(未来において真であると認められることになる)事物は現在においても真であると考えることも理にかなっている。観念のヴェールを超えることを想像しなくても、歴史から導かれたこの推論は受け入れられるはずである。

客観について歴史から導かれたこの見解、すなわち「なにが真であるかは、なにを共同体が信じるかということから独立している」という見解からは、二つの規範が示されることになる。これら二つの規範は根本的経験論者であれば支持することができ、そして客観なるものの概念として使用できるものである。これらの、互いに重なり合うところもある二つの規範とは次のものである。

規範一:かくあって欲しいようにではなく、かくあるように世界を分類すべきである。

規範二:自他を欺くことのないようにすべきである。

ヘレン・ロンジーノ(1990)は、客観性に求められるのは、事物がどうあるべきかという願望ではなく、事実によって信念を決定しようとする意志である、と評している。この意見は上記の二つの「べき論」に示される価値観に合うものだ。この認識論的な価値観を別の言い方で表現するならば、証拠には信念を従える力があることを認めるべきだ、ということになる。

同様の考えからパトナム(1990)は義務を伴わない事実などないと主張する。これは奇異な主張に思われるかもしれない。しかし、事実の概念は義務の概念と密接に結びついている。実際、何かについて、それを拒絶する合理的な選択はありえないことを他者に告げようとするときに、私たちは「それは事実である」という言い方をする。つまり事実とは受け入れる義務のある事物のことなのである。

経験論者はこれら二つの規範を守ろうとすることで、客観なるものに関して有益な以下の着想を得る。客観なるものは心から独立している。しかし客観なるものは、経験の内側にあるのであって経験の外側にあるのではない。以下、このことについて論じよう。

7―3　信じざるをえないということ

一九七〇年代初頭、分類学への分岐学的アプローチの提唱者が自らの客観性を喧伝したことはよく知られている。伝統的な生物分類では、どの特徴を定義上重要とみなすべきかが分類学者の専門的意見によって決められていたが、この慣例によって、観察者に依存する恣意的な要素が分類学に入り込んでしまった、と分岐学的アプローチの提唱者たちは主張した。たとえばリンネは植物を分類するにあたって、葉や根の形態ではなく生殖器官を比較し対比することにした。リンネの体系に従うなら、八本の雄蕊をもつ花は一つのグループに、九本の雄蕊をもつ花はそれとは別のグループに含まれることになる。

リンネ以降の世代の分類学者は生物体の類似点と相違点について研究をつづけ、リンネと同様に、事物のまとまりを見てとるうえで最も重要な対立項は何であるかについて裁定を下してきた。問題は、比較のための共通規則が存在せず、事物のまとまりを指し示す特徴として最善のものは何かという点についての直観が人それぞれで異なるということにあった。なにかをまとめるという問題に関して、精密な区別を行い数多くのグループをはっきり分けることが好きな分類学者（スプリッター）もいれば、あまり区別を設けずにより大きなグループに分けることを好む分類学者（ランパー）もいた。集団をどのくらいの「粒」にすべきかの選択においては事実よりも人の好みのほうが大きな影響力をもつと思われる状況であった。

　分類学における分岐学革命のなかで、分岐学者は直観や選好の役割を消去しようとした。分岐学者によれば分類は共有された派生形質にのみ基づくべきだとされる。共有された派生形質をもつ複数の生物種は、その形質が最初に出現した共通祖先の子孫である。たとえばワニとトリとは、ワニとカメ、トリとカメとのあいだよりも近縁である。なぜならワニとトリには四心腔心が共通してみられ、その心臓はともにある共通の祖先から派生したものだからだ。四心腔心はこの系統に特有のものである。[訳注2] 分岐学者によれば、このような形質こそが、現実の進化上の枝分かれを映しだす比較のためのただ一つの基準を与えてくれる。それによって分類学の主観性が弱められるのである。

　注意してほしいのは、主観性は弱められるのであって、消去されるわけではないということだ。分類法の作成にあたっては分岐パターンだけを問題にすべきであるという分岐学者の主張は、それ自体、あらたな規約を固守するという決断であり、事実の発見ではない。エルンスト・マイア（1988）によれば、そうした分岐パターンからは、共通祖先からそれぞれの集団がどのくらい異なるのかはわからない。進化を理解するうえでこうした情報は重要なのではあるが。

　しかし、ひとたび分岐学者の規約が受け入れられると、自らの好みにかかわりなく、科学者はいくつかのなじみのあるグループ分けを捨てざるをえなくなった。生物学を学ぶ人がみな教わるように、形而上学的に急進的な分岐学者は、一個体の祖先とそのすべての子孫から成るグループだけが「実在」のグループであると主張した。この分類に関する規約がもたらした結果は良く知られている。その結果、爬虫類は「実在」のグループではなく「人工的」なグループにすぎないとされた。なぜなら、爬虫類という集まりには、グループ全体の直近の共通祖先のすべての子孫が含まれているわけではないからだ（たとえば鳥）。魚類、恐竜、大型類人猿も同様の運命に見舞われた（Yoon, 2009; Zachar, 2008）。

信じたいことと信じざるをえないこと

「実在」のグループの主張という形而上学的抽象化を行ったことを脇に置くならば、分岐学者の説得力のある主張の一つは、生物の科学的な階層づけには改善の余地がある、というものである（Hull, 1988）。どれほど多くの生物学者が爬虫類や魚類といった古くて馴染みあるカテゴリーをそのままにしておくことを好んだとしても、分類学者はそれらのカテゴリーを放棄し、よりエビデンスに基づいた、歴史的な基礎をもつ類縁関係に基づくカテゴリーを選ぶべきだと分岐学者は主張する。

このことを理解するために、「証拠によって、せざるをえなくなる」[訳注3]という概念を明確にする一つの方法として、信じたくないことを人が受け入れた事例について検討していこう。たとえばイギリスの詩人ジョン・ダン——最終的に英国国教会の聖職者になった人物——は、コペルニクス説はおそらくは真であり、コペルニクス説が真理であることは悲劇であると信じていた。ダンにとって、コペルニクス説を支持する証拠は受け入れざるをえないと思われる不都合な真理であった。

一八四四年、ダーウィンは進化に関する自分の研究についてフッカーに書き送っているが、そこでは、生物種の突然変異を認めることは殺人を犯すようなものだと述べている（Desmond & Moore, 1991）。自然選択による進化という説をつくりあげる初期の段階では、自分が馬鹿げた袋小路におちいり、自らの不都合な理論が誤りであったと判明することを、ダーウィンはおそらく望んでいた。しかし、娘の死によってキリスト教信仰と決別するよりも前に、この危険な考えは受けいれざるを得ないものだとダーウィンは感じとったのである。

しばしば指摘されることであるが、太陽中心説がカトリック教会によって公式に禁じられる以前、枢機卿のロベルト・ベラルミーノは、地球が太陽の周りを回っていることが証明されるなら、それと違うことを示唆する聖書の章句は注意深く解釈し直されるべきだろうと述べている（Blackwell, 2002; Shea, 1986）。ベラルミーノがここで述べている

「証明」が、幾何学の場合のように純粋に論理的な証明だけを指しているのではないとすれば、この発言は証拠が選好に優先しうることを容認したものだといえる。ベラルミーノが、力づくで他者に信仰を（あるいは死を）強いた人物としてその名を歴史にとどめていることを思えば、彼が証拠の重みは教条に優先することを容認していたかもしれないというのは不思議に思うべきことである。しかし、少なくともそのような可能性があったとは考えられるのだ。

科学者はダンやダーウィンのような事例を指して、信じざるをえないということを科学的態度と関連づけるかもしれない。しかしそれ自身はロマン主義的な見解である。科学についてのロマン主義的見解の明らかな例は、初期の精神分析に見受けられる。二十世紀初頭において精神分析家は、エディプス・コンプレックスを支持する証拠は認めざるをえないものであり、世界の本当のありようを見ようとしない者だけがエディプス・コンプレックスの実在性を否定し続けるのだろうと主張した。精神分析家は自らを、不快な真理に向き合い慣習的な権威に立ち向かう精神力をもった現代のヒーローであると見なしていた。そして、権威に立ち向かうという行為そのものが、エディプス的な精神力動は科学的なものであるという自らの主張を裏づけていると信じていたようだ。精神分析家のあいだでさえ、もはやエディプス的力動は科学的なものであるという主張は真剣には受け取られていない。現在では、エディプス・コンプレックスは普遍的かつ文字通りの真理だとは認められておらず、説得力のない、ありそうもないものとされるのが常である。

信じざるをえないという観念が理想化されすぎて、実際はそうではないのにそうせざるをえない状態に自分自身がおかれていると感じてしまうこともある。たとえば、多くの人は、神の存在を信じざるをえないと考えている。そう主張する人の中には、自らが属する宗教共同体——それが、ローマカトリック教会であれ、安息日再臨派であれ、正統派ユダヤ教であれ、イスラムのスンニ派であれ——で受け継がれてきた見解に問いを向けることもなく、その見解を決して疑わない人もいる。こうした場合、彼らは信じたいのである。だから、それと同時に彼らは信じざるをえないのかどうかはなんとも言い難い。問題は、人が何を欲するのかは、その人が何を十分な理由があるとみなすかに影響を及ぼしうるということである。そしてまた、せざるをえないということは、集団の圧力に順応するほうが楽だからという理由で人々が自分の信念を変える場合にもあてはまらない。

「信じざるをえない」という観念により関係するのは回心者、すなわち過去においては信じていなかった、あるいは、現在においても信じたいと思っていないのに、ある種の経験や洞察の結果、信じざるをえないと思うようになった人である。この意味での「信じざるをえない」という観念は、不可知論や無神論を選択するうえでも、同様に用いることができるだろう。かつては神の存在や宗教的伝統を信じていたものの、そののち信仰を退けるようになった人のことを考えてほしい。ここで言っているのは、他のことに目がくらんで「堕落」した人や、悲惨な境遇への怒りから信仰を「失い」、自己を「取り戻した」とみなしているような人のことではない。宗教的回心者（ないし転向者）と重要な対照をなすものとして私が述べているのは、自らの宗教的伝統にはまったく満足していたし、そのことに後悔はないけれども、背教者となることが自分にとってどんなに不都合であろうとも、もはやその信仰を受け入れられなくなった、そのような人物のことである。

したがって「信じざるをえない」という抽象概念は、科学的な同意と非科学的な同意との線引きをするものではない。また、それは合理的なプロセスに限定されるわけでもない。なぜならそれは義務を伴うものであり、せざるをえないという感覚が、その経験の一部となっているからである。しかし、だからといってこの、信じざるをえないという概念が科学哲学において大して役に立たないということにはならない。実際、「科学の進歩」という概念には「科学的な真理主張を受け入れることは、人それぞれの選り好みや個人の選択によるものではない」という意味合いが含まれている。なんらかの点で「そうせざるをえない」という意味合いが含まれているのである。以下、信じざるをえないという観念をもう少し細かく述べてみよう。そして、そうするなかで、客観なるものについてのミニマルな経験論的概念を導入しよう。信じざるをえないものを決めるために、人は規約や規則、基準に依拠しているというのがその基本的な考えである。

7-4　私たちの願望に抗うものとは？

客観なるものの概念について、現代の経験論者の立ち位置から理解することには困難は伴わない。それは、自然科学を専攻する大学生であれば誰もが学ぶこと、すなわち実験方法の論理を使って示すことができる。はじめに、うつ病患者を三つの群にランダムに割り付ける。第一群には実薬による治療を行う。第二群にはプラセボを投与する。その群の患者は自分が実薬による治療を受けていると信じているのだが実際はそうではない（治療への希望と期待をもった状態となる）。第三群は対照群として、そのままにしておく。実験終了時において、治療群では回復がみられ、プラセボ群および無治療の対照群には回復がみられなかったとすれば、その回復は実薬の治療によるものだったと結論できる。この実験上の規約の枠組みにおいては、治療を受けるという条件が、プラセボ条件および無治療対照条件よりも優れていることを、受け入れざるをえなくなる。

もっとも、いま私が述べた状況は理想化されたものである。実際の実験結果は、仮にそれが得られたとしても、これほど明白なものであることは稀である。とくに精神医学においては、結果といっても、それは「生存」か「死亡」かといったものではなく、さまざまな程度の回復を指している。そのため、副作用や長期予後といった付加的な因子も比較のうえで無視できなくなる。しかしながら大切なのは、相異なる条件を競わせるという実験のセットアップである。私たちは、それらの条件のどれか一つが治療の目標に関して優越性を持つかどうかを決めたいのであるが、このような実験設定は、そのような決定を私たちが規約にしたがって行いやすくすることを狙いとしているのである。

実験という枠組みの重要な特徴は、研究者が結果を制御できないように計画されていることである。このような実験デザインでは、上記のことに加えて、どの群に参加者が割り付けられたのかが研究者にはわからないようにするといった特徴を備えているが、これはいわば、実験者の都合の良いようにさせないための手段である。科学者は自らの仮説が支持されることや、場合によっては他の人の仮説が支持されないことを望むものである。それゆえ「実証的」テストはそうした選り好みに抗うことができなければならない。科学共同体の仕事のほとんどはその領域をまとめあげるような理論や因果モデルを作り上げることであるが、このプロセスにとって決定的なのは、科学者の期待をテストにかける枠組み、そしてそのことによってその期待が抵抗を受けるような枠組みを見出すことである。相関研究および質的研究も、その点においては同様に「実証的」なものとなりうる。

選り好みや願望とは、世界がどうあって欲しいと私たちが思っているかを概念化したものである。私たちの選好から外れた（世界のありようについての）経験は、それこそが客観なるものの経験なのだ。過去には願望に抗うものであったけれども今では願望に抗うことのないものもまた、客観なるものに関するこの経験的な概念のもとにおさまる。たとえば成人の帯状疱疹は、子ども時代に水ぼうそうをひき起こし、感覚神経の細胞体で休眠していた水痘・帯状疱疹ウイルスの再帰感染である。帯状疱疹ウイルスを根絶やしにして帯状疱疹が起こらないようになれば好ましいのだが、それは今のところ不可能である。この世界は私たちの願望に抵抗する。この抵抗に打ち勝ちウイルスを根絶する方法を学んだとすれば、そうした知識は客観なるものについての経験の痕跡を帯びることになるだろう。[*1]

ジェイムズ（1909/1975）に立ち戻り、この問題について彼であればどのように述べるかを見てみよう。

> 実在が「独立している」というのは、あらゆる経験のなかには私たちの恣意的な制御が効かないものがあるということを意味する。もしそれが感覚的経験であれば人の注意は強制的にそこへと向けられる。もし物事の順序であればそれを逆にすることはできない。二つの条件を比べる場合は一つの結果にしか行きつくことはできない。私たちの経験のなかには人を押しやり急き立てるものがある。それに対して私たちはまったくの無力であり、ある方向へと突き動かされる。その方向こそ私たちの信念が行き着く先なのである（p.211）。

この引用の最後の文でジェイムズは、信念が行き着く先について語ることで、探究の準拠枠に終わりを設けている。これについてはジェイムズに従う必要はない。ここでのジェイムズからの引用において私たちの目的にとって重要なのは、客観なるものは私たちの願望に抗うものであり、何が客観なるものであり何がそうでないかの区別は経験のなかでなされるということである。

先に記したようにジョン・ダンは太陽が太陽系の中心であることを望んでいなかった。ガリレオはそれを望んだ。しかし、コペルニクスのモデルが真であることをガリレオが望んでいたことは、私たちが現在そのモデルの客観性だと思っているものの信用を損なうことはなかった。ミリアム・ソロモンが述べたとおり、ガリレオのように自らが選んだ説にコミットすることは、逆境に耐える提唱者を助けることで、客観的なものの発見に寄与する。したがって私は、選好への抵抗こそが客観なるものの本質的特徴である、と提案しているのではない。思想史において、とりわけガリレオ以降、多くの人がこの世界について、人々の選り好みに抗うような主張を行ってきた。その人たちの多くは、そういう主張を行うだけでなく、真であってほしくないと他人が思っていることを自らが主張していること自体が自らの主張の妥当性の印だと信じてきた。もちろんそんなことは正しくない。

とはいえ、客観なるものという形而上学的概念は、選好への抵抗という経験を理解するうえで役に立つ道具である。選好への抵抗という経験が客観なるものの概念を構成しているわけではない。けれども、そうした経験を共同体の一員あるいは複数のメンバーが繰り返すことによって、客観なるものという概念は部分的に触発され、繰り返し表面化するのである。コペルニクスのモデルやアポロ号の乗員の月面歩行、地球温暖化といったものの客観性が真剣に語られ始めるときにはきまって誰かの選好が抵抗にあっている、という考えは的外れなものではない。

選好への抵抗は、形而上学的な構築物という意味での「客観それ自体（The Objective）」ではない。形而上学的な構築物はその経験的な土台の外部にある。しかしそれでも、こうした経験を考慮に入れることは、この高尚な概念を地に足のついたものにするのに役立つ。そうあって欲しいと私たちが思うものと世界とが異なるときには、重要な何かが起きているのであるが、これこそが、客観なるものについての、極めてミニマルな、最大限に圧縮された概念なのだ。客観的であるためには経験の外に出ることは必要ないのである。

7-5　事実とその対照概念の数々

客観なるものという概念は経験的事実という概念に密接にかかわる。客観なるものとの関係で言えば、事実という概念の重要な要素にはおおやけの、もしくは間主観的な側面がある。『空き家の冒険』の敵役であるセバスチャン・モラン大佐をやっつけた日の翌朝にシャーロック・ホームズがワトスンに語ったことは、一度たりとも事実であったことはない。しかしコナン・ドイルが『空き家の冒険』を仕上げた日に何を飲み食いしたかはかつて事実であった。もっとも、それはもはや潜在的な事実ですらないだろう。なぜなら、それはおおやけに確認することができないからだ。その情報は失われてしまったのである。

ハッキング（1999）によれば、「実在性」「真理」「客観性」「事実性」といった哲学的概念は循環的に定義される傾向がある。たとえば次のように。事実とはその「実在性」を受け入れるべき事柄であり、事実とは「真の文」が指示するものであり、事実とは客観的に真なるものである。こうした循環的定義は事実の概念を多分に曖昧なものとしている。哲学的抽象化ということから予期されるとおり、多くの個別的な事実が存在していても、それらの事実のすべてが事実性という一つの本性を共有することはないだろう。事実という一般概念のもとには、エンパイアステートビルの高さ（四四三・二メートル）のような物理的事実、ダーウィンの誕生日（一八〇九年二月十二日）のような歴史的事実、ヨーロッパ大陸に現在ある国の数（五十カ国）のような社会文化的事実など、さまざまなものが含まれるのである。

「事実」に対してよく持ち出される対照概念の一つは「理論」である。しかしこの区別は絶対的なものではない。[*2]

たとえば、ある哲学者たちが言うように科学的事実は理論負荷的かもしれないし、科学理論は科学理論でこちらは事実負荷的である（Barnes, Bloor & Henry, 1996; Mermin, 2001）。進化に関していえば、これはかなり広範な実証的裏づけがあるから、現代生物学では進化それ自体は事実であるとみなされている。それとの比較でいえば、自然選択が果たす役割の詳細や、進化におけるそれ以外のメカニズムは、もう少し理論的なものとみなされている。そのほかに事実であるとされている「理論」には原子のボーアモデルや大陸移動説がある。これらとは対照的に、占星術やエディプス・コンプレックスは事実による裏づけのなさゆえに科学的理論とは考えられていない。

「事実」に対してよく持ち出されるもう一つの対照概念は「価値」である。この区別は絶対的なものではないけれども、まず初めに行っておくのが良い区別である。なぜなら価値観が強すぎるあまり、物事を見たいように見て「実在を歪める」人もいるからだ。ホロコースト否定派はそうした事実歪曲者の良い例である。どれほど詳細に記録された視覚的証拠を示されようとも、そうした人々は自らがそうあって欲しいと思うように世界を見続けるのである。

シェイピンとシャッファー（1985）によれば、十七世紀イギリスにおけるプロテスタントとカトリックとのすさまじい論争ののち、科学革命による提案によっていくつかの進歩が得られた。その一つは、人々は異なった価値観を持つことはできるけれども、適切に立証された事実については同意すべきだという信念である。科学共同体への加入は、何を立証された事実と考えるかに関する規約、規則、基準を学ぶことを必要とする。根本的経験論の用語で言えば、何かが客観的であると語ることは、それが願望や選好への抵抗の痕跡を帯びていると語ることである。何かを事実と呼ぶことは、何を受けいれざるをえないかについて主張することである。

科学知識社会学者によれば、ある規則性について疑念を挟まずそれを当然のものとすることに共同体が同意したとき、その規則性は事実と見なされる。社会構成主義者であれば、何かが事実になると言うかもしれない。しかし彼らの語り口は曖昧すぎる。科学者が新しい観察方法を開発するとき、望遠鏡にせよ心理検査にせよ、そうした道具の使用者はそれまで明らかでなかった「事実」を見ることを学ぶけれども、それらの「事実」を作り上げているわけではない。また次のようにも言えるだろう。客観性が露わになる条件は構成されたものかもしれないが、その客観性は構成されたものではない。露わになった客観性が、そもそも求められたものでもなければ、望まれたものでもないということだってあるのだ。

7–6　主張されていることと実際のこと

客観なるものに関するミニマリスト的な概念をここまで提示してきた。それは多くの人が考える「客観なるもの」とはかなり異なっている。同じことは事実の概念にもあてはまる。アラン・ソーカル（2008）は、科学知識社会学者は事実に関する主張と実際の事実とを混同していると批判する。ソーカルのいう実際の事実とは、外的世界における状況のことであり、それは私たちがもつ（あるいはもたない）知識とは関わりなく存在する——とくに、いかなるコンセンサスや解釈とも関係なく存在する(p.219)。額面どおりにとれば、これはなかなか良い定義に思われる。しかし、事実の概念を客観的実在の概念を用いて定義するのは形而上学的には曖昧なことであり、哲学的に明晰な考え方だとみなすべきではない。

これは繊細な扱いが必要な問題なのである。主張された事実と実際の事実の区別を正当化するためにソーカルは、太陽が地球の周りを回っているというプトレマイオスの理論を引き合いに出して次のように言う。哲学的相対主義者の主張では、天文学者は太陽が地球の周りを回っているということを事実としてかつて受け入れていたが、コペルニクスの理論が受け入れられたのちに事実は変化したということになる。しかしソーカルの見解では、事実が変化したのではなく、事実であると主張されたことだけが変化したのである。そして私たちは、地球が太陽の周りを回っていることは事実だと明言するときには、誰かが何を信じたいと思っているのかとは無関係に太陽中心説モデルは事物を記述していると語っているのである。このようにソーカルは論じる。この点では、根本的経験論はためらうことなくソーカルに同意する。

ソーカルと根本的経験論者との違いは、ソーカルがこれらの主張を歴史および経験の外側にあるものとして受けとり、そして歴史および経験の外側へとそれらの主張を移動させるところにある。プトレマイオス説は間違っていたのであり、コペルニクス説が事実であって、後者が私たちにその受容を義務づけるということには経験論者も同意する。しかし経験論者はそれに加えて、そうした主張はすべて経験の内側からつくられると考えるのである。以下の区別を考えてみよう。

主張された事実と実際の事実
真理主張と妥当な真理
申し立てられた客観性と本当の客観性

これらはすべて、もっともな区別であるが、それぞれの対比を考える上で重要なのは、主張された事実、真理主張、申し立てられた客観性という概念自体が疑わしいものであり、間違っているとさえ考えられるという点である。[*3] 他方の、実際の事実、妥当な真理、本当の客観性についてはどうだろうか。「実際の」「妥当な」「本当の」という用語は歴史と経験の外側にあるものについて述べるために使われている。アーサー・ファイン（1986）の言葉を借りるならば、これらの語の使用は机をたたき足を踏み鳴らすようなものである。経験論者からすれば、「本当の事実」といった形而上学的な構築物は、主張された事実と単なる事実を区別するための規約や規則、基準がひとたび受け入れられたならば必要のないものだ。同様に、主張された真理と単なる真理との区別が可能になるならば、何かについてそれが「妥当な真理」であると声高に叫ぶことも不要になるのである。

ホロコースト否定派や若い地球説を唱える創造論者は、主張された事実と実際の事実、真理主張と妥当な真理といった抽象概念を、科学者と同じくらい躊躇なく用いるだろう。このように超越的な形而上学的言語を使用する点ではこれらの異なる共同体は区別されない。これらの共同体を分けるのは、何を証拠として受け取るか、何を正当化の基準とするか、そして、過去の成功や失敗としてそれぞれの主張のうちに継承されてきたそれぞれの伝統である。受け継がれてきた過去の成功と失敗とを吟味するということは、歴史の外側に踏み出して普遍的真理と客観性という超越的な領域に入り込むことではなく、過去を振り返り、進歩があったのかどうかを考え、進歩があったとすればそれはどの部分であったのかを考えてみることである。

7–7　結論

コンセンサスの悪夢に私たちは囚われてしまっているということを第6章では述べたが、その懸念について、ここでようやく取り組むことができる。自分一人で習得したり確かめたりするには情報の量は多すぎる。そして、私たちが知ることの大半は他者からすでに学んだり受け入れたりしたものに依拠している。多くの科学哲学者はこのことを知識の社会的次元と呼び、社会的要素は人が知っていることのすべてに浸透していると主張する。知識および客観性への社会的文脈の関わりを明確にしたことは、二十世紀の哲学の重要な進展の一つといって間違いないだろう（Fleck, 1935/1979; Kuhn, 1957; Solomon, 2001）。

ロンジーノ（1990）によれば、客観性の痕跡を追うための科学者の能力は次のような社会的規約の採用によって支えられている。

批判のための承認された道筋がなければならない。

科学的な適切性について、おおやけに同意された基準がなければならない。

共同体は批判に対して心から開かれていなければならない。
知的権威は共同体のいたるところに分配されていなければならない。

ある共同体の一員であることは、知識の前進にとっての障壁であるだけでなく、そうした前進を可能にすることでもある。しかし共同体は自らを信頼しすぎないようなものでなければならない。科学共同体は自らがもつ既存の信念の蓄積に対する批判的吟味に開かれているべきであり、以下のセラーズ（1956）からの引用はそのことを強調している。「経験的知識が、科学（科学とは、経験的知識の洗練されたかたちでの拡張である）と同様に合理的であるのは、経験的知識が基礎づけられていることによるのではない。その合理性は、すべてを一度にというわけではないとしても、任意の主張を否とされる危険にさらすことができる自己修正的な試みであることに基づく」（p.300）。

非常に重要なことだが、これまで述べてきたことに沿って知識が社会に埋めこまれていることを受け入れたとしても、個人の重要性にとっての若干の余地は残される。私たちの概念にからめとられないような個別性を認めることが、実在との出会いには必要となることがある。したがって、フィリップ・キッチャー（1993）に従って、社会的相互作用と非社会的相互作用とを区別することは有用であろう。「実在との出会い」は個別的で非社会的な経験でもありうるのである。

ダーウィンの仕事はこの意味において非社会的なものであった。ただし、その仕事が非社会的なものであった理由の一部はダーウィンの社会的状況による。スコットランドのロバート・チェンバースは一八四四年に『創造の自然史の痕跡』と題された書籍を匿名で出版した。ジェイムズ・シコード（2000）によればこの本は「ビクトリア朝のセンセーション」であった。『痕跡』の何がセンセーショナルだったのか。それは、太陽系と地球の進化に関する宇宙論が、さらには単純なものからより複雑な形態への生命の自然発展が述べられており、そこには人間の生命さえもが含まれていたことであった。『痕跡』の出版以前、進化論は奇人や山師、政治的過激派に関連づけられていた。『痕跡』が人々の心に植えつけた自然史という考えは、『創世記』で説かれているものとは明らかに異なっていた。『痕跡』が大英帝国の知識人の言説に対して果たした役割は、サロン文化がフランス人に対してそれより六十年早く果たしたものと同じであるか、それ以上であったかもしれない。というのも『痕跡』は識字層全体によって、その社会的身分に関係なく読まれたからである。『痕跡』が出版されたのと同じ年にダーウィンは自然選択説を初めて定式化した。さらなる証拠が得られるまでは自然選択説を公表しないとすでにダーウィンは決めていたが、チェンバースの著作がこのようなスキャンダルとなったことで、彼の決心は強固なものとなった（Gregory, 2008）。ダーウィンは自らの新しい理論を秘密にし、仕事の大部分を一人で行った。つまりそれは非社会的な仕事であったのである。しかしながら、『種の起源』をそこまで重要なものにした要素は社会的なものでもあった。

概念にからめとられない経験、選好に抗うような経験に対して、他の人よりも注意を向ける人々がおそらくはいるだろう。その人達のことを私たちは「客観的」な人々と呼びさえするかもしれない。かつてスキナー（1956）は、興味深いあるいは予期せぬことが起こったときに、今やっていることを止めてそれを研究するのであれば、それは良き科学者の資質だと述べた。進歩を続ける共同体はそのような個人を受け入れ、吸収することができるのであるが、その共同体こそが、何が容認されるかを決める最終的な共通経路なのである。

第8章　精神科疾患の分類と概念

8―1　精神科疾患の概念

WHOの『国際疾病分類』第十版（ICD-10）とアメリカ精神医学会の『精神疾患の診断・統計マニュアル』第五版（DSM-5）との違いの一つは、DSMが精神科疾患の概念的定義を提示していることである。DSMによれば、疾患とは要するに以下のものである。

精神疾患とは、精神機能の基盤となる心理学的、生物学的、または発達過程の機能障害によってもたらされた、個人の認知、情動制御、または行動における臨床的に意味のある障害によって特徴づけられる症候群である。精神疾患は通常、社会的、職業的、または他の重要な活動における著しい苦痛または機能低下と関連する（p.20）〔邦訳 p.20〕。

歴史的に精神科疾患の定義の問題が表に出てきた理由の一部は、一九七〇年代のアメリカ精神医学における、同性愛を疾患と考えるかどうかに関する意見の不一致にある。疾患についてのDSMの定義は、精神科疾患の集まりから同性愛を除外することを支持するために提案された（この定義はロバート・スピッツァーによるもので、DSM-Ⅲで初めて公表され、のちの版で改訂された）（Bayer, 1981; Zachar & Kendler, 2012）。ただし、この定義が同性愛の除外を正当化したのではない。同性愛の除外が正当化された主たる理由は実証的なものである。すなわち、異性愛者間の関係に比べて、ゲイ男性間の関係は本性において衝動的でもなければ短期的なものでもないということが明らかになったことによる。

一九七〇年代以前には、同性愛の関係には成熟した性的関係にみられる深さとコミットメントが必然的に欠けており、それが同性愛の病理的な本性である、というのが慣習的に一致した意見であった。それが誤りであると示されたことで、性的関係一般がメンタルヘルスにもたらす利益は同性愛の関係においても生じうることが明らかになった。すなわち、男性同士あるいは女性同士の性交渉は、その人たちのメンタルヘルスにポジティブな影響を与えうるのである。ゲイであること自体が苦痛をもたらすわけではなく、社会的または職業的な機能不全を必然的に伴うわけでもない。これらの理由があったからこそ、苦痛または障害によって精神科疾患を定義することが、分類システムからの同性愛の除外を支持することになったのである。

精神疾患の概念は文化的に重要な意味合いを持つ。したがってそれを定義することは知的喜びのためのパズルにとどまらない。次のような禁欲的な個別主義的定義について考えてみよう。すなわち、精神科疾患は精神科医が治療を行うものの名前である。このような唯名論的定義をかつてリリエンフェルドとマリノは提示した（1995）。この提案において、彼らは精神科疾患の異種混交性に注意を促している。全体としての精神科疾患の集まりには、そのすべてが共有し、それらを他の医学的疾患あるいは正常な状態とは別のものにする本質あるいは必要十分な特性の集合はないということを、その定義は意味している。このような禁欲的定義には次の問題がある。一八五〇年代における精神科医の共同体は、奴隷状態から逃れようとすることに「強迫」というラベルを貼って精神科疾患にすることができた。そして、逃亡者たちは「本当は」精神科疾患を持っていないと論じてそのラベルを退けることは誰にもできなかった。上記の禁欲的定義によれば、繰りかえされる逃亡の試みを「強迫」として概念化して治療すると精神科医たちが決めたのなら、それは精神科疾患だということになってしまう。このような相対主義的概念の行きつく先では、あらゆるたぐいの政治的または文化的な反体制者に対して、病気もちというラベル貼りが精神科医の共同体によってなされかねない。

精神医学を医学の一つの専門分野とみなすことに対して、サス（1961）は異議申し立てを行った。精神科疾患が疎まれるのは、それが正当な疾病ではなく社会的規範の侵犯を表象していることによる、とサスは主張する。精神医学を医学の一分野とみなさないというサスの見解はこの主張に基づいている。奴隷制について再考しよう。一八五一年、アメリカの医師サミュエル・カートライトは、逃亡への反抗的欲望を示す奴隷はある種の精神科疾患に罹っていると考え、それをドラペトマニアと名づけた。逃亡に成功した奴隷については、彼らは自由な状態を扱えるようにはできていないために黒色人種性感覚異常（または悪辣さ）という、より悪性の疾患を患うだろうとカートライトは主張した。しかし打つ手がないわけではない。「適切な医学的助言が得られ、それが厳密に守られれば、逃亡という黒人の問題行動はほぼ完全に予防できる」と彼は語っている（Cartwright, 1851/2004, p.34）。

サス流の見解によれば、カートライトがドラペトマニアを精神科疾患という大枠の中に含めたことと、現代の精神医学共同体がカートライトの提案を忌避することとの違いは、現代の精神医学共同体がもつ価値観がカートライトのものとは異なるということでしかない。サス（1960/2004）によれば、精神科疾患の概念とは、逸脱しており矯正に値すると社会的にみなされる人生の問題群に対して与えられた抽象的な名前なのである。

8–2　有害な機能不全の分析

このサス流の批判を踏まえれば次のように考えられる。精神科疾患とは何であるかを概念的に定義する目的の一つは、疾患とするのが妥当な状態をその他のあらゆる人生の問題から区別するという線引き作業を行う精神科医の助けとなることにある。この目的のための哲学的に最も影響力のある分析が、ジェロム・ウェイクフィールドの有害な機能不全モデルである（1992a,1992b,2000,2004）。ウェイクフィールドは、クリプキ（1972）とパトナム（1975）の形而上学的本質主義と、メディンとオートニー（1989）の心理学的本質主義とを、ブラックボックス本質主義の名のもとに結びつけた。この見解によれば、金の本性が科学的権威に従うように、精神科疾患の本性は科学的権威に従うべきだということになる。

少なくとも四〇〇〇年前から、人々は金に注目し、それを取り扱ってきた。歴史上のさまざまなところで「本物」（real）の金の基準についてたまたま意見が異なることもあったが、一般的には人々が金として扱うものは一貫していた。二十世紀になり科学者は、（周期表において白金と水銀の間に位置する金属元素として定義される）金の原子には、いずれも原子核に七十九個の陽子があることを発見した。原子核に七十九個の陽子をもつその元素は、たしかに、そもそもの初めから人々が金として語っていた対象であった。たとえそのことが視界から隠れていたとしても――あるいは、ブラックボックスの中にあったとしても――そうだったのである。金の概念は七十九個の陽子をもつ元素を間接的に指示していた。しかし、金という語の実証的な意味が、科学者が原子構造を発見するまでは適切に特定されていなかったのだ。

金の場合とは異なり、「精神疾患／精神科疾患」（mental/psychiatric disorder）の概念は医学的な専門職に結びついた術語である。それでも古代人は、金と同様に、メランコリーやマニーといった行動の異常に気づいており、それに名前をつけていた。現在、医学および関連専門職における精神科疾患という概念の用い方には直観に基づく一貫性がある程度みられる。しかしウェイクフィールドは、「精神科疾患」の意味は、金の意味がそうであったように明確化できるし、またそうすべきであると主張する。そのような明確化として提案されたのが有害な機能不全モデルである（以下、有害な機能不全〈harmful dysfunction〉のことを、しばしばＨＤと略記する）。

精神科疾患という概念は規範に対する侵犯を意味する、とサス派は言うだろう。この点についてウェイクフィールドはサス派に同意する。その一方でウェイクフィールドは、ＨＤモデルの「機能不全」とは客観主義的な概念であり、進化を通じてデザインされてきた何らかの生物学的あるいは心理学的メカニズムが、デザインされたとおりに機能できていないことが「機能不全」なのだ、と論じる。ウェイクフィールドの客観主義は哲学者のブールス（1975）の客観主義と同じことを述べている。一方で、ウェイクフィールドの規範主義は精神科医のセジウィック（1982）の規範主義と類似している。このようにしてウェイクフィールドは客観主義と規範主義とを統合したのであるが、その場合、ある特定の状態が「精神科疾患」であるかどうかを判定する上ではメンタルヘルスの専門家の判断が必要になる。その判断とは第一に客観的な心理学的機能不全が存在するかどうか、第二にそれに加えてそのような機能不全が持ち主にとって有害であり治療に値するかどうかの判断である。[*1] ドミニク・マーフィー（2006）はこれを二段階図式と名付けた。

ウェイクフィールドのモデルで重要なのは自然機能という概念である。進化論において、自然機能とは視覚や体温調節といった適応能力のことである。これらの能力が生物種の生存に寄与しているという事実が、それらの機能の根底にあるメカニズムがなぜ進化を通じて選択されてきたのかを説明する（Millikan, 1984; Wright, 1973）。この考えに従えば、自然選択を通じて眼がデザインされたのはものを見るためである。そして（たとえば白内障などによって）ものを見ることができなくなれば、そこには機能不全（すなわち、自然選択された機能の機能不全）が存在することになる。

自然機能として、心理学的な例を挙げることもできる。たとえば道具の使用である。道具の使用は私たちの祖先の生存および繁殖の能力を高めた。そのことが、道具の作成と使用を支える認知機構にとっての選択圧となったのであろう。道具作成ならびに使用のスキルが私たちの生存に寄与したことが、それらの能力が存在するのはなぜなのかを説明するのである。

このような進化の歴史物語が真実だとすれば、道具作成スキルが進化したのは適応上の利点をもたらしたことによるというのは事実に関する問題である。さらには道具に興味関心を抱くことも、道具作成スキルと同じ起源による自然機能だということになるだろう。[*2] ある人の認知機構がそれらの自然機能に役立つかどうかもまた事実問題だということになる。この観点からすると、「男の子は道具の作成と使用ができるようになるべきである」というたぐいの価値判断は、進化の歴史に関する事実の言明に潜在的に翻訳できることになる。価値の問題ではなく事実の問題であるならば、機能および機能不全は私たちに発見可能な事物だということになる。つまり、それらは元素の微小構造的な本質と同様のものだということになる。

たしかに、ナイフや熊手の使い方を覚えられない人について、その人はなんらかの認知能力を欠いていると考えても間違いではないだろう。道具使用の能力の場合には個体差の余地は限られている。しかし、道具への興味については大きな個体差が許容されるだろう。道具の使用に関心がないのでそれを学ぼうともしない男の子について、ほとんどの人はそれが問題だとは思わないだろう。代わりにその子が読書と数学の問題に興味をもつのであれば、その方がむしろ長い目で見ればその子にとってよいことかもしれない。とはいえ、このように個体差が許容される場合は脇に置いて、その子がどんなに努力しても釣り竿に針と重りをつける仕方や、結び目の作り方がわからない場合について考えてみよう。ＨＤモデルによれば、私たちが推測する進化の歴史に基づいて、その子は事実問題としての機能不全をもつということになるだろう。ただし、それでもＨＤモデルでは、その子が疾患をもつことにはならない。というのも、その機能不全は現在のその子の環境では有害ではないからである。

心理学における他の多くの進化モデルと同様に、ウェイクフィールドのモデルは還元主義的ではなく相互作用的で文脈的なモデルであるということも理解しておかねばならない。たとえば、多くの心理学的な自然機能が選択されてきたのは、それらが社会および心理的状況への適応的な反応だからである。強い悲しみの根底にある生物学的メカニズムは、悲嘆反応でもうつ病でも同じかもしれない。しかしウェイクフィールドによれば、悲嘆反応は自然選択によって生じたものであり、死別という状況に対する正常な反応であるが、それに対してうつ病が生じる状況は悲嘆反応の場合とは異なる。強い悲しみという反応が自然選択によって生じてきたであろう状況とは異なった状況で、うつ病は生じるのである。

第4章で述べた科学的本質主義すなわち新本質主義の立場をとる者は、心理学的能力について多くを語りたがらないだろう。なぜならそうした能力は金と違って普遍的ではないからだ。金の外延はいつでもどこでも変わらない。「七十九個の陽子をもつ元素」はアメリカでも中国でもイランでも同じ素材を指示する。七十九個の陽子という基準概念は、仮に診断テストが実施されたなら四〇〇万年前でも同じ素材を選び出すだろうし、火星でも、アンドロメダ星雲においてもそうなるだろう。精神科疾患についてはそうではない。ＨＤ分析が適用される個々の機能不全の多くは生物種としてのヒト（ホモ・サピエンス）に特異的である。すなわちその生物種の存在は普遍的ではなく、ある時間（過去一五〇万年ほど）と場所（地球）に限定されている。

さらに、ＨＤ分析が適用される有害さのほうは、人類が存在する限られた時間と場所においてさえ異なりうる。ある人が読字以外の点では正常な知性をもち適切な学校教育を受けているにもかかわらず文字を読めない場合、その根底にある病理的プロセスは、二十一世紀のアメリカでは疾患と考えられている。けれども、紀元前四〇〇〇年の東ヨーロッパであれば疾患とは考えられなかっただろう。もしかすると私たちの文明では、比較的若い年齢のうちに計算を学習できないことは障害だと考えられるようになるかもしれない。今のところ、十五歳までに計算を習得できない人が何らかの疾患に該当すると同定されたり、そのように見なされたりすることはない。しかしちょうど読字についての文化的規範が変化してきたように、計算についても、同じような変化は起こりうるのである。

もっとも、普遍性の欠如は、科学的な新本質主義の立場にとっては問題かもしれないが、ウェイクフィールドにとっては重要ではない。重要なのは客観的なデザイン特徴の存在であって、それらのデザイン特徴が存在してきた期間ではないのである。またウェイクフィールドは、疾患とは何かであるかに関する私たちの観念を文化的および歴史的文脈から切り離して抽象化できるとも考えていない。

有害な機能不全モデルにとって普遍性の欠如は大した問題ではない。ＨＤモデルの難点は、疾患を疾患ではないものから区別するうえで、このモデルが限られた経験的指針しか提供しないことにある。なぜなら、客観的な自然機能の同定は、事実に関する証拠ではなく、憶測に基づいてなされるからである。サミュエル・カートライトがドラペトマニアという疾患概念を主張する根拠は、一部の奴隷には従属を受け入れる能力の欠如が認められるということであった。そうした能力はアメリカ合衆国で奴隷にされた黒色系アフリカ人の自然機能であるとカートライトは憶測していたのである。先述した、道具への自然な関心についての憶測に満ちた理論や、読字や計算のための自然な能力に関する理論にも、同じことがあてはまる。それらの機能には客観性があるという主張を誰もが受け入れざるを得なくなる証拠は今のところ存在しない。

　リチャードソン（2007）が論じるように、人間の進化、とくに脳の進化に作用した選択圧に関する情報は十分ではなく、自然機能についての理論は実証的裏づけを伴うかたちで支持されるところまではいたっていない。どのような心理的な自然機能が存在するかは注意深い推論によってあきらかにできるとウェイクフィールド（2001）は言うが、証拠による制約を受けない推論は多種多様な結論を擁護するために利用できるということには留意しなければならない。

　そういう意味で、「自然機能」や「生物学的に選択された行動の変域」とは仮説上の事実なのである。それらは「『空き家の冒険』を書き終えた日にコナン・ドイルが飲み食いしたもの」に似ている。それらについての意味のある言明は、ある時点では当然ながら事実に関する言明であったが、今となってはそうではあり得ない。というのもその言明を受け入れざるを得なくなるような証拠はもはや、おおやけに入手可能ではないだろうからである。[*3]

　たとえば、ホーウィッツとウェイクフィールド（2012）は、自然選択の結果として生物学的にデザインされた、人間の行動の変域の中にあるものを同定するために、人間であれば当然そうするものと期待されることとそうではないこととに関する概念分析を用いている。ホーウィッツとウェイクフィールドによれば、強い不安をもつことなく家族と話をすることはこの変域に含まれるが、強い不安なしに蛇に触れることは含まれない。人間であればそうするのが自然であり当然のことと予想される行為を妨げる精神医学的症状だけが、客観的な機能不全とみなされるのである。このようにＨＤ分析では、疾患を有することと正常との区別は、客観的な機能不全の発見によってではなく直観によってなされている。

したがってＨＤ分析は、それが提示された目的、すなわち、より大きな人生の問題の集まりから妥当な精神科疾患を事実によって線引きするという目的のために、信頼性をもって用いることはできない。何かを機能不全あるいは有害なものと考える上で考察すべき点は多種多様であることを考慮するなら、いかなるモデルにもそのようなことはできないだろう。このこともホーウィッツとウェイクフィールド（2012）は認めている。

> 疾患とは有害な機能不全であるとしよう。その場合、有害という概念も機能不全という概念も、ともにさまざまな程度があり、多くの曖昧な境界事例をもつ漠然とした概念なのだから、疾患の概念もまた多くの曖昧な境界事例をもつ漠然としたものであるということになるだろう（p.53）。

ただ、私たちの目的に関していえば、ＨＤ分析の科学的野心が達成できないことは大きな問題ではない。それでもＨＤ分析は優れた哲学的な仕事である。精神疾患に関するスピッツァーの定義は特徴の羅列であって、有害な機能不全のような抽象概念ではない。「その人の内部において何かがおかしくなっており、かつそれは持ち主にとって有害である」という疾患の概念分析は、倹約的で洗練され、有用である。さらにＨＤ分析は、サスのような批判者が提起した説明要求を受けてなされた、重要な思想的進歩でもある。ウェイクフィールドの分析が精神医学における精神疾患の事実上の定義になっていることは十分に理にかなっている。

とはいえ精神科医と心理学者は、ウェイクフィールドによる疾患概念を採用するなかで、事実上の本質主義をもおそらくは期せずして採用している。ウェイクフィールドの考えは魅力的であるが、それを魅力あるものとしているのは、本質主義的バイアスであることは間違いない。しかしその一方、リリエンフェルドの相対主義とマリノの唯名論は精神医学上の疾患分類を根無し草のようなものにしてしまう。哲学的経験論者が本質主義に道をゆずりたくないのであれば、唯名論的ではあるが相対主義的ではない代替的な分析が必要である。そうした代替案について次節から明確にしてゆこう。また本書の終盤の章でもたびたびとりあげよう。

8−3　不完全共同体モデル

唯名論的な分析を行うなら、メンタルヘルスの専門家はさまざまな状態を精神科疾患と呼ぶが、それらの状態を一つにまとめるものは「精神科疾患」という名前のみである、と認めざるを得ないのだろうか。それとも、この定義に表現された相対主義に対して、唯名論の立場からの代替案があるのだろうか。道具的唯名論はそうした代替案の一つである。道具的唯名論は、主に真理そのもののような抽象的な哲学概念に関わる考え方であるが、精神科疾患のような概念について考える上でも役立てることができる。

道具的唯名論は、真理そのものや自由そのものといった概念が高度に抽象的な概念であるということを基本的前提とする。「真理そのもの」といった概念を分析するときには、真である言明を集めてそれらに共通することを調べるという方法をとることができる。ただし、真の言明のリストには多種多様なものが含まれることになる。真とそれに対する偽といった哲学的な区別を行うことは重要である。そして、真の言明（および偽の言明）に含まれる下位グループに共通しているのは何であるかを概念化することも有用である。しかし、この抽象化のプロセスが、真の言明すべての本質（真理そのもの）を設定するまでに至ると、真理の概念はあいまいで、個々の真の言明からかけ離れたものになってしまう。

「症状」や「メカニズム」、「精神科疾患」といった概念は、真理そのものほど高度に抽象的ではないが、元素としての金ほど個別的でもない。そのような概念を定義するにあたって、その概念的な入れ物の内側にあるものすべてを含み、その入れ物の外側にあるものは含まないような、ちょうどよい定義を手に入れようとして懸命に努力することもできるだろう。このように仕事をすすめる分析哲学者の厳密さと技能とを私は尊敬する。しかしそれは大半のプラグマティストが参画しようとする（あるいは達成できると思う）試みではない。プラグマティストにとっての問題は、どのような区別がうまく働くのか、そしてそれはなぜかということであり、その区別が普遍的に妥当することや、例外がないことは期待されていない。

求められているのは本質主義的な、有害な機能不全モデルに沿って精神科疾患の概念を厳しく統制することではなく、関心の的となっている区別、すなわち疾患と疾患ではないものとの区別を概念化するための枠組みを提供することである。その一つの重要な出発点は、（広い意味での）経験そのものである。

機能不全と経験

若年発症のアルツハイマー病の場合、その機能不全の経験には、慣れ親しんだ場所をドライブしているのに道に迷うことや、最近の出来事を次々と忘れてしまうことが含まれる。そうした経験は、発達の上で予期されない、あるいは人生の典型的な経過の一部ではない機能の減弱（decline in functioning）の顕著な例である（Zachar,2011a; Zachar & Kendler,2010）。それらはもともと存在していた能力の侵入的かつ望まれざる破綻である。また、機能の減弱は多くの文脈において横断的に生じる。つまり、さまざまな状況でその人についてまわる。

この衰え（decline）というミニマリスト的な機能不全の概念と、ウェイクフィールドによってより存在論的に精緻化された客観的で自然な機能不全という概念とには、三つの重要な違いがある。第一に、ミニマリスト的な機能不全の概念の場合、その客観性は自然機能に関する憶測に依存していない。それとは異なる二つの意味で機能の減弱は客観的である。機能の減弱はしばしば間主観的に確かめられる。また、衰えが生じたことを認めないのはよくあることではあるが、それは事実の歪曲である。[*4] 証拠に対して開かれた態度をとる人々は、好むと好まざるとにかかわらず、何か重大な変化が生じていることを最終的には受け入れざるをえなくなる。

第二に、このミニマリスト的な概念は規範的でもある。ウェイクフィールドは機能不全を有害さから切り離すが、これらの概念、すなわち機能不全と有害さは、アルツハイマー病のような議論の余地のない疾患の例では緊密に統合されている。病気に罹った人は起こるべきではなかった衰えを経験する。それらは望ましくない衰えである。それらはなにかが壊れてしまったことを表す。すなわち、それらの衰えは能力の不全である。まず機能不全があって、そのうち有害なものが疾患であると規定することの魅力は理解できる。しかしそれは、私たちが機能不全を同定するためのやり方とは整合的ではないように思える。

機能不全を客観的かつ規範的なものであるとした場合、二段階図式はどうなるだろうか。二段階図式の第二段階は、ある状態を疾患とするか否かを決定することである。ウェイクフィールドに同調して私も、疾患という言葉を、疾病（たとえば結核）、外傷（たとえば骨折）、健康を害しやすい状態（たとえば高血圧）、そして「病者の役割」を伴いうるさまざまな苦痛（たとえば緊張性頭痛）を包含する一般概念として用いよう。それらは実際に機能を妨げているか、あるいは機能を妨げる可能性があり、治療の対象とすることが理にかなったものである。なにかを疾患と名づけることとは、実践的な意味では、それは治療されるべきだと言うことである。ただし、のちに簡潔に考察するが、精神科疾患は治療に値すると思われているというだけで一まとまりにされているわけではない。それらを特徴づける症状の種別もまた、精神科疾患というまとまりの形成に寄与しているのである。

第三に、精神科疾患と現在呼ばれているものの集まりについて考えてみれば、機能の減弱が精神科疾患の本質ではないことは明らかである。機能の減弱は精神科疾患であることの必要条件でもなければ（たとえば精神遅滞の多くのケースでは機能の減弱はみられない）、十分条件でもない（たとえば三十歳以降にみられる緩やかな筋力の喪失は疾患ではない）。

精神医学のドメイン

ベリオス（1996）によれば、十九世紀初頭における精神科疾患の主なカテゴリーはメランコリー、マニー、フレニティス、デリリウム、パラノイア、レサルギー、カルス、デメンチアであった。これらの状態はみな機能の減弱の紛れもない例であり、現在ならば精神病状態と呼ばれるであろう最重度の障害をひき起こす。つまり、精神病状態になる人々は精神医学的な脆弱性を持つ人々を代表しているのである。実際、それらの事例の経過を調べてみれば、幻覚や妄想のような十分に展開した精神病症状に加えて、パニック、強迫症状、心気症状、気分の不安定さ、衝動性、共感の欠如など、現在の私たちが精神医学的症状と呼ぶものの大半が確認できる。

つまり、精神科疾患のドメインにおける精神病状態は、メディン（1989）が言う意味での範例なのである。精神病状態はこのドメインに属するものとして、あらかじめ選択された症状クラスターなのだ。精神科疾患のドメインが拡張してゆくにあたっては、まず精神病状態との関連から症状が集めてこられた。歴史的に、分野としての精神医学は十九世紀に登場した。それは、精神病院で働く医師（いわゆる精神病医）が扱っていた範例としての精神病状態を呈する疾患に、それらの疾患と同じ症状の一部を示す病態が付け加えられて、ドメインが拡張されたことによる。精神医学という分野はそもそも精神病状態を範例とする症状クラスターによって登場したのだから、それらのクラスターが精神科疾患のドメインに含まれているのは精神科医の共同体の選択によると言って相対化して扱うことはできないのである。

十九世紀初頭に部分的狂気という概念が導入されたとき、この精神医学の形成過程における重要な展開が生じた。このとき新たに二つの病的状態が提唱された。すなわち一八〇九年の妄想無き狂気と、一八三八年のモノマニーの一群である（Berrios, 1996）。妄想無き狂気とは、周期的に生じる、妄想を伴わない心理的障害を指す。たとえば、法的トラブルにつながる極端な攻撃性のような、制御できずに問題をひき起こす情動的なエピソードである。一方、モノマニーと呼ばれる一群は、迫害妄想などの限定的な（あるいは固定した）妄想はみられるけれども全般的狂気にはならない状態を指す。

もう一つの重要な展開は十九世紀末から二十世紀初頭にかけて生じた。この時期に神経学のなかの機能性疾患――とくにヒステリーと神経衰弱――が、精神病医があつかう機能性精神病およびその関連疾患に結びつけられたことで、精神医学と呼ばれる新たな学問分野が形成されたのである（Mace, 2002; Shorter, 1997）。通常、この展開はフロイトに結びついた心理学的アプローチが精神病医の器質的モデルに取って代わったという文脈で語られる。しかし私たちの目的にとって重要なのは、こうして拡張した症状のドメインが、精神病医が入院という状況で遭遇する問題と、神経科医が外来という状況で遭遇する問題との双方をカバーすることになったという点である。この二つの状況を結びつけたのは、精神病の周縁部に位置する一連の前駆症状および残遺症状であった。

とりわけアメリカ合衆国において、第二次世界大戦後すなわち一九五〇年代以降、精神医学は外来患者に対して大幅に拡張された。このとき、退役軍人病院と大学キャンパスにおいて臨床心理学およびカウンセリングという専門分野が確立されたことも重要である。ぜひとも指摘しておかねばならないことだが、この拡張を単純にメンタルヘルスの専門家の活動のせいにすることはできない。なぜなら、治療と診断上のラベルとを積極的に求めたのは精神医学的症状をもつ人々だったからである。多くの点において、ＤＳＭ-Ⅲにおける診断上の構成概念の数の増大は、そのようにして生じた新たな実在を遅ればせながら認めたものであった。

機能性疾患をこうして混ぜ合わせてできたのが不完全共同体である。すなわち不完全共同体とは、あらゆる精神科疾患が共有し、それらを疾患ではないものから隔てる特性の集合は存在しない、ということを意味している。精神医学のドメインに追加された「状態」は、さまざまな点で精神病のクラスターとの重なりを持つ。その重なりには以下のものが含まれるが、ただしこれらに限定されるわけではない。

機能の減弱、および他の統計学的に異常な発達の軌跡
リアリティの歪曲（すなわち幻覚、妄想）の存在
自殺念慮
錯乱および他の認知上の問題
侵入的思考
制御困難な衝動および強迫
焦燥、怒り、興奮
過剰な不安と恐怖
空虚感およびアンヘドニア（喜びの感情の喪失）
身体的なとらわれ
他の医学の専門領域のものよりも精神医学的な技法が適していると思われること

精神病状態は、コマドリは（ペンギンに比べると）鳥というカテゴリーの良い例であるというのと同じ意味で、精神科疾患というカテゴリーの「良い」例である。しかしそのドメインは精神病の周縁部とのつながりによってつねに拡張されてきた。追加された病態の多くは、精神病のとても重要視される特徴、すなわち機能の減弱およびリアリティの歪曲の一方あるいは双方を欠くものだった（たとえば注意欠如症）。すなわち、この二つの特徴のいずれもが存在しないのに、ある症状パターンが精神科疾患のドメインの一部に含められる場合もあった。しかしその場合には、それは能力不全であるからこのドメインに含まれるという規範的な概念化が行われることが通例であった。

このような精神科疾患共同体の「不完全さ」について、アレン・フランセス（2013b）は雄弁に述べている。

ある精神疾患は短期間の状態について述べ、またあるものは生涯つづくパーソナリティについて述べている。あるものは内的な苦痛を、またあるものは劣悪な行動を映しだす。あるものはまれな、あるいは普通の人には決してみられない問題を表しているが、あるものは日常的な事柄が少し際立っているにすぎない。自己制御がなさすぎるというものもあれば多すぎるというものもある。個人に内在的なものも、文化的に規定されるものもある。幼少期にはじまるものも晩年になって生じるものもある。……明確に定義されるものもあれば、そうではないものもある。そしてこれらの可変項のすべてからなる複雑な組み合わせが存在する（p.17）。

このように進化してきたドメインの構造は、レイコフ（1987）の放射状カテゴリーやリリエンフェルドとマリノ（1995）のロッシュ的概念、そして数量分類学におけるクラスター（Sneath & Sokal, 1973）を思い起こさせる。不完全とはいえ共同体であるという概念によって示したいのは、その集まりはランダムあるいは恣意的なものに過ぎないわけではない、ということである。多様な症状および症状クラスターは数々の理由によって共同体の一員となっている。話が進むにつれ明らかになることであるが、本書の後半では精神病ではなく、精神病に追加されたものに焦点をあてよう。すなわち、精神病医の疾患と神経科医の疾患、入院患者の疾患と外来患者の疾患、さらに衰え、苦痛、機能低下による疾患が合流するなかで、精神科疾患という不完全共同体に加えられたものに焦点をあてよう。

ドラペトマニア再考

ドラペトマニアが「実在」の疾患ではないことについて、この不完全共同体モデルが言うべきことは何か。ドラペトマニアは問題のある構成概念である。なぜなら、この構成概念によってカートライトは、以前は生産的であったのにわけもなく不機嫌で不満げにしている奴隷は機能の減弱を被っているのだと容易に主張できたであろうからである。実際、カートライトはこの変化を、黒人奴隷にとってより自然であると彼が考える従属的で無気力な状態と比較して、(「駆り立てられ」「心をとらわれている」という意味での) マニーであるとしている。ただし、ここではっきりさせておかねばならないのは、カートライトは現代の精神科医とは異なる価値観を持っているにすぎないというサス流の見解には欠陥がある、ということである。カートライトは英国の奴隷制度廃止論者の主張への反論を述べるなかで、あらゆる人間は平等に作られているという独立宣言の主張に言及している。よって、彼が奴隷制度問題に関連する価値観をとてもよく理解していたことは明らかである。しかしその価値観は理論的なモデル、すなわち黒人奴隷の自然な心理的能力に関する彼自身の本質主義的な解釈によって乗り越えられてしまったのである。

何が実在の疾患に相当し、何がそうではないかを確かめるための「ゴールド・スタンダード」を手にしていれば、それは便利なことであろう。たとえば、カートライトよりもリベラルな立場をとる本質主義者は、カートライトが思い描く機能不全に異議を唱えるために、すべての人間は自由を求める自然で健康な本能を持つという推論を述べるかもしれない。しかし自然な本能を想定している点で、リベラルな本質主義者のその主張はカートライト自身の推論、すなわち黒人奴隷は権威への従属を求める天与の欲求を持つという推論と同類のものだろう。[*5]

思弁的な抽象概念と思弁的な抽象概念とを闘わせるよりも良いやり方は、たとえば自由希求行動のように、疾患ではなく人生の問題であることが広く認められている一群の事例を吟味することである。この比較考察は次のように問いを立てるだろう。逃亡奴隷はより何に似ているだろうか。制御困難なとらわれをもつ人々に似ているだろうか。それとも、自由への正常な希求、すなわち、より良い労働条件を求める労働者や選択権を確保しようとする政治的な革命論者に、あるいは檻の中にいるよりも意のままに歩きまわることを求める生きものに似ているだろうか。

比較によるこのアプローチは、人間の本性や神の意図に関する抽象的な主張に基づいてもなければ、「実在」の疾患と人生の問題とのあいだの絶対的かつ普遍的な区別を与えてくれるわけでもない。黒人には自由な社会の一員として生産的な人生を生きることができないというカートライトの主張が偽りであることを示すような、経験的証拠を提示することも極めて重要ではある。しかし、自由希求行動の具体例についての事例対照的な思考にも役割はある。反論の余地のない科学的な発見が人種間の比較研究から得られていなくても、アメリカの奴隷制時代に起こった出来事は、逃亡奴隷は精神科の患者よりも先に述べた自由希求行動の三つの事例に似ているという主張に説得力ある論拠を与えてくれる（Blassingame, 1977, 1979）。もっとも、カートライトはそれでも納得しなかったであろうが。

カートライトの論文は、本書のテーマとの関連からすると、驚くべき読み物である。彼の議論は次のような三つの権威の源泉にもとづいており、以下の順序で進められる。（a）生物科学、（b）聖書、（c）経験――彼の話のなかで、これらすべては完璧に整合している。多くの人々はドラペトマニア、同性愛、悲嘆に誘発された抑うつといったものが実在の疾患ではないと証明できること、そしてその証明において、実在的という形而上学的用語がなんらかの強制力をもつことを望む。しかし実在という抽象的な用語はあいまいである。すなわち、実在という用語は、その意味を一群の基本的な仮の想定から得ている。その仮の想定には、何を実在するとみなすかについての想定が含まれる。また、実在するとされた事物にみられる多くの類似性のいずれを、それらの事物を分類するにあたって重視すべきかということに関する想定も含まれる。実在という用語は足を踏み鳴らすような力を与える。けれども、それによって私たちの望むようなかたちで承認が得られるわけではない。

精神医学の哲学においてドラペトマニアは、いわゆる偽陽性の問題を例示するために用いられることが多い――なにかが疾患ではないのに、それを疾患だとする信念の問題である。ある仮説のテストの結果は真陽性、真陰性、偽陽性、偽陰性のいずれかに分類できる。これらは仮説の評価にとって有用な区別であり、その仮説には「この人はうつ病に罹っているだろうか」というものや「これらの症状は双極性障害の存在を示唆しているだろうか」といったものも含まれる。しかし精神医学では、事実上の本質主義的バイアスによって、これらの区別は形而上学的な区別にひそかに置き換わっている。すなわち「このケースは真のうつ病だろうか」「この人は本当に双極性障害なのか」といった問いに変わってしまっている。ひとたびそのように変換されてしまえば、さまざまな本質主義的憶測、たとえば正常性、精神病理現象の本性、うつ病とその対照概念といった事物についての本質主義的憶測がただ乗りしてくるのである。症状群全体は真の疾患と偽の疾患とにあらかじめ分類されており、それを識別することをメンタルヘルスの専門家は学ぶのだと想定されるかもしれない。しかしその想定は実際の、とりわけ精神医学のドメインの周縁部での、真の疾患と偽の疾患との区別の仕方について誤った描写をしている。この区別は多くの場合、よりミニマリスト的な経験的基盤によってなされるのであり、それはしばしば暫定的かつ実践的なものである。この問題は本章の最後でさらに扱おう。

ＤＳＭ-ⅣとＤＳＭ-５の導入部を注意深く読むと、そこには精神科疾患の本性に関する事実上の本質主義がみられるが、それと並んで、分類に関する事実上の非本質主義も見受けられる。

ＤＳＭ-Ⅳでは、精神疾患の各カテゴリーが完全に分かれた単位であって他の精神疾患または精神疾患でないものから区別されるはっきりとした境界線が存在するとは考えていない。また、同じ精神疾患をもっていると記載されたすべての個体が、すべての主な面で類似しているとはいっていない。……一つの診断を共有している人達が診断を定義する特徴に関しても不均一でありがちであり、……（DSM-IV, p.xxii）〔邦訳 序 p.31〕

……多くの疾患『カテゴリー』間の境界はＤＳＭ-Ⅳで認識されていたよりも生涯の経過を通して流動的であること、ある一つの疾患に割り当てられた症状の多くがさまざまな程度の重症度で他の多くの疾患に起こる場合もあること、である（DSM-5, p.5）〔邦訳 p.5〕。

不完全共同体モデルはＤＳＭの設計者の多くが長年好んできたＤＳＭの非本質主義的解釈に概念的な基盤を与えてくれる。次節で説明される因果的ネットワークモデルも同様の働きをする。

8−4　障害の構築についての非本質主義的見解——因果的ネットワークのアプローチ

レイチェル・クーパー（2005）は、精神科疾患という概念は望ましくない心理-行動上の状態を指示するが、それは雑草の概念が望ましくない植物を指示するのと同様であると主張する。またクーパーによれば、「雑草」は異種混交的なカテゴリーであるが、雑草に含まれる特定の種別が異種混交的であるとは言えない。たとえばタンポポは雑草の一種である。しかしタンポポ同士は根本的な特性を共有しており、すべてのタンポポはしかじかであるという一般化を行うことができる。うつ病や統合失調症などの精神科疾患にも同じことが言えるという考えをクーパーは提示している。

ウェイクフィールドは、うつ病や統合失調症のような特定の疾患は、もしその疾患概念が妥当であるならば、デザインの失敗を表す根元的な精神病理構造を表現していると主張する。ウェイクフィールド（2004）によれば、これらの疾患について語ることは、直接的にはその症状面での現れについて語ることであるが、間接的にはその根底にあるメカニズムについて語ることである。そのメカニズムはその疾患が本当は何であるかを表している。

潜在変数 vs 因果的ネットワーク

心理測定学では観察可能な症状を因果的に生み出す隠れたパターンを潜在変数とよぶ。視覚的に描写するなら、次の図において□で示されるのが観測変数であり、潜在変数はその□にむかう矢印（これは因果の方向性を表す）をもつ○によって表示される。

臨床心理学では潜在変数は現象の背後にある精神病理的な実在を表すと考えられている。それらは因果的に重要なものであり、複数の事例において同一であり、疾患をかくあらしめる（その同一性、すなわち、それが何であるかを

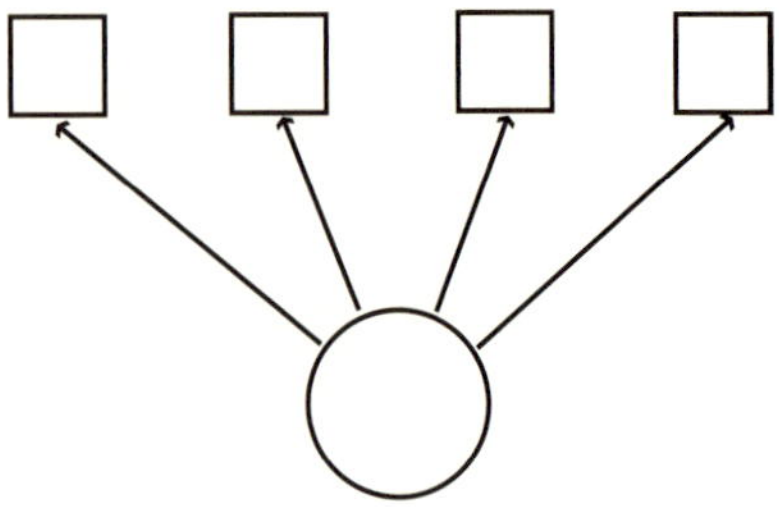

決定する）。結果的に、それらは実在する本質という哲学者の理念と一致する。

この本質主義的モデルはほとんど約束手形的なものに留まっているが、支配的なものでありつづけているし、そうなることは理解できる。ひとつ気になるのは以下のことである。第4章で行った本質主義的バイアスの分析を踏まえるならば、非本質主義的な代替案があまり顧みられていないのは、それらの代替案が科学的に妥当だと思われないからではなく、高校と大学のカリキュラムを支配している本質主義的モデルが科学的な理想とされているからではなかろうか。

本節では独特な代替案をみてゆこう。その提唱者はアムステルダム大学の心理学研究法のプログラムに関わる人々、すなわちハン・ヴァン・デア・マース、デニー・ボースブーム、アンジェリク・クラーマーなどである。[*6] 彼らとその同僚は、潜在変数を実在する本質を表すものとして解釈すべきではないと主張する。心理測定上のgと呼ばれる潜在変数を考えてみよう。この変数は、認知能力に関するさまざまな測定項目のあいだに存在する正の相関の数的指標である。変数gはしばしば「一般知能」という心理的能力として概念化される。その能力はすべての認知能力に共有されるなにかを指している。潜在変数に関する実在論的解釈によれば、能力間の正の相関が存在するのは、それらの能力がすべて、gで表される共通の因果的実体の結果だからである。

ヴァン・デア・マースら（2006）によれば、因果的なポテンシャルをもつ潜在変数（あるいは共通の原因）というモデルへの代替案として、認知能力が互いに直接的な因果関係をもつというモデルが考えられる。たとえば迅速な情報処理はワーキングメモリに対して正の効果を持つかもしれない。認知能力はさまざまな仕方で相互作用しうる。生まれつきあらゆる方面で高い能力をもつ人もいれば、能力が優れているのは情報処理の速さや注意能力といった一つか二つの領域だけであるが、その巧みさが能力ネットワークの隅々まで影響して、一般知能に関するテストの点数が高くなる人もいるだろう。また、神経心理学検査の場面では、脳損傷の直後における注意集中の一過性の問題が、他の認知能力の点数を低下させることもあるだろう。その場合、注意機能が改善するまで永続的な後遺症の評価はできない。

ヴァン・デア・マースらは、共通の原因というシナリオに矛盾しないデータセットと、相互作用というシナリオに矛盾しないデータセットを用意して、シミュレーション研究を行った。そして、潜在変数モデルがいずれのデータセットにも「フィットする」ことを発見した。したがって、変数間の正の相関が、根底にある共通原因の結果ではなく、変数間の直接の因果関係の結果である場合でも、心理測定上のgは数学的に現れるということになる。いずれのシナリオでも、心理測定上のgとしてまとめられる共通の相関項が生じるように解析できるのである。

この研究の一つの意味は、複数の認知ドメインにまたがって良い働きをする能力としての一般知能という心理学的概念は、現象としては実証的に支持されているが、それがgと呼ばれる根元的な因果的実体の結果である必要はない、ということである。そしてもう一つの意味は、このような潜在変数を生み出す因果的構造は、普遍的なものでなくてもよい（あるいは、すべての事例で同一のものでなくてもよい）ということである。[*7]

これと同様のことがある。精神医学と心理学において、潜在変数は実在論的に解釈されている。たとえば、うつ病を構成する症状のクラスターは、それらの症状の根底にある共有された精神病理的プロセスが具現化したものであり、だからこそ相関しているのだ、と解釈されている（Borsboom, Mellenbergh, & van Heerden, 2003; Kendler, Zachar, & Craver, 2011）。さらに、症候学的クライテリアがより信頼できるとは、その根元的な潜在変数に関してある人がもつ真の値を見積もるうえで、より優れているということだと思われている。それとは対照的に、因果的ネットワークという観点からすると、症状同士が互いに直接的に、場合によっては因果的に関係しあうからこそ、それらの症状はまとまって出現するのである（Borsboom, 2008）。たとえば、睡眠障害および疲労の双方がその根底にある「うつ」という単一の原因によって現れるというよりは、睡眠障害（sleep problems : SP）が疲労（fatigue : F）の度合いに直接影

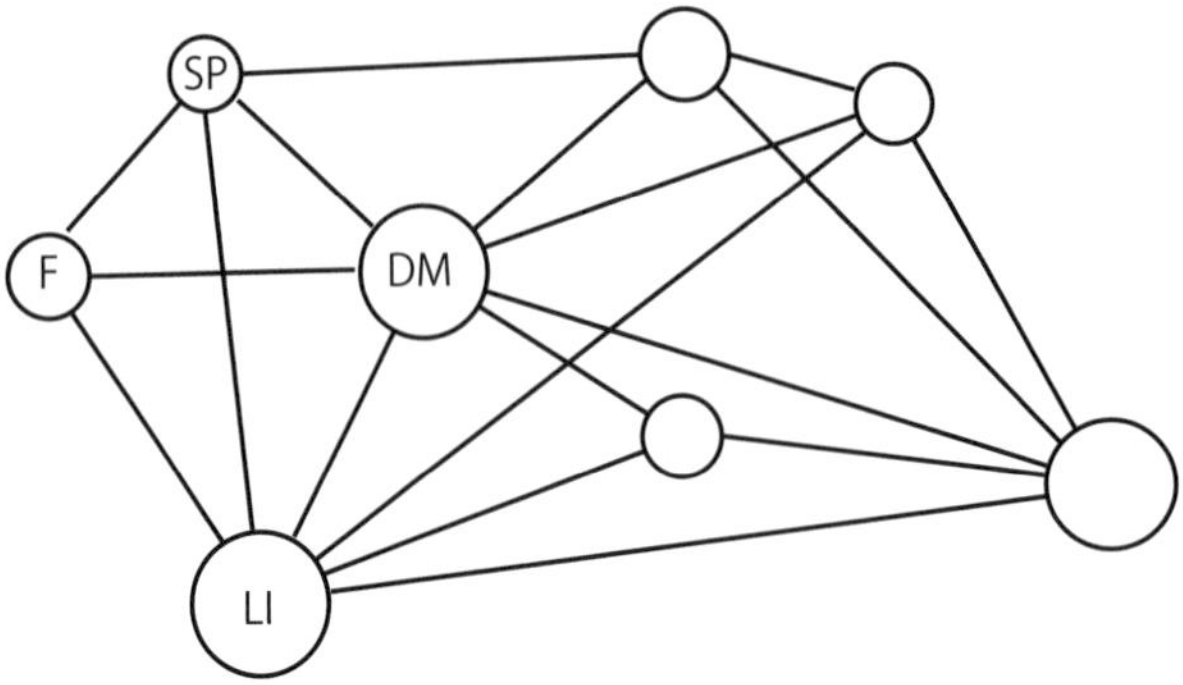

響しているのではないか、と考える。さらに、抑うつ気分（depressed mood：DM）や興味関心の喪失（loss of interest：LI）といった因子がうつ病の中核症状であるということは、それらがうつ病の症状クラスターという因果的ネットワークに含まれる他の症状と数多くの相互関係を持っていることを意味する。中核症状は多くの相互結合を持っているので、それらが活性化されると、その他の症状が活性化される可能性も高くなる。うつ病という病的状態は、自動的に維持されるようになった症状間フィードバックループの出現を表している、と言えるかもしれない。

しかし、症状ネットワークという解釈を選んで潜在変数という解釈を捨てることは、うつ病を理論的虚構にしてしまうことではない。そうではなく、精神科疾患というより大きな症状空間における一つのネットワークの活性化として、うつ病を理解するということなのである。ボースブーム（2008）によれば、九つのうち五つの抑うつ症状がみられるという診断のための要請は、うつ病とよばれる根元的実体の存在を示すものではなく、（うつ病と名づけられた）症状ネットワークに入りこんでいる度合いを示しているのである。

併存症

ネットワークモデルは併存症概念についても新しい理解をもたらす。伝統的な医学では併存症は悪性腫瘍と心疾患といった二つの因果的に独立した疾病が同時に発生することとして定義されている（Feinstein, 1970）。その場合はおそらく、一つの疾病の存在がもう一つの疾病の経過と治療に影響を及ぼす。精神医学における問題は、このように同時に発生する病態が、互いに独立ではない傾向にあることにある。精神医学上の併存症は、複雑化した複数の症状をもつケースのことを指しており、脆弱性をもつ人々に生じやすい（Klein & Riso, 1993; Neale & Kendler, 1995; Zachar, 2009）。たとえば、一年間に発生する精神科疾患の八十九％は人口の十四％に集中してみられるが、その人々は生涯に三つないしそれ以上の疾患を経験する（Kessler et al., 1994）。

一般人口におけるうつ病エピソードの一年有病率は一〇・三％であり、全般性不安障害（generalized anxiety disorder : GAD）の一年有病率は三・一％である。これらの病態が統計学的に独立であれば、両者が併存する割合は一般人口の〇・三二％となるはずである。しかし実際は、一般人口の一・八％にこの二疾患の併存がみられる（Kessler, DuPont, Berglund, & Wittchen, 1999）。別の見方をすれば、予想ではうつ病と診断された人々の三・一％がＧＡＤでもあると診断されるはずなのに、実際はＧＡＤを伴うと診断される人はうつ病患者の十七・五％におよぶのである（Kessler et al., 1999）。これらの併存率は偶然から予期されるものよりはるかに高い。

あるとても有力な潜在変数モデルを用いた研究によると、うつ病エピソードとＧＡＤとの高い併存率は共通の脆弱性因子——すなわち神経症傾向というパーソナリティ特性——によって説明されるという（Clark, 2005; Kahn, Jacobson, Gardner, Prescott, & Kendler, 2005; Zachar, 2009）。それに対して因果的ネットワークのアプローチは、精神科症候学のより大きなネットワークの内部での症状間の関係の観点から、併存率を概念化する（Borsboom, Cramer, Schmittmann, Epskamp, & Lourens, 2011）。クラーマー、ワルドープ、ヴァン・デア・マース、ボースブーム（2010）は、うつ病の症状クラスターとＧＡＤの症状クラスターの間の相互関係を全米併存症調査・反復版（National Comorbidity Survey Replication）によるデータを用いてマッピングした。そして、幾つかの症状がうつ病とＧＡＤとの双方のネットワーク内の症状につながりをもつことを発見した。彼らはそれらの症状を架橋症状と名づけた。

うつ病とＧＡＤにおいて、この二つのネットワークを結ぶ架橋症状には睡眠障害（SP）、疲労（F）、集中力の低下

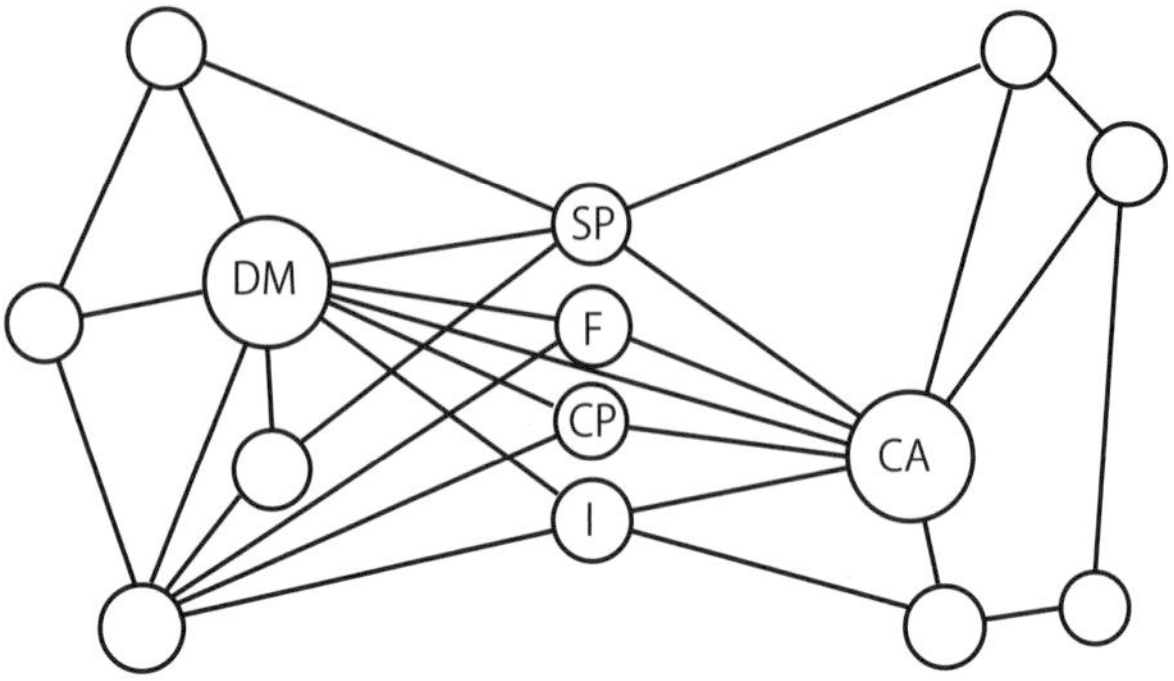

（concentration problems：CP）、易刺激性（irritability：I）が含まれる。たとえば、抑うつ気分（DM）という中核症状はうつ病の他の症状と複数の関係をもつ。抑うつ気分はまた複数の架橋症状とのつながりをもち、それらの症状を介してGADのネットワークにおける症状ともつながっている。抑うつ気分は、慢性不安（chronic anxiety：CA）というGADの側の中核症状と直接的なつながりをもつ。したがって、抑うつ気分は架橋症状としての役割と、中核症状としての役割という二重の役割を果たしていることになる。このモデルでは、拡散する活性化プロセスの結果として併存症を把握することができる。脆弱性の大きい人では、ひとたび活性化された症状ネットワークはフィードバックループを通じて活性化されたままになるのである。

伝統的な医学的分類の考え方では、良い診断基準とは疾患の感度の高い指標でありかつ特異度の高い指標である。それゆえに易刺激性のような症状はうつ病にとって理想的なクライテリアではない。なぜなら易刺激性はうつ病に対する感度は高いけれども特異度が高くないからである。高い不安をもつ人々もまた易刺激的である。しかしネットワークという観点においては、架橋症状はそれらが単一の疾患に特異的でないからといって無視されはしない。むしろ架橋症状は複雑化した事例がどのように生じてくるのかを理解するのに役立つ。架橋症状を度外視すると、クラスター間のギャップは現にあるよりも大きく（より「実在的」に）見えてしまう。

症状ネットワークモデルは重要なことを示唆している。それは、診断者は患者が基準を満たす診断カテゴリーに注意を払うだけでなく、活性化された症状の数にも注意を払うべきだということである。二人の異なる人がそれぞれＤＳＭのうつ病エピソードの基準A項目のうち四項目のみを満たす場合、満たす項目が五個に達しないという点で、両者ともうつ病とは診断されないだろう。しかし仮に、一方が満たすクライテリアは中核症状で構成され、その中核症状が架橋症状を介して不安障害ネットワークのような他のネットワークにもつながっているのに対して、もう一方が満たすクライテリアには中核症状が少ないという場合、前者のほうがより大きな社会的および職業的な機能不全を経験するだろう。[*8] あらゆる閾値下の病態が等しいわけではない。ＤＳＭ－５の次の言明をふたたび考えてほしい。「……多くの疾患『カテゴリー』間の境界はＤＳＭ－Ⅳで認識されていたよりも生涯の経過を通して流動的であること、ある一つの疾患に割り当てられた症状の多くがさまざまな程度の重症度で他の多くの疾患に起こる場合もあること、である」（DSM-5, p.5）〔邦訳 p.5〕。

併存症に関して実証的に示されたパターンからすると、うつ病と診断された人が不安関連の症状を経験することは予想外のことではない。しかし不安関連の症状は、うつ病概念に含まれるものとしては通常は記載されない。本質主義者の立場からすると、これらの余分な症状はある患者のうつ病にとって本質的ではなく偶有的な特性である、ということになるだろう。しかし、症状ネットワークの見地からすると、これらの症状はその人の症状クラスターにとって不可欠な部分かもしれないのである。

注意すべきことだが、ネットワークモデルは根底にある因果構造を消去するわけではない。たとえば、睡眠障害のような症状は、根底にあるメカニズムの多重性に関連づけて、多くの解析の水準（遺伝学的、生理学的、解剖学的など）において理解できる。さらに研究者は、睡眠障害と集中力の低下との因果関係が、二種類の基盤メカニズム同士の関係を伴うものかどうか、すなわち、二つの中間表現型同士の直接の因果関係を伴うものかどうかを、調べることもできるだろう。

道具的唯名論の立場からは、「睡眠障害」のような症状は多様な症状を要約した概念的抽象化である。一方、個々の種別の睡眠障害（早朝覚醒や入眠困難など）はそれ自体が根底にある因果的メカニズムの結果である。不完全共同体が、症状クラスターを表す多数の点から構成される群れのようなものだとすれば、「睡眠障害」のような多くの側面をもつ症状については、症状の根底に組み込まれたメカニズムは多元的であると予想できる。この「低木の林」のような多層ネットワークでは、根底にある因果特性の重要性のような本質主義の基本的洞察のいくつかは保持されるけれども、そうした特性を、その症状が何であるかという同一性を決定する普遍的なものとみなすような慣習的な本質主義的枠組みは放棄される。

また、道具的唯名論の観点からすると、個人のレベルで作動する症状ネットワークは、あまりに個別的かつ特異的であるため、多くの情報を与えてくれはしないだろう。ある症状ネットワークがどのようにして生じ、現にどのようであり、今後どうなると予期されるかを語りたければ、そのネットワークはより一般的で、一連の事例グループについて要約したものでなければならない。ただし、ポール・ミールやボブ・クリューガーのような科学的心理学者であれば、ひとたび物事をグループ化して「睡眠障害」や「うつ病」などと呼ぶならば——とくに、それらを測定することになれば——それらの名前／概念が潜在変数になってしまうということも指摘するだろう。

8-5　不完全共同体における障害の同定

本章を終えるにあたって、先述した精神医学のドメインに関する不完全共同体モデルについて再考しよう。精神科の疾患とは、精神病医が診ていた症状クラスターにその周辺症状が徐々に追加され、さらに力動精神医学の影響を受けてからはさまざまな神経症クラスターの症状も徐々に追加された、その結果として生じたものである。そして今日、私たちの前には広大な症状空間（ヴァリエーションに富む精神医学のドメイン）が広がっているが、それは複数の仕方で組織化できる。ＤＳＭとＩＣＤはこの症状空間を組織化する二つのやり方である。しかし上述のような（ヴァリアントにヴァリアントを継ぎ足すという）この領域の成立過程のために、いかなる組織化であろうとも、一つのやり方では重複する関係性のすべてのモデルを作ることはできない。

ネットワークモデルは症候群のみならず症状に焦点を合わせているが、このことは不完全共同体モデルに重要な貢献をする可能性がある。十九世紀から今日にいたる精神医学ドメインの進化では症状間の相互関係への注目が重要な役割をはたしてきた、という見解は納得のいくものである。ベリオス（1996）が記しているように、十九世紀の半ばには、メランコリー、マニー、フレニティス，デリリウム、パラノイア、レサルギー、カルス、デメンチアというそれまでのカテゴリーはすでに断片化されており、それらは新たに再編成された。そして二十世紀にはさらなる再編成がなされた。ネットワークモデルからすると、精神医学の歴史におけるこれらの再編成は恣意的なものであったわけではないことになる。しかしその一方で、これらの再編成が、その本性において唯一特権的な分類の発見であったわけでもないことになる。

ネットワークモデルは疾患と正常性とのあいだに実践の上で重要な区別を作るための材料もまた与えてくれる。それは、精神科疾患とは「精神科医が治療することにしたもの」であるという恣意的な定義の問題を避けるためのものである。不完全共同体の周縁部に関していえば、疾患と正常との区別は概念的により細やかな配慮を要する。この区別は、客観的な機能不全のような単一の本質主義的な基準を用いてなされるというよりも、多配列的な分類原理（類似による分類）に基づくクライテリアの集まり（すなわち、精緻化された概念の集合）を用いてなされる。それらの基準は精神科医および他のメンタルヘルスの専門家が扱うものに一定の制約を加える上で役立つ。すなわち、これらの基準の多くが満たされるほど、ある症状クラスターを疾患であると考えることの妥当性が増すことになる。

本章をまとめてみよう。疾患を同定する第一のステップでは、機能の減弱の経験がしばしば必要とされる。その衰えは人生の経過において予期されず望まれないものであり、そして精神医学のドメインの症状によって生じたものである。ときに症状は衰えではなく機能障害にのみ関連する。また、症状は将来のさらなる機能障害のリスクを示すものかもしれない。第二のステップは、これらの症状は正常な変動を超えるものであり治療に値すると定めることである。これが疾患への帰属、すなわち、ある状態を疾患に含めることである。

疾患への帰属を行う際に考慮すべきことには以下のものがある。（a）その人が精神医学的症状のネットワークに入り込んでいる度合い。ここでもっとも重要な基準は機能の減弱の存在である。とはいえ、それは必要不可欠な基準ではない。また（b）それらの症状ネットワークは、一過性で変わりやすいものではなく固定的であるほうが、より疾患らしいものとされる。さらに（c）より重篤な症状やより複雑な症状ネットワークは疾患への帰属を支持する。アンヘドニアのような苦痛をもたらす心理的症状に対して、（d）その人が機能を（かつその人の人生として充実した状態を）保ちつづけることを可能にする代償因子が存在しないなら、疾患への帰属はより根拠のあるものとなる。そしてまた重要なのは、アセスメントを一つの時点だけに限らないことである。なぜなら（e）症状の既往歴や家族歴があれば、その人がその疾患を持つ元々の可能性が高まり、疾患への帰属がより妥当と思われるようになるからである。

第9章　四つの概念的抽象化——自然種、歴史的概念、規範的概念、実践種

9−1　社会的構成物 vs 自然種

社会的構成物とは何か。それは人が自ら考えだし、生みだし、つくりあげたものだということになっている。社会的構成物とは時代と社会のプロセスに依存してつくりだされるものだという意味において、社会的構成物は実在するものではないと想定されている。だがこの想定はたやすくひっくり返してしまうこともできる。たとえば通貨や政府は社会的に構成されたものであるが、それらが実在するという主張に対して誰も反対はできないだろう。すなわち、アメリカ合衆国の財務省によって現在印刷されている紙幣は実在のものであり、ジョーのガレージの隠し部屋で刷られているものは偽札である。イギリス政府は実在のものであり、惑星連合は虚構である。

サイエンス・ウォーズにおいて、物理学者と生物学者の頭に血をのぼらせたのは、実在や真理、客観性、事実は社会的に構成されているという主張であった。そうした主張にはなにか直観に反するものがある。第7章では私たちの期待や選好が抵抗をうけることが客観的なものの印であると論じた。たとえば原発事故に際してその付近で働く人がガンマ線を浴びたくないと思ってもそうはいかない。ガンマ崩壊のプロセスは人間が発明したものではなく、したがって社会的構成物ではない。

しかし客観という観念それ自体はどうだろうか。そのようにハッキング（1999）とブルア（1999）は問いかけるかもしれない。客観という哲学的観念は、多くの意味の層をもつ一つの抽象的な概念である。言語を生み出すのは共同

体であり概念は言語の一部であり、それゆえにあらゆる概念は社会的構成のもとにある。だとすれば実在、真理、客観、事実といった哲学的な概念も社会的構成の一部だということになる。

それでは、私たちが概念化する（そして名づける）ものは何であれ社会的構成物なのだろうか。いや、それではおかしいだろう。ある何かが社会的構成物であると考えるなら、それとは別のものを社会的構成物ではないものとして考えてない限り、何を言いたいのかわけがわからなくなってしまうのではなかろうか。たとえば、社会的構成の対照概念の一つは、人間が存在しなかったとしてもなお存在する事物の概念である。例としては電子やガンマ粒子などがある。いずれも社会的構成物ではないものとして容易に概念化されるものだ。もう一つの対照概念は、人間とは独立に存在しているのではないとしても、人間に知られているかどうかとは独立に存在する事物の概念である。その一例として、人間に特異的であり、かつ人間に「発見される」以前から存在した疾患が挙げられるだろう（たとえば全身性エリテマトーデスである）。

そのような事物は自然種と呼ばれる。しかし、事物を自然種の領域に入るものと社会的構成物の領域に入るものとに分けるといったことは本章の課題ではない。そうではなく本章では、自然種および社会的構成物を多様な目的のために用いられる哲学的概念として分析する。自然種の概念は化学元素や生物種、疾病に共通するものを指示する名前として想定されている。そして自然種の概念は、そこで扱われているものについて、それが心とは独立に実在しており、さらに科学的妥当性を有しているという、二つの点を形而上学的に強調するためにしばしば用いられる。社会的構成物の概念は金銭、ジェンダーの役割、公民権などに共通するものを指示する名前である。また科学では、社会的構成物という考え方は、種別に関する諸概念に歴史と社会が影響を与えているということについて、何かを主張するために使われることがしばしばある。第9章では、自然種および社会的構成物の概念は、程度の差はあれ、精神医学的な現象のさまざまな側面を明らかにしうるものだと論じる。

9-2　自然種の概念――感情障害の例

メランコリー

メランコリーの概念は長い歴史をもつ。ベリオス（1996）によれば、十六世紀から十八世紀にかけて、メランコリーは強迫、心気、強固なとらわれ、猜疑心といった、さまざまな症状のクラスターを含んでいた。メランコリーの患者は妄想的になりやすいと考えられる一方、悲しんでいたり、喜びの感情を失っていたりするものとは考えられていなかった。

同様に、ジェニファー・ラッデン（2003）は次のことに注目している。中世では、メランコリーは女性より男性に多くみられた。大うつ病性障害は現在、有病率の男女比がおよそ一対二になっているが、かつてのメランコリーはそれと疫学的に逆転した姿を呈していた（Kessler, McGonagle, Swartz, Blazer, & Nelson, 1993）。ラッデンはまた、メランコリーが男性一般の疾患というよりも、感受性が強く創造的な男性に一層みられやすい疾患であったことも指摘している。

それとは明らかに対照的に、ホーウィッツとウェイクフィールド（2007）、およびジャクソン（1986）は、メランコリーは時代を超えていつでも同一の実体を指示する言葉だったと述べている。彼らの考えによれば、メランコリーの本質とは、明らかな原因なしに生じて衰弱をもたらす恐怖と悲しみである。彼らの見解によれば、心気的行動と妄想的思考とを「メランコリー」と診断した精神病医は、黄鉄鉱を「金」と呼んだ錬金術師と同じようなものである。メランコリーという公的《オフィシャル》な疾患構成概念によって、経験的には異なる疾患であるはずのものがただ一つの名前で呼ばれることになってしまったのだ、と彼らは述べている。

それでは、男性ではメランコリーの有病率がより高いというラッデンの報告についてはどう考えるのか。ホーウィッツとウェイクフィールドは、メランコリーという構成概念が、正当な医学的疾患と当世流行のメランコリー気質との両者を指すことで、二重の役割を果たしたのだと主張する。メランコリー気質は、満たされておらず、知的で、想像力があり、風変わりで、深い洞察力をもつことと関連づけられていた。このメランコリー気質が女性より男性に多かったのだろうと彼らは考えている。

デプレッション
デプレッションという用語は、活力の喪失や精神運動制止といった身体的症状を暗に示している。この用語は十七世紀に「メランコリー」症状の下位クラスターを記述するために導入された（Jackson, 1986）。興味深いことに、ベリオスによれば、十八世紀には素人のメランコリー概念は悲しみを強調したものとなっており、妄想性の狂気と同義であった医師たちのメランコリー概念とは対照をなしていた。このようなメランコリーの素朴概念は、統合失調症を「人格の分裂」と考える現在のポピュラーな概念と比較できるだろう。ただし、十八世紀の医師たちのメランコリー概念から悲しみと喪失によって規定される今日の感情障害へという展開は、科学上の構成概念が素朴な構成概念により類似したものへと改変されるという、めずらしい事例となっている。
デプレッションという用語が生まれるもとになったレサルギーの症状（活動性の喪失など）と、そしてアンヘドニア（喜びの感情の喪失）や悲しみという素朴な症状とに加えて、大うつ病性障害の枠内に入る症状ネットワークには、集中困難、罪責感、決定不能、自己嫌悪、社会的ひきこもり、無力感と絶望感が含まれる。

神経衰弱
神経衰弱の概念は一八六九年にアメリカの精神科医ジョージ・ビアードによって導入された。それは全身の消耗と疲労を感じ、背部痛、消化不良、頭痛、不眠を訴え、不安や恐怖症を含む心理的問題に苦しむ患者集団を指すものだった（Shorter, 1997）。ウィリアム・ジェイムズは自らを神経衰弱だと考えていた。「アメリカの病」と呼ばれていたにもかかわらず、神経衰弱の概念はヨーロッパでとても流布することになった。しかしそれはあまりに包括的であったため、一八九四年にフロイトは神経衰弱の診断を二つのカテゴリーに区分した。すなわち神経衰弱と第二の病態である。後者をフロイトは不安神経症（パニックおよび全般性不安障害の一種）と名づけた。同様にジャネは精神衰弱という、より狭い概念を一九〇三年に導入した。精神衰弱の概念は生物学的な病因よりも心理学的な病因を強調したものだった（Berrios, 1996）。

神経衰弱の概念は二十世紀初頭に中国に導入された（Lee & Kleinman, 2007）。一九八〇年代になっても、うつ病という診断は中国ではまれにしかなされず、神経衰弱が精神医学における「風邪」であった。しかし草分けとなる実証的研究において、精神科医のアーサー・クラインマン（1982）は神経衰弱と診断された中国の患者の大部分が大うつ病性障害の診断基準も満たすことを発見した。主な訴えは頭痛や体の痛み、不眠、めまいであったが、中国の患者たちは不快気分も経験していた。しかし彼らは、そうした気分は診察の場面で訴えるのにふさわしいものではないと信じていたのだ（Kleinman & Kleinman, 1985）。

ホーウィッツとウェイクフィールドとは対照的に、クラインマンはＤＳＭのうつ病概念の線引きは狭すぎると主張する。より制限されていない症状ネットワークには健康への懸念、痛みの訴え、あらゆる形の不安も含まれるのである。

アーサー・クラインマンおよびジョーン・クラインマンによれば、神経衰弱は顕著な身体的な表現を伴ううつ病である（Kleinman & Kleinman, 1985）。また、身体的な愁訴は世界中で、より一般的にみられるものである。アメリカ合衆国では身体症状は抑うつおよび不安から区別されて身体症状症のカテゴリーに入れられている。クラインマンによれば本当に説明を要するのは、世界における他の場所での身体症状の重要性ではなく、欧米における感情障害の内面化および精神化である。

一九八〇年代にこれらの主張が公表されたとき、中国の精神科医はうつ病と神経衰弱との概念間の類似性は理解していたが、自らの患者がうつ病であると言うことには消極的であった（Kleinman, 1988）。しかしその後、中国の精神医学は大きく変化し、神経衰弱は周縁的なものとなり、大うつ病性障害という診断が好まれるようになった（Lee & Kleinman, 2007）。

中国における診断上の選好の変化からは、次のような問いが導かれる。メランコリー、うつ病、神経衰弱には文化や時代を超えて変わらない共通のなにかがあるのだろうか。もしあるとすれば、それは哲学者が自然種と呼ぶものにおそらく対応するだろう。そこで自然種の概念について見てゆこう。

9-3　自然種の分解

先に述べたように、自然種は哲学的概念であり、何らかの化学元素、生物種、あるいは疾患に共通するものを指示する。キッチャー（1993, 2001）によれば、科学の進歩にともない、私たちの専門用語は自然種を指示するように次第に修正されてゆく。デモクリトス、ダルトン、トムソン、ラザフォード、ボーアによる原子の概念の変遷は、このような進歩の例である。古代ギリシアにおける元来の原子の概念は、それ以上分割できないものという簡潔なものだった。それに対して、原子のボーアモデルにたどり着いたとき、原子の概念はとても異なる、より特異的なものとなっていた。すなわち、原子には正の電荷をもつ原子核があり、その周囲を離散的なエネルギー準位をもち中心を同じくする電子殻に位置する電子が取り囲んでいると考えられるようになった。

このように自然種の概念は進歩の概念と結びついており、そのために科学的実在論の議論において重要なものである。自然種の概念はまた動く標的のようなものであり、人によってかなりの意味の違いがある。クーパー（2007）の見たところ、哲学者たちは自然種についてしばしば食い違った話をしているという。

この点についてはハッキング（1991）とともに、自然種の伝統について考えることが役に立つ。他の伝統と同様に自然種の伝統にはいくつかの特徴がある。それらの特徴は安定したものだが、いずれの特徴もその伝統に参与する者によって濃淡をもって強調されるし、省略されることさえある。また、それらの特徴は自然種に特異的なものではない。たとえば、因果的プロセスの産物であるという特徴は、金融政策のような社会的・歴史的構成物にも電子のような自然種にもあてはまる。以下、自然種の概念をその伝統に一般的にみられる五つの特徴に分解することによって明らかにしよう。その特徴とは以下のものである。

自然に生じる
帰納を支える
因果的に生み出される
自然を節目で切り分ける
科学の権威に従う

これらの特徴はいくらか重複したものだが、ここでは過剰包摂的であるほうがより包括的な理解を与えてくれるだろう。

自然種は自然に生じる

自然種とは自然に生じた種別であると直観的には理解されるかもしれない。心理学の入門講義を受けている学生にうつ病は自然種かと尋ねてみれば、おそらく賛成するだろうし、それはうつ病は風邪と同様に自然に生じるという信念に基づいてのことだろう。

しかし、自然らしさとは曖昧な概念である。自然に生じるという概念の重要な対照概念の一つは人工的あるいは加工された（modified）という概念である。トマトは自然なものである。有機栽培されたトマトはさらに自然なものであると言う人もいるかもしれない。しかし遺伝子組み換えトマト（genetically modified tomato）は「不自然」だと言われる。なぜなら人間の目的に役立つように操作された特徴（たとえば病気への耐性）をもつからだ。

それとは一貫していないことに、イヌと呼ばれる品種改良されたオオカミ（genetically modified wolf）は自然なものと考えられている。いくつかのケースではそのイヌが最初に現れた時期を特定することさえできる。たとえば、ジャーマン・シェパードは十九世紀後半に種々の牧畜犬を交配させて、とりわけ警察犬として役立てるために生み出された（Walker, 2006）。シェパードには臀部の異形成などの多くの身体的問題があることが知られているが、それらはおそらくそうした交配法の結果であろう。

ブルドッグもまた、人間にとって価値がある特徴、とくにぽっちゃりした顔や太くてずんぐりした体といった肥大化した特徴を持つように選択されてきた（Denizet-Lewis, 2011）。ジョージア大学のマスコットのブルドッグは良く知られた例である。初代のアガI世およびその子孫は昔のより自然なブルドッグとはとても違った姿をしている。その「魅力的」な特徴の結果、彼らは機敏さを失い、呼吸困難を抱えている。自然が生み出すところにまかせていたら、これらのブルドッグは存在しなかっただろう。

自然なという概念の第二の対照概念は人工的あるいは合成のという概念である。合成されたものの例には、合成ダイヤや合成繊維、モーターオイルがある。この対比に関しては、化学元素のような範例的な自然種でさえ場合によっては自然であることが疑わしくなる。たとえば、ウラニウムより大きな原子番号をもつ元素の多くは自然に生じることはなく、主に実験室で作られたときにだけ存在する。それらの元素が「自然な」ものだというのは、合成ダイヤを自然なものだというようなものである。

自然なという概念の第三の対照概念は製造されたという概念である。哲学の歴史という面から考えてみると、自然種の概念が導入された十九世紀は産業革命の時期であった。この時代には、あらたな素材や生産手段が利用可能になったことで製造された種別が爆発的に増えた。コンピュータや車は製造される。それらは自然に生じない事物の範例である。しかし、他の事物に比べて不自然ではない製造物もある。たき火や衣服はほとんど人の歴史とともにあり、アリにとってのアリ塚と同様に、人間にとって自然なものである。ホモ・エレクトゥスのような私たちの直接の祖先はすでに火と衣服を手にしていた。火と衣服はホモ・サピエンスにとって自然な環境の一部であり、それなしでは進化できなかっただろう。また、小麦粉や砂糖、コーンスターチは製造物でありながら自然の産物でもあるものの例である。

最後の、もっとも含みをもつ対照概念は逸脱した、間違ったという概念である。すなわち、自然なものは「良い」ものであり、より自然なほど良いものだと考えられる傾向がある。次章で考察することだが、親しい人との死別による抑うつ症状は自然なものであり、したがってなんらかの価値をもつものであり、疾患ではないと考える人たちもいる。

自然さを道徳上の価値とみなすことにともなう一つの問題は、自然がこの世でただ一つの良いものというわけではないということだ。自然のなかにはまた、ワイン畑や湖のように、人間が作り上げた多くの良いものが存在する。私たちの現代世界における最良のもののほとんどは、自然に手を加えることで改善されたものである。冷蔵庫や電灯、心臓バイパス手術は不自然なものであるが、しかし逸脱したものではない。

つまるところ、自然に生じた、あるいは自然なという概念は曖昧で形而上学的な含みのある概念であり、その境界がはっきりしない場合もしばしばある。精神医学および心理学においては、自然種について語るよりも「科学的意義を持つ種別」について語ったほうがよいかもしれない。

自然種は帰納を支える

自然種概念のこの構成要素は、クーパーが科学における種別（Cooper, 2007）と呼んだものの一側面である。個物を集めてグループ化することによって、人はそれらの事物について新たなことを学ぶことができる。その種別の事物がどのようにして存在するようになったか、今はいかなるもののように存在しているのか、さらにそれらについて今後どのようなことが予測できるのかといったことを学ぶことができる。たとえば、いまはじめて診た患者がパニック障害になりかけていると聞いた精神科医は、その患者にパニック発作の病歴があることや、さらなるパニック発作への恐怖から発作がはじまること、うまく治療されなければ現在している活動を止めて閉じこもりがちになってしまうかもしれないことなどを推測することができる。

集団に関する研究に基づいて個別のものについての推測ができるためには、その種別に属する成員のなんらかの一様性（あるいは同質性）が要求される。金や電子といった最も同質的な種別はどの個体をとっても同じである。金や電子はときに普遍概念とされるが、それは、電子がみな同じなのは、電子の普遍的本性が各々の場合にいつでも完全にそなわっているからだという想定にもとづいている。

経験論者は普遍概念に関して、とりわけ生物学における普遍概念に関して懐疑的である。マイア（1993）によれば、ダーウィン以前、生物種は宇宙に備わる固定的で変わり得ないものの一部であり、生物種の個々の成員はみな同一の本質を共有するものと考えられていた。しかしダーウィンはこのモデルを退け、一つの生物種は多様な個体の集まりだとした。生物種は固定的なものではなく生成消滅するものである。ライガーやタイゴンのような雑種の存在が示すように生物種どうしの境界もまた曖昧である。生物種に関するダーウィンの唯名論によって生物学者はすべての生き物を一つの不完全共同体として考えることができるようになった。

進化論者にとって生物種（species）は生物体を系統分類するために使用できるひとつの抽象概念である。生物種の概念を普遍化して、ある生物種（すなわち、動物、植物、真菌、細菌における生物種）のすべての個体に等しくあてはまるようにする、ということは不可能であった。生物種に対するダーウィンの唯名論的見解に沿ったやり方で、生物学者は多様な生き物を分類するために複数の生物種概念を導入してきた。これまで提案されてきた生物種概念としては、生物学的（Mayr, 1988）、進化論的（Simpson, 1961）、数量表形学的（Sneath & Sokal, 1973）、系統発生学的（Ridley, 1986）、生態学的（Van Valen, 1976）など、さまざまな生物種概念が挙げられる。

精神医学上の分類に関する私の著作は、精神科疾患は化学元素よりも生物種に似ているという主張にはじまった（Zachar, 2000a, 2008）。生物種同様、多くの疾患概念が精神科領域における多様なクラスターを分類するために導入された。マキューとスラヴニー（1998）は疾患（例：躁うつ病）、ある特性の極端さ（例：過剰な不安）、獲得された行動（例：過食症）を区別している。これらの疾患概念は、ある精神科疾患のすべての事例に完全にそなわっているという意味での普遍的なものではない。疾患と疾患との境界もまた曖昧である。複雑な症状ネットワークは、それぞれについては同質性が高いクラスターがいくつかで雑種を形成したようなものである。

しかし、私たちの唯名論は道具的な性格のものである。精神医学的な症状のクラスターをグループ分けすることは、それらのクラスターに関する帰納的一般化のために有用である。そうした一般化は、そのクラスターがどのようにして存在するようになったかを理解し、現在はいかなるもののように存在しているのか、さらに今後どのようなことが予測できるのかといったことを知るためになされる。

自然種は世界の因果的構造によって作りだされる

この構成要素は科学における種別の第二の側面である。妥当性のある科学的種別はランダムに生み出されるものではない。むしろ、その種別のさまざまな特徴は共有された因果的プロセスの結果としてのまとまりをもつ。たとえばマーフィー（2006）によれば、精神科疾患は異常な因果的プロセスの結果であると考えたときに最もよく理解される。すなわち、それらの疾患はなにかの具合が悪いことのあらわれなのである。

精神科疾患の分類に関して長年にわたって訴えられている不満がある。それは、精神科疾患が根底にある病因ではなく観察される症状によって定義されていることである（Meehl, 1986; Wakefield, 2004）。もともと「記述的アプローチ」は目的のための手段であって目的そのものではなかった。クレペリンの仕事にルーツをもつ記述精神病理学は、ファイナー基準としてこの領域に再び導入された。その目的は、生物学的立場の研究者が因果的に同質のグループを選択するための助けとなることであった（Feighner et al., 1972）。このアプローチはＤＳＭ-Ⅲにおいて実行に移されたが、精神科医が驚いたことには、記述的に定義された診断カテゴリーは因果的に異種混交的なものでありつづけた。

■ＮＩＭＨの研究領域基準（ＲＤｏＣ）

観察可能な類似性のみに基づいて分類を行うことには大きな問題がある。似たように見える二つの事物が実際には異なっていることもありうる（たとえば、コウモリの翼と鳥の翼）し、違ったように見える二つの事物が実際には同じ種の事物であると考えたほうが良いこともありうる（たとえば、梅毒と精神異常における進行麻痺）。これまで見てきたように、精神医学的な症状の領域が進化するなかで、重複部分をもつ症状のクラスターが逐次加えられてきた。ますます多くの研究者が、ＩＣＤやＤＳＭで用いられている記述的な構成概念は、精神医学的な症状を病因論的に意味のある疾患へと分解するうえでの障害となっていると主張している（Cuthbert & Insel, 2010; Hyman, 2010; Insel & Cuthbert, 2010; Sanislow et al., 2010）。

すなわち、精神科疾患は現在のところ自然種ではないけれども、そうあるべきだ、ということである。この状況を救うために、ＮＩＭＨは研究領域基準（Research Domain Criteria : RDoC）のプロジェクトを開始した。ＲＤｏＣはかつてイェール大学の精神科医ブルース・ウェクスラー（1992）によってなされた提案と同様の志向をもつ。その根底にあるのは、精神医学の伝統的な症候群は多様な因果的経緯によって引き起こされるものであり、したがって病因論に基づく分類を発展させるためのものとしての見込みはあまりない、という認識であった。ウェクスラーは、大うつ病性障害や躁病、統合失調症といった症候群を、レム潜時のような生物学的マーカーを共有する症例のグループによって置き換えることを提案した。このアプローチは因果的に同質の集団を選び出すうえでより助けとなるだろうとウェクスラーは考えていた。

ウェクスラーのボトムアップ方式の提案と、現在のＮＩＭＨの提案とには一つ重要な違いがある。それは、ＲＤｏＣの目標はより高次の症状空間における因果的実体の発見にあるという点だ。ＲＤｏＣにおける研究の「領域」はトップダウン方式に心理学の水準で定義されている。その五つの研究領域とは陰性感情価システム、陽性感情価システム、認知システム、社会的処理システム、興奮／制御システムであり、それらは行動と認知に関する神経科学において有用であると証明された一連の変数から抜き出されたものである。さらに、ＲＤｏＣのマトリックスでは、それぞれの領域は複数の側面に区分される。たとえば陰性感情価の領域には恐怖、不安、喪失の側面がある。これらの側面は遺伝学から自己報告に至るまでのさまざまな水準において研究される。

陰性感情価といった広い構成概念は、うつ病というような慣習的な構成概念と比較すれば、根底にあるメカニズムの発見により有用かもしれない。サニスローら（2010）によれば、将来、臨床上のうつ病は疾患ではなく、発熱のように、症状とみなされるかもしれない。そして、抑うつ症状がみられる場合には、症状の根底にあるさまざまなメカニズムの存在を示す診断マーカーに関する検査を行いましょう、ということになるかもしれない。

■因果的本質を伴わない特性クラスター

哲学の専門家であればこの章を読んで、ＮＩＭＨが心理学上の本質主義の路線に沿って因果的に重要な内的特性という観点から病気の原因をつきとめようとしていることを、すでに見ぬいているだろう（第４章参照）。[*1] 医学において自然種を持ち出してくる研究者は、本質主義に基づいていることが多いものである。

科学革命の一つの特徴は、中世においてとても盛んであった本質による説明が、普遍的な自然法則による説明に置き換えられたことである。そして物理科学においても、金や電子といった自然種は自然法則の産物であると伝統的に考えられてきた。ただし、第４章でみたように、本質は法則に先立つとすることでエリスらは本質主義をよみがえらせた。科学的な新本質主義者によれば、法則は自然種に内在する能力の表現である。それらの能力が必然的であるからこそ、関連する法則は普遍的で、どこでも同じものなのだ、と彼らは主張する。

とはいえ、エリスも認めるように、人間を含む生物種を構成する集団はどの時点においても互いに異なる諸個体からなり、その後の世代は時代とともに異なるものとなってゆく。ある生物種の成員のもつ特性の多くは必然的ではなく偶然的なものである。重要な因果的要素は普遍的かつ必然的なものではなく局所的で統計的なものになる傾向がある。たとえば、遺伝子の構造はその「効果」からしばしばかけ離れたものであり、元素の微小構造がその特性を定める場合とは異なり、遺伝子の構造は、一定不変の仕方で生物体がその特性をもつようにするわけではない。同様に、幼少期に性的虐待を受けた経験は境界性パーソナリティ障害（borderline personality disorder：BPD）発症の可能性を高めるが、それは必然的なものではなく、そこにある脆弱性因子と保護因子とのバランスによる。

科学史を、本質が法則に、そして最近では法則が因果的メカニズムに道を譲ってきた歴史として見る見方がある。説明に対する本質主義的および法則定立的（法則が支配するという）アプローチの不適切さをふまえて、ボイド（1989, 1991）は、科学的な種別にとって重要なのは、特性クラスターが推論を支持するのに十分なまとまりをもつこと、因果的プロセスの結果としてそうであることだと指摘している。特性のクラスターは、もともとは生物学的な生物種をモデル化したものであり、不完全共同体でもある。クラスターを維持する因果的プロセスは、メカニズムの集まりだと解釈されるが、必ずしもある種別に属するすべての成員を同じ結末に導くわけではない。メカニズム的特性のクラスターおよび症状ネットワークモデル（第8章参照）では、重要な因果的メカニズムはクラスターの内部にあっても外部にあってもよい。[*2]

精神医学的な種別についてケンドラーら（2011）は、異種混交性の問題のために実在的な本質が発見できなくても、因果モデルの理念を精神科医と心理学者は捨てなくてよいと論じている。科学的な精神病理学の目的の一つは「この疾患はいかにして生じたのか」を説明することであるはずだ。ある診断概念は多様な個別事例を指示している。そうである限り、メカニズム的説明の目標の一つは、相互に作用する内的および外的メカニズムがどのようにしてその多様性を生じさせるのかを示すことになるだろう。こうしたモデルにおいては、多様性は消去すべき問題とはかぎらない。それは説明されるべきことの一部なのである。

自然種は自然を節目で切り分ける

「適者生存」や「ビッグバン」といった語句と同様に、「自然を節目で切り分ける」(carving nature at the joints) という語句は一つのスローガンである。自然種概念のこの特徴は、科学的な種別や分類、カテゴリーは発見にもとづいているということを強調する。たとえば、DNAとRNAという二種類の核酸の区別は、世界に関する実証的に発見可能な特徴と結びつけることができる。時とともに、RNAポリメラーゼやレトロウイルスの存在といった発見がさらになされるにつれ、この区別はより強固になった。発見のプロセスが続いたことで、もともとのDNA-RNAという区別はますます認めざるをえないものとなった。

ただし、節目で切り分けるという特徴は精神医学上の分類には適用しがたい。症状ネットワークの複雑さや個々の事例の独特さのあまり、ある特定の症例について診断のために情報を集めているときに、統合失調症のような抽象的な疾患概念がとても不十分な、漠然としたものに思えることがある。

自然種の定義、本性、境界は科学の権威に従う

自然種のこの特徴に注意を促したのはクリプキ（1972）およびパトナム（1975）の重要な貢献である。彼らの考えによれば、いくつかの事物は、発見はできても作り上げることや変えることはできない「実在的な本性」をもつ。たとえば合衆国議会の本性は議会運営を規定するルールを書きかえることで変えられる。しかし電子の電荷を変えることや、自然法則を書きかえて負の電荷を持つ電子が互いに引き合うようにすることは誰にもできない。科学共同体は

自然種をデザインする作者や立法者としての権威はもたない。彼らがもっているのは情報にアクセスできるレポーターとしての権威である。

ただしこの点で重要なことであるが、科学者の仕事は、事物の本性とそれらが構成される仕方を十分に学び、それらを操作できるようになることである。さながら、立法者が議会のルールを操作するようなものである。たとえば電子に関していえば、新たな粒子を作りだすべく陽電子に衝突させる電子ビームを作りだすといったことをするために、物理学者は条件を変化させる術を学ぶ。この操作は生物学と医学ではより直接的である。その共通の（そして異論の多い）目標の一つは、人々の遺伝的本性をそのニーズにより合うようにデザインしなおすことである。

第6章での権威構造に関する議論から予想されるかもしれないが、科学の権威に従うという問題は精神医学の疾病分類学ではなにかと議論を呼ぶ。新しい診断マニュアルを開発する過程はそこにあるものの報告というよりも議会ルールの書き換えのようなものだという精神医学批判は根強い。次の二つの章で見るように、分類図式にとっての受け入れざるを得ない証拠が無いことは、権威の役割をめぐる絶え間ない、ときに訴訟めいた競争に結びついている。

この小節を終える前に、本書の全般的な話題に少し立ち戻ろう。私たちの形而上学的な問題意識は広く概念的問題についてのものだ。哲学上の概念――形而上学的な概念であれ、それ以外の概念であれ――に関して科学者は報告する権威をもたない。「自然種とは本当は何なのか」を発見するための実験をデザインすることはできない。自然種は概念的ツールであり、それは哲学者や科学者が有用だと思うさまざまな区別を行うために導入されたものなのである。直前のいくつかの小節において、私は自然種の意味を多少なりとも明らかにしようとしてきた。とはいえ、より十分な意味の解明のためには、その対照概念の明確化という仕事が残されている。

9–4　自然種とその対照概念

社会的構成物は自然種よりもさらに概念的に抽象化されたものであり、さまざまな目的で語られる。科学知識社会学で社会的構成物という言葉が用いられるときには、科学的な発見がどれほどまで共同体の産物であるかが強調されがちである（Latour & Woolgar, 1979; Pickering, 1984）。心理学における社会的構成という用語は情動や精神科疾患などに生物学的な本性ではなく社会的な本性を帰属させようとしていることを示唆している場合がある（Gergen & Gergen, 2003）。以下、社会的構成物の概念をそのクラスターをなすいくつかの特徴に分解する。それらは精神医学的な分類に関して考えるうえでもっとも重要なものである。それらの特徴とはすなわち歴史性、規範性、実践性である。最初の歴史性、規範性の特徴についてはそれぞれ莫大な文献があり、それを思えば私の議論は手短なものである。

自然種 vs 歴史的概念

歴史的概念は、それと同定できる時期に出現し、変化してゆく可能性のある事物を指示している。神聖なる王権、法の前の平等、人権はこの点において歴史的概念である。それらは常に存在するわけではなく、その意味は時と共に移り変わる。

対照的に、自然種とは非歴史的な事物であり発見されるのを待っていると考えられている。それらは「つねにすでに世界内にあるもの」（Scott, 1990）なのだ。たとえば光子は、最初に現れたのはヒッグス場による電弱対称性の破れが生じた後のことであるが、宇宙の歴史の大部分にわたって存在してきた。水素、炭素、ブラックホールもこの点ではどちらかといえば非歴史的なものである。うつ病にもいくらかの非歴史性を帰属させることは理にかなっていると思われる。うつ病は骨折と同様に、精神医学や臨床心理学という分野が現れるはるか前から存在していただろう。

自然種と歴史的概念との対比はより扱いにくいことがしばしばである。それはもう一つの対比、すなわち概念と事物（あるいは意味と指示対象）の対比が移り変わらざるをえないことによる。たとえば、メランコリー、うつ病、神経衰弱という三つの歴史的概念がある。[*3] しかしホーウィッツとウェイクフィールドは、それらの概念はみな——未発見の病理プロセスとして――同じ非歴史的事物を指示していると論じている。

精神科疾患概念が非歴史的な対象を指示しているという見解については、次の二点を述べておくべきだろう。第一に、いくつかの精神疾患は歴史的対象である。それらは人間の歴史と同じ長さをもつのではなく、時代のなかで現れたものである。たとえばヘア（1988）とゴッテスマン（1991）によれば、統合失調症のそれとわかる描写は十九世紀になるまで現れておらず、それは統合失調症が近代に起源をもつかもしれないことを示している。ヒーリー（2008）は同じことが躁病にあてはまると論じている。物質乱用はおそらく長い歴史をもつが、人間の歴史全体におよぶものではない。というのも物質乱用はウイスキーや高純度のマリファナ、クラック・コカインやヴァリウム（抗不安薬ジアゼパムの製剤）といった製造物に依存するものだからである。摂食障害はそれ独自の文化的な歴史をもつ興味深い事例の代表である。たとえば、年長の拒食症患者は若い患者に「良い拒食症者」でいるための最善の技術を教える。そして拒食症の共同体はその技術を時と共に「改良」してきたように思われる（Udovitch, 2002）。

疾患概念が非歴史的な対象を指示しているという見解についての第二の論点は、その概念の時代による歴史的変遷は症状ネットワークそのものの内部での可変性を反映しているのかもしれない、という論点である。この論点を提示するために、「うつ病」が中国人と欧米人とでは異なった現れ方をするという知見からなにが言えるかを考えてみたい。一つの一般的な結論としては、うつ病の具体的な現れ方は社会文化的な影響を受けるという考えがある。

自然種という見方からすると、うつ病の具体的な現れ方が時と場所によって異なることは、エクマンとフリーセン（1975）が表示規則と呼んだ現象に相当する。その主張によれば、根底にある「病理的メカニズム」はすべての人にとって同じであるが、その表現のされ方に歴史的および文化的な差異が影響するのだという。このような自然種モデルの考え方では、うつ病の移ろいやすい表現は根底にある病理的実在にとって付帯的なものである。

対照的に、不完全共同体モデルでは、昔のうつ病と現代のうつ病、あるいは合衆国のうつ病と中国のうつ病とは、密接な関連をもつ姉妹種のようなものであり、同一種ではない。生物種と同じように、内的および外的因子は複雑な特性クラスターを理解するのに役立つ。しかし、より中心的な症状の移り変わりや、そこに含意されるネットワーク全体における症状間のつながりのパターンは時代や文化によって多様でありうる。

この考え方では、内面化されたうつ病のような西欧での表現は付帯的なものではなく実質的なものだ、ということになる。表現は再帰的なフィードバックループの一部になる。たとえば、基本情動を研究する心理学者は、怒りを静めるためには怒りを攻撃的に表現すべきではないという。なぜなら、そのような怒りの表現は自らにフィードバックされて怒りを強めるかもしれないからである（Tarvris, 1989）。抑うつにおける不快気分の表現にも同じことがあてはまるかもしれない。

また、概念の歴史的な移り変わりは、複雑化した症状ネットワークの要点をつかむための、多様なまとめ方や分け方を表しているのかもしれない。自然種に関する本質主義的見解からすれば、うつ病の実在的な本性を発見するためには原則として一つのまっとうな事例があれば十分である。なぜならうつ病の本質はすべての事例に等しくそなわっているからだ。一方で、種別に関する唯名論的見方からすると、異なる事例をグループ化することはそれらに共通するものをみるためには価値があるが、その過程で個別性はこぼれ落ちてしまう――複雑な事例にとって重要な個別性さえもこぼれ落ちてしまうのである。ただし唯名論者の見方では個別例をさまざまな組み合わせで包含または除外するような、代替的な分け方が可能である。ラッデン（2009）が述べるように、うつ病すなわち喪失という現代的な概念はフロイトが導入した言葉のあやであり、事例をまとめるための見取図として役に立ってはいるが、それは唯一の見取図ではない。

一般的なものと個物的なものとの関係は哲学では一と多の問題と呼ばれる。この問題は安易な解決に抗い続けている。たとえば、ダーウィンはガラパゴス諸島で見つけたフィンチについて、エクアドルから来た祖先をもつということからそれらを一つのカテゴリーにまとめ、これらのフィンチに共通するものは何であれ、本物のフィンチを表すものなのだと主張することもできただろう。その結果できあがる普遍的フィンチは恣意的なグループ分けだと言わねばならないかといえば、決してそんなことはないだろう。とはいえ知ってのとおり、フィンチたちを一つのものと見なすよりも、交配能力といった時として曖昧でもある基準を使ってフィンチを多くのグループに分けたほうがより有用だと進化論者は考えたのだった。

ホーウィッツとウェイクフィールド（2007）の議論をリーとクラインマン（2007）の研究に結びつければ、メランコリー・大うつ病性障害・神経衰弱に共通するもの（非歴史的なうつ病）は本物の病理学的なうつ病を表している、ということを認めさせるための説得力のある理由が得られる。しかし本物のうつ病という理想化された非歴史的存在は普遍的フィンチのようなものである。生物分類学の研究が示すように、恣意的ではない分け方は複数ありうる。うつ病という「普遍」概念を関連性のある事例からなる多くのグループへと層別化することには利点もあるだろう。そういった意味でのうつ病の多様な種としては、依存性うつ病、非定型うつ病、メランコリー型うつ病、周産期うつ病、季節性感情障害、月経前不快気分障害、ディスティミア、抑うつパーソナリティなどがある。

自然種 vs 規範的概念

科学者は世界をあるがままに分類しようとするのであって、世界はこうであって欲しいと自分や他の誰かが思うとおりに分類するのではない。したがって自然種とはそのあるがままの姿であって、かくあるべしと誰かが考えるものからは独立しているとされる。自然種の本性は、定義からして、事実の問題であって価値の問題ではない。

しかし、だからといって科学的分類が価値から自由であるということにはならない。科学者は世界をあるがままに分類すべきであるという主張が、そもそも価値評価的な表現である。すなわち、かくあるべしという任意の主張（例：科学的概念は自然種を指示するべきである）や、しかじかのことをするべきであるという任意の主張（例：科学者は真理を探究すべきである）と同じことである。検証可能または反証可能であるといった、良い科学理論の特徴に関する主張もまた価値評価的である。科学的事実とは私たちが証拠に基づいて信じ「ざるをえない」ものであるという主張も、合理性の規範の存在を想定している。規範的概念、または哲学者が「認識論的価値」と呼ぶものはすべての科学分野に沁み渡っている。

したがって、科学的な分類の本性について合理性といった規範的概念を抜きに考えることはできない。もっとも「原子より小さな粒子」といった科学的概念が内在的に規範的であるというわけではない。しかし精神医学では規範は疾患の概念そのものに内在している。DSMにおいて疾患を同定するために使われている規範的な用語には、誇張された、過剰な、極端な、不十分な、著しく弱まった、理にかなっていない、不適切な、普通ではない、といったものがある。これらの規範は適正さに関する価値評価を伴うものであり、自然種のもつ中立性を欠いている。

しかしながら、精神医学に社会文化的規範が避けがたく存在するからといって、精神医学が完全に主観的になるわけではない。なぜなら規範それ自体は完全に主観的というわけではないからだ。パトナム（1987）が記すように、規範が明示されている限りにおいて規範的判断は事実問題でありうる。たとえば奇異なというのは規範的な概念だが、精神医学において「奇異な」という概念は、通常の場合、他人が頭の中に思考を吹き込んでくるといった信念のような、自己と他者との混同を指示している。統合失調症的な妄想が「奇異な」ものかどうかはたいてい事実問題である。

もう一つの事実問題として、機能の減弱の存在がある。機能の減弱すなわち衰えは観察可能な現象であり、望むと望まざるとにかかわらず人々に襲いかかるものである。このような衰えは、骨折や精神病、あるいは繰り返され弱体化をもたらすパニック発作にみられる。そうした衰えは規範を侵すものではあるが、ミニマルに規範的なものである（Zachar & Kendler 2010）。その患者には以前、歩いたり、あるいは空想と実在を区別したり、不安を制御したりする能力があった。しかし今やその能力を失ってしまったのである。以前は歩くことができたのに骨折のせいで今では歩けなくなった人は、すべてが正常であれば歩けるはずである。このことに大半の人は同意するだろう。同じことは、精神病やパニック発作のなかで、系統だった対処反応をとる能力を失う場合にもあてはまる。

自然種 vs 実践種

「自然を節目《ジョイント》で切り分ける」という好まれるスローガンが強調するように、自然種は世界に内在する構造の一部であると考えられている。したがって自然種についての分類は決定されるものではなく発見されるものだとされる。

自然種に関する思想的伝統のこの側面と比べ、それとは著しく対照的な仕事をした哲学者がネルソン・グッドマン（1978）である。グッドマンによれば、ア・プリオリなあらかじめ決定された種別のリストがそこにあって発見されるのを待っているわけではない。むしろ、世界に属する多くの事物は多様な仕方で組み合わせることができる。そして、どの組み合わせが重要とされるかは私たちの目的による。

このたぐいの主張には気をつけなければならない。というのも、共同体の目標には今のところ最善である理論を改良するという目標も含まれるが、そうした目標を満たす分類を見つけることは単純な仕事ではないからだ。それでもなお、事物を切り分ける有用な方法がさまざまに存在するというグッドマンの指摘は、とりわけ精神医学と心理学において重要である。この指摘についてさらに考えてゆくために、自然を節目で切り分けるという本質主義者のスローガンを拝借して、それを新たに唯名論的な方向へと拡張してみよう。これは、私が以前に実践種のモデルとして述べたものである（Zachar, 2000a, 2000b, 2002, in press）。

鶏肉を切り分けるというのは、実践種のモデルにとって有用な比喩である（Zachar 2006a）。未調理の丸鶏をあつかうときには、脚と翼のところで切り分けるのがとてもやりやすい。きちんとやれば、脚や翼をナイフで切り離すことは最小限の努力でできる。関節《ジョイント》は客観的に存在し、切り分けるのに自然な場所である。けれども、切り分けるのを関節部だけに限ると、鶏肉の大部分は手つかずのままになってしまう。互いに区別されるけれども関節部ほど明らかな境界を含まない部位はたくさんある。鶏の胸肉と残りの部分とのあいだには関節はない。しかし胸肉を他から区別される部位とすることには多くの理由がある。同じことは胸肉の半分についても言えるだろうし、胸肉を半身にしたければ、ナイフよりも鋭いハサミを使ったほうがよいだろう。

どの部位が重要とされるかも料理の目的による。すなわち、作ろうとしているのがフライドチキンなのか、チキンカレーか、チキンスープか、それともチキンストックかということによる。チキンカレーを作るために骨をとりはずすことは手がかかるし、皮をはぐことは厄介なものだ。肉を骨から取り外すことは専門家には素早く効率的に行えるだろうが、それには関節は関係ない。ある種のチキンカレーにとって骨はいらない部位である。チキンスープにとって骨は出汁をとるために大いに価値があるが、出来上がったときには不要になる。チキンストックであれば、肉も同様にいらなくなる。

ところで、切り分けるというのは本来、鶏の丸焼きを作ったあとでそれを食卓で切り分ける場合に言うのだが、そのような場合でも、関節部がいつも役に立つ場所だというわけではない。たとえば、鶏がよく調理されていれば胴体から脚を外すのは簡単にできる。関節部を外側に引っ張ってやればよい。しかし翼の部分については逆である。翼を丸ごと切り分けるのはとても難しい。そしてそうしたければ、翼の外側の関節が主な障害となる。なぜならそれは簡単に外れてしまうからだ。このように、鶏肉を切り分けることは目的および目標の重要性を描きだすものであり、したがって精神医学上の分類自体にとっての良い比喩である。

実践種についてさほど肉食系ではない例を、ホーウィッツとウェイクフィールド（2012）が大人と子どもとの区別に関する議論のなかで提示している。彼らによれば、大人と子どもの区別は恣意的なものではないが、その線引きはその分類が何のために用いられるかによって異なる。たとえば運転免許の取得、合意による性交、結婚、収監、飲酒、軍隊への加入、法的契約のそれぞれについて、それが可能な人かどうかを決定する際に、成人の線引きについてさまざまな仕方が導かれる。

実践種モデルに沿うならば、精神医学上の分類は多くの競合する目的をあつかう必要がしばしばあるし、ある分類を選ぶためには競合する目的のバランスをとることが必要になる。それらの目的にはさまざまな優先事項が含まれる。その優先事項には科学的なもの（因果的に同質な種別の発見）、測定上のもの（感度および特異度が高い指標の選択）、精神科医の役割と関係するもの（治療への反応が良いものと悪いものとの区別）、経済的なもの（自ずと改善するであろう状態を治療しないこと）、社会・政治的なもの（スティグマを減らすこと）がある。これらの優先事項はみなもともと恣意的なものではない。各々の優先事項はそれぞれの集団によって重要な分類上の因子とされるものであり、そうした優先事項の重みづけによって、領域の切り分け方はすこしずつ異なったものになりうるのである。

9-5　分類のための概念的素材――発見のための装置

概念とは認知的なリソースである。十九世紀にミル（1843/1973）とヒューウェル（1847）が自然種と人工的な種別の区別について書いたとき、彼らは分類についての新たな思考法を当時の人々にもたらした。同じことは歴史主義的な視点にもあてはまる。この視点はしばしばヘーゲルにまで遡るものであるが、フーコーとその後継者はそれに現代的なひねりを加えた。彼らは皆、事物について異なった仕方で考え、そうすることで新しいことに気がつくにはどうすればよいかを私たちに示してくれる。精神科疾患の分類にとって、自然種の概念は確かに重要であるが、歴史性、規範性、そして実践種も同じく重要である。

これらの概念すべてを位置づけるための、四面体の図形を用いた視覚的な発見装置を以下に示そう。四面体の頂上には自然種の（分解されていない）概念が位置する。自然種概念という概念クラスターは、その特徴のすべてが、自然種概念が適用されるそれぞれの場面で完全に備わっていないとすれば、問題も発生してくるが、帰納を支えてくれることや、因果的に生み出されることなどの特徴は、良き科学的種別にとって、とても望ましい特性である。

次頁の図の頂上を一つの点と考えたとき、底面にある三つの点は、その対照概念である。その各々が自然種概念を他方の極とする二極性の次元を形成する。すなわち自然種 vs 歴史的概念、自然種 vs 規範的概念、自然種 vs 実践種という次元である。分類上の概念が頂点から引き離されるときには、それらの概念を底面の三つの角の一つへと引きつける傾向が存在しており、それによって二者択一的に概念化される双極性の次元が作り出される。たとえばサイエンス・ウォーズの議論においては、ある概念が歴史的な条件に依存するという主張がなされた際、それゆえ自然種概念に属するすべての特徴が棄却されたのだ、という誤った想定がなされることとなった。

また、頂点にある自然種と、底面の全体（歴史的概念、規範的概念、実践種からなる）とを両極と考えて対比することもできる。この底面は、これこそが社会的構成物である、とみなすことができるかもしれない。社会構成主義の提唱者はこのピラミッドの底面にもっぱら通じていると言えるかもしれない。実際、社会構成主義にコミットする人は、少なくとも心理学では、自然種概念を消去しきってしまうことをしばしば好む。ただし、その場合でも、因果的に生み出された存在といった、自然種概念の構成要素のなにがしかは保持しているようにもみえる。

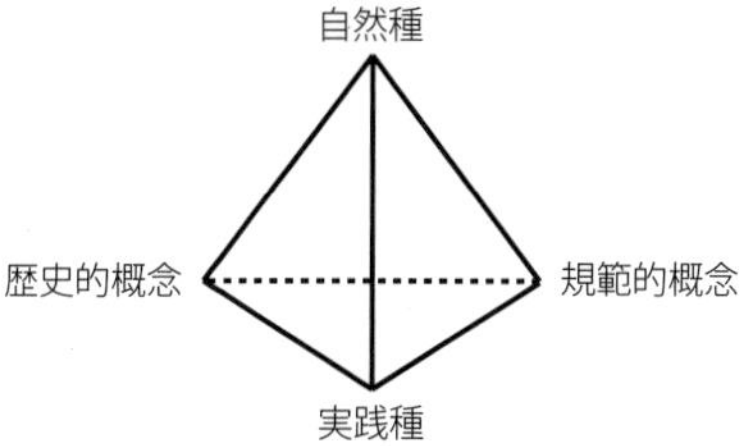

そしてまた、この立体を回転させて規範的概念を頂上にもってくることもできる。DSM-Ⅲ、DSM-Ⅳの開発を支えたモデルは、この新たな配置における実践種、自然種、歴史的概念からなる底面に位置するだろう。このモデルは、実践への配慮を非常に重視していたし、一方でそれぞれの分類が科学的に最大の信用を獲得できるように努めていた。そしてまたDSM改訂のプロセスは非歴史的なものではなかった。なぜなら新クレペリン主義的な見方と精神力動的な見方の影響をともに受けていたからである。しかし他方で、DSMの主導的な設計者たちはサスや反精神医学の強い規範主義は耐え難いものだとし、価値と規範に関する議論を懐疑的にあつかう傾向にあった。

妥当性のある精神医学的構成概念は自然種モデルに従ったものであるべきだという主張は、科学的には手堅いが、概念的には保守的な立場である。その主張は精神科疾患の構成概念を狭苦しい概念空間に閉じ込めてしまう。あるところで私が論じたように（Zachar, 2012）、現在なされている精神科疾患分類の試みを批判する人たちの一部は、そのような保守的な見地から、自然種の枠組みに一層あてはまる、いわゆる重篤な精神疾患だけに精神科疾患を限定しようとしている（Caplan, 1995; Kutchins & Kirk, 1997; Szasz, 1961）。不完全共同体モデルの見方からすれば、この四面体状の概念空間を余すことなく流動的に用いることで、より包括的な情報を手に入れることができるはずである。この問題については最後の第12章で再びとりあげる。

第10章　悲嘆は本当に疾患なのか？

10–1　悲しみの心理学的意義

悲しみに耐える能力は重要な心理学的能力であり、感情的な深みと密接に関連している。比較的恵まれた人生を送っており、喪失や重大な失敗については限られた経験しかなく他人の不幸への共感を欠く傾向がある人について考えてみよう。心をかきみだす喪失や失敗をするような目に会えば、その人は他人の不幸に対してより共感的になるかもしれない。自分の苦しみが薄れたのちもこの新たな能力が消えなければ、その人はあまり浅薄ではなくなったとみなされるだろう。

他人のための悲しみは、感情的に扱いが難しいものである。たとえば、幼い子どもががっかりしたり失敗したりすれば、親はその子のために悲しむ。できることなら、子どもの期待通りにゆくようにして、子どもを感情的なつらさから守ってやろうとさえするだろう。しかし時には、外の世界を変えて子どもが悲しまないようにするのではなく、子どもががっかりすることに対する自らの悲しみをこらえるほうが、親としてより良いふるまいなのかもしれない。悲しみを経験できることには徳としての側面があり、他の徳と同様にそれは経験によって向上するのである。

あくまで可能性の話で、ありそうにないことではあるが、抗うつ薬による悲しみの解消が社会的な規範になるかもしれないという懸念が生じており、それはわからなくもない。ホーウィッツとウェイクフィールド（2007）の言葉を借りれば、私たちが悲しみの体験を失うことは、実際に恐ろしいことになるかもしれない。一九九三年にニューヨーカー誌に掲載された「十九世紀にプロザックがあったなら」という漫画は同様の懸念を巧妙に描き出した。そこでは、カール・マルクスがほほえみながら「うん、大丈夫だよ、資本主義はちょっとつまずいてもうまくやっていくさ」と言っていたり、フリードリヒ・ニーチェが教会からの帰り道に母親に向かって、牧師様があらゆる小さき者たちについておっしゃったことがすごくよかったねと喜々として語ったりする。この漫画のポイントは、多くの重要な思想や芸術作品は悲惨さや喪失の経験によって触発されてきたということである。

こうした理由もあって、DSM‐5の気分障害ワークグループが「死別反応の除外」を新しいマニュアルでは消去しようと検討していることが報じられたとき、人々は驚愕した。死別反応の除外とは次のようなものである。DSM‐Ⅲによれば、「完全な抑うつ症候群」は愛する者の死への正常な反応としても起こりうる（p.333）。したがって、そうした喪失体験に続いて生じた抑うつの症状は抑うつ障害とは診断されない。悲嘆の反応は実在のものと考えられるが、それが強くなりすぎて喪に服す人の機能が大きく損なわれるか、その人が自らに危険を及ぼすようになるのでないかぎり、その反応は本物の疾患（real disorder）ではない。それはものごとの流れから予想できる、自然に生じる機能の減弱なのである。

悲嘆反応と大うつ病性障害との関係も、一般の人々の大きな関心事であった。たとえば、DSM‐Ⅳ作成委員会の委員長であったアレン・フランセスは、従来の診断上の閾値には達していないが臨床的介入が有益かもしれない状態としてDSM‐5で新たに提案されたカテゴリー〔すなわち精神病リスク状態〕のことを危惧していた。問題は「精神病リスク」という診断によって生じるネガティヴな影響を人々が気にかけていないことだったが、その人たちも「正常の悲嘆に精神疾患のレッテルを貼る」ことにはひどくいきりたって反対するだろう。というわけでフランセス（2010a, 2011a, 2012b）は、自分がDSM‐5における最も危険な提案と考えていたものへの関心を、死別反応の除外をなくすという直観的に嫌われる提案に結びつけることで呼び起こしたのである。しかし時とともに、死別反応に対しても彼の論調は熱を帯びるようになっていった（2012a, 2013a）。

しばらくの間、死別反応の問題は全国的なニュースであった。ニューヨーク・タイムズは「悲嘆は疾患のリストに加わるかもしれない」と題された記事を掲載した（Carey, 2012）。フォックス・ニュースでは「内気さと嘆きがまもなく精神疾患として分類される」とされた（FoxNews/Reuters, 2012）。これらの報道は、提案された変更に対して好意的ではなかった。その多くは、さまざまな見解を提示することで客観性への配慮を示してはいたものの、その主なメッセージは、死別反応の除外をなくそうとしている精神科医は浅薄であり、望むか否かにかかわらず製薬企業のエージェントになっているというものだった。

精神科医たちを浅はかなものとして報じた例には、ナショナル・パブリック・ラジオで二〇一〇年八月二日に放送された番組が挙げられる。[*1] その放送の始めと終わりに紹介されたのは、休暇中の不運な事故で一歳二カ月の女児を失った母親に関する衝撃的な話であった。彼女の反応は顔が血まみれになるまで娘の墓石に頭を打ちつけるというものだったが、その反応について彼女はこう語った。「娘をすごく愛していたからこそ、それだけ辛かったのです。悲しまないでいられるはずはなかったのです。そうしなければ、どうでもよかったことになるじゃないですか」。この女性はこうした自分の行動を正常なプロセスだと考えていた。番組では、このような胸を締めつける証言に対比させて、うつ病診断における死別反応の除外規定の消去が望ましいと考える人は、強い感情的苦痛が二週間以上続くことも人間の自然な反応の一部としてありうるということが、どうしたわけか理解できないのだと報じられた。

精神科医たちを金で動いているものとして報じた例は、二〇一二年一月二十五日に放送されたＮＢＣ夜のニュースの筋書きにみられる。[*2] ニュースの冒頭で司会者のブライアン・ウィリアムズは、ある人に悲嘆という診断をつけ、それに効く薬を処方するなんてことはできるものだろうかと問いかけた。そして、身近な人の死は人生の避けられない要素であり、それによって生じる心の痛みもそうであると主張した。ニュースでは、抗うつ薬の使用が近年「劇的」に増加していることが示され、うつ病診断における死別反応の除外規定をなくすことは製薬企業のさらなる市場拡大のために役立つだろうと報じられた。この小特集では、三年前に大腸がんで亡くなった二十一歳の娘の喪にいまだ服していう夫妻の証言もとりあげられた。そうした喪失体験について母親は「そのショックをすべて受け入れられるような気持ちになんて、なれるものでしょうか」と語った。このニュースの視聴者は、DSM-5に関わる精神科医たちは「心が張り裂ける」ような喪失体験を「治療」できると信じているが、それはちょっと現実的な考えではないという印象を持たされたのだった。

10-2　なぜ死別反応の除外規定を消去するのか

実際になにが提案されていたのかを明確にしておこう。メディアは、精神科医たちは正常の悲嘆を精神科疾患として分類しようとしていると主張したが、それは誤りだった。それが誤りだとわかるためには、気分障害の心理学的な成り立ちを理解することが重要である。気分障害は抑うつエピソードや躁病エピソードといったエピソードからなる。それぞれのエピソードは典型的特徴によって定義される。喜びへの興味関心の喪失および悲しみによって機能の変化あるいは減弱がもたらされることが抑うつの特徴である。大うつ病性障害という診断は、以前に躁病エピソードあるいは軽躁病エピソードを経験したことがない人に抑うつエピソードが生じ、そしてそのエピソードが薬剤誘発性のものでも、甲状腺機能低下症のような他の医学的疾患の症状でもないときに下される。[*3]

気分のエピソードは共に起こる複数の特徴からなるクラスターである。不完全共同体モデルの観点（ただしDSMの見方とは異なる）[*4]からすれば、その症状クラスターが存在するときにはいつでも抑うつエピソードが存在する。抑うつエピソードが症状ネットワークの存在によって定義されるのであれば、死別反応の除外とは、愛する者の喪失に対する反応における抑うつエピソードは抑うつ障害と呼ぶべきではないという宣言に等しいだろう。

悲嘆一般が疾患と呼ばれていたわけではない、ということは明らかである。ボナンノ（2004）によれば、五十パーセント以上の人が愛する者を喪った悲しみからすみやかに回復する。これは機能の大きな減弱を彼らが経験しないということである。これは、その喪失によって彼らが人として傷つかないということではない。彼らは悲しみ、愛した人を何度も思い起こす。しかしそれらの経験は一過性で、陽性の感情や記憶にかかわってゆく。精神科医にとって問題なのは、抑うつエピソードの診断基準を満たす悲嘆反応だけなのである。

抑うつについての研究によれば、強いストレスとなる出来事はそれから十二カ月以内に生じる抑うつエピソードの優れた予測因子である（Kendler, Gardner, & Prescott, 2002, 2006; Kessler 1997）。抑うつエピソードに先だつ出来事としては、失業などの経済的困難、法的トラブル、人間関係上の軋轢、離婚ないし離別、事故、暴行、病気、甚大な個人的失敗などがある。これらのストレス要因は、あらかじめ存在していた脆弱性と影響し合う。さらに、有効な社会的サポートといった代償因子が十分になければ、抑うつエピソードが生じる可能性は増加する。このことを念頭に、ジスーク、シアー、ケンドラー（2007）は次のように問いかける。強いストレスとなる出来事がひとしく抑うつエピソードを誘発したり悪化させたりするのであれば、どうしてそのような出来事の一種である愛する者の死だけが特別あつかいされるのか。

ありうる答えの一つは、先に述べたメディアのレポートに反映されている。すなわち、自然な喪の過程は悲嘆を徹底操作し心理学的に処理することを伴うものであり、ゆえに死別にかかわる喪失は他の種類の喪失とは異なると思われる、というのがその答えである。喪の過程に伴う作業は悲嘆作業と呼ばれる。この考えには、「つらい気持ち」は悲嘆作業に不可欠であるという見解が、すなわち痛み無しに得られるものはないという想定が伴っている。また、不快気分を病的に抑圧してしまい、悲嘆作業を行わないことは、激しい遅延性の悲嘆反応という結果をもたらすだろうと一般に考えられている。この観点からみると、死別反応の除外をなくすことで、実際は自然で健康なプロセスをその反対のものに——すなわち疾患に——してしまうことになる。

このロマン主義的見解は、抑うつの感情的苦痛と熱傷による組織の損傷で経験されるような感覚的苦痛とを同列に置いている（Radden, 2008）。感覚的苦痛と感情的苦痛はいずれも、何かがおかしくなっており、健康な状態にないことを警告してくれる。

しかし両者の違いも重要である。火傷や切り傷を負ったときに感覚や痛みがなければ、さらなる損傷が生じる可能性が増し、環境への適応は著しく阻害されるだろう。それとは対照的に、多くの人々は重要な喪失体験を感情的混乱なしに処理している(Bonanno, 2004)。感情的苦痛を感じないことはその後の損傷を増やす危険因子だというのは、ある種の神話である(Wortman & Silver, 1989)。愛する人と好ましい関係を築いていた人や、陰性の感情を制御しそれに耐える能力が育っている人のほうが、死別反応において弱体化をもたらす感情的混乱を経験しない傾向にあると考えることは十分に理にかなっている(Bonanno, Moskowitz, Papa, & Folkman, 2005)。強烈な悲嘆によって害されないのは、病的なことではなく、心理的健康の印かもしれない。

10–3　精神医学における科学的権威と職業的権威との対立の果てに

死別反応の除外をなくすように求める人々が懸念していたのは、誰かが述べたように、診断基準が文字通りにとられるあまり、死別から二カ月以内に生じたいかなる抑うつエピソードも、精神病などの重篤な症状を伴うのでなければ疾患ではないとされることだった。活性化された症状ネットワーク、エピソードの期間、今後さらなるエピソードが再発する可能性などの観点からすると、死別につづく抑うつの事例の多くは他のストレス誘発性の抑うつにとても似ていることが十分な証拠によって示されている(Lamb, Pies, & Zisook, 2010; Zisook & Kendler, 2007; Zisook et al., 2007)。死別反応の除外をやめることを求める人々によれば、悲嘆誘発性の抑うつは他のストレス誘発性の抑うつから隔てられてはいるものの、その主な理由は科学的エビデンスではなく常識的な想定、すなわち、死別に続く抑うつ症状は自然なものであり、喪失の大きさにつりあったものであるという想定にすぎない。

除外規定の維持を求める人々にも同様に大きな心配事があった。それは、もしも除外規定が消去されたなら、診断

学における直解主義をとる者によって、愛する人の死につづくすべ
ての抑うつエピソードが抑うつ障害にされてしまうのではないかというものであった。

彼らの懸念を理解するために、「うつはこころの風邪」という主張の意味を考えてみよう。風邪と同様に、抑うつエピソードは高い生涯有病率をもち、治療的介入なしに良くなる。死別反応を除外するというのは要するに、悲嘆に誘発された抑うつエピソードの多くは二カ月以内に寛解するということである。ガミー（2012）が言うように、まっとうな精神科医は治療すべき時とそうでない時とを知っているものである。自ずから定まった経過をたどる病態に、なにかをするためだけに手出しするべきではない。こうした観点から、死別反応を除外し続けるよう求める人々は、除外の範囲を自ずと寛解するストレス誘発性抑うつのすべてにまで広げるべきだと論じた（Wakefield, Schmitz, First, & Horwitz, 2007）。

この議論では両者とも、DSMにおける論理的一貫性のなさを解消するために、すべてのストレス誘発性抑うつには診断上同じ位置づけを与えるべきだと提案している。しかし、それらの抑うつを正常と疾患のどちら側に含めるべきかについては意見が異なる。以下のことについては論者たちの意見は一致している。（a）悲嘆は通常は精神科疾患ではない。（b）悲嘆関連性の抑うつエピソードの多くは二カ月以内に自ずと寛解する。（c）愛する人の死に続いて大うつ病性障害を発症する人もいる（すなわち死別は抑うつへの免疫をあたえるわけではない）。DSMでは、抑うつエピソードは疾患とされるまでに二週間は現れていなければならない。そして死別反応の除外規定は症状が二か月以上持続すれば適用されない。だとすればこの議論は、この限られた六週間――二週間後から二カ月後までの時期――における抑うつの事例を何と名づけるべきか、という問題に関するものだったことになる。

この議論に注ぎ込まれたすべての労力が、この限られた期間において抑うつをどう名づけるべきかという問題のためのものだったということは、いささか信じがたい。実際のところ、死別反応を巡る議論の感情的な核心は、精神医学における科学の本来の役割と、何を病気とするかを精神医学が決めるにあたって社会から付与されている権威との

双方に関わっていた。

ホーウィッツとウェイクフィールドによれば、アーサー・ミラーは、戯曲『セールスマンの死』の主人公ウィリー・ローマンを、うつになった人として描くことに賛同しなかったという。ミラーによれば「ウィリー・ローマンはうつになったのではない。彼は人生に押しつぶされたのだ。なぜ彼がそうなったのかには社会的理由がある」(McKinley, 1999)。『セールスマンの死』の作者には自分が創作した人物はうつではないとする権限はあるだろうか。仮にそうであれば、その権威の源は何だろうか。また、アーサー・ミラーには妻のマリリン・モンローはうつになったのではなく人生の重圧に押しつぶされたのだとするだけの権限はあるだろうか。ピーター・クレイマー(1995)のような熟達した精神科医が彼女はうつだったと主張しても、その権限はありつづけるだろうか。まさにここにおいて、私たちは結局あの問題に立ち戻ることになる。すなわち、実在の疾患をめぐる形而上学的問題と、そうした形而上学的問題が人々にとってどれほどの意味をもつかという問題である。

社会が精神科医と心理学者に与えている権威、すなわち、何が正常で何が異常かを述べる権威は、広範な影響力をもっており、したがって批判的によく検討すべきものである。研究による情報や臨床実践で得られた経験はこの権威の重要な源泉であるが、それぞれ限界がある。しかしながら、あまり認識されていないことだが、死別反応の除外やその他の争点をめぐる意見の不一致は、競合する専門家集団のあいだでの権威をめぐる争いでもあった。そこにはDSM-Ⅳの設計者 vs DSM-5の設計者、心理学研究者 vs 臨床精神科医、ソーシャルワーカーおよび社会学者 vs 精神科医および心理学者、人文学者 vs 神経科学者、などの対立が含まれていた。

議論はときにポピュリスト的なものとなって、世間の人々と科学的エリートとを対比させたり、人々を扇動したり、「危険人物」に関する警告がなされたりした。議論に加わった者の一部は、自分たちは人道および人間性の側に立って話をしているのだと主張した。扱っていることがらは主に哲学的問題ではあるが、議論がなされているとき、本章で言及する人々の大半は、争われている分類上の問題は実証的なものである――データによって解決される――と信じていた。

死別反応の除外規定の消去に賛成する人々には、シドニー・ジスーク、ケネス・ケンドラー、キャサリン・シアー、ロナルド・パイズなどがいた。ケンドラーは除外規定を消去するという提案がとりまとめられたときのＤＳＭ-５気分障害ワークグループの一員であり、この点で制度上、彼らの側が権威をふるう役割をもつとみられていた。メディアでの描かれ方とは対照的に、ジスークらは過剰な医療化の問題を大いに懸念していたし、悲嘆の苦しみを過小評価してもいなかった。

死別反応は、個人が直面するものとしては、心が張り裂けそうな苦痛に満ちた経験の最たるものの一つである。……健康かつ総じて適応的な人々は、おそらくそれまでにそのような感情的なジェットコースターを経験したことはないだろう。そこでは激しい悲嘆による混乱や、時にいたたまれなさ、恐怖などの強烈で制御できない感情の動きがみられる（Zisook & Shear, 2009, p.68）。

しかしながら、この強い苦痛が抑うつ状態のクライテリアを満たすとされるためには、ほとんど毎日、一日の大半において生じていなければならず、それは決して小さくない要求である〔すなわち、過大な要求である死別反応の除外規定を消去しよう、というのが彼らの意見だった〕。

死別反応の除外を維持するよう求める人々はとても多かったが、より真剣に扱われたのは比較的小さな集団だった。それはその人々が以前のＤＳＭ作成委員会とのつながりをもっていたことによる。革命的なＤＳＭ-Ⅲの設計者であるロバート・スピッツァー（2008）は、ＤＳＭ-５についての仕事がかなり進んだところで、その過程が透明性の欠如と秘密主義によってどれほど閉鎖的なものとなっているかをおおやけに訴えた。それはスピッツァーでさえ、進行中の議論に関する情報へのアクセスを認められないほどに閉ざされたものだったのだ。それに続いてかなりの量の議論の応酬がなされた。そのなかには、ＤＳＭ-５の作成者が二〇〇九年三月に出した、現在進行中の改訂はＤＳＭの六十年の歴史の中で最も包括的かつ透明性のある作成プロセスであるという声明と、それに対するスピッツァーの批判も含まれていた（Kupfer & Regier, 2009; Spitzer, 2009）。

ゲイリー・グリーンバーグ（2010）によれば、スピッツァーはその最初の意見書に連名で署名してくれるようアレン・フランセスに頼んだという。一線を退き南カリフォルニアに住んでいたフランセスには関わり合いになる気はなかった。しかしアメリカ精神医学会（American Psychiatric Association：APA）の年次総会に出席し、青年期における精神病リスク状態を診断するという新たなＤＳＭ-５の提案を聞いたとき、フランセスは自分がＤＳＭ-Ⅳの改訂の最悪の結果と考えるものを、この変更は繰りかえすことになると実感した。その結果とはすなわち、双極Ⅱ型障害――躁病エピソードを伴わない双極性障害――と診断された人への抗精神病薬の不必要な処方であった。より悩ましいことに、小児の双極性障害と診断されたかんしゃく持ちの幼い子どもに対する抗精神病薬の処方も近年増加していた。ＤＳＭ-５の提案についてフランセスが懸念したのは、精神病リスク状態と診断された青少年に対して予防的に抗精神病薬が処方されることになりかねない、ということだった。

スピッツァーの闘いへの協力を決心したフランセスは、ＤＳＭの新たな革命に賛成する精神科医たちの望んでいることをおおやけに問題にした。フランセス（2009）によれば、診断的構成概念の変更の意図せぬ否定的な結果は、すべてではないにしても、いくらかは予見できる。ＤＳＭ-５の開発方法は、そうしたネガティヴな結果が生じる見込みを増やすものである、と彼は述べた。

ＡＰＡおよびＤＳＭ-５作成委員会の主だった人物がそれらの批判を退けて、フランセスとスピッツァーの抗議の動機は、ＤＳＭ-Ⅳとその関連資料が時代遅れになるのを引き延ばしてさまざまな印税収入からより多くの金銭的な利益を得ようというものではないかとほのめかして以降、このおおやけの議論はかなり激化した（Schatzberg, Scully, Kupfer, & Regier, 2009）。実際のところ、フランセスとスピッツァーはともに気楽な隠居の立場であり、ＤＳＭ-Ⅳの教材から得られるどちらかといえば少ない報酬は彼らにとって重要なことではなかった。応答としてフランセスとスピッツァーは連名でＤＳＭ-５改訂プロセスの透明性の無さに関する公開意見書をＡＰＡの評議会に提出し、新たな作成委員会が抱いている構想は正常性のさらなる医療化につながるだろうという懸念を表明した。

スピッツァーはパーキンソン病の持病のため、その後の議論の表舞台にはあまり出てこなくなった。フランセスは進行中の改訂プロセスへの論評を発表し続けた。二〇一〇年二月にＤＳＭ-５の第一草稿が公開されパブリックコメントを受け付けるようになると、フランセスはすぐにブログを開始し、サイキアトリック・タイムズ およびサイコロジー・トゥデイで閲覧できるようにした。開始当初には「悲嘆の医療化」といった記事も投稿してはいたものの、死別反応の問題はあくまで彼のＤＳＭ-５批判のなかの一部であった。

アカデミックにおいて、死別反応の除外規定の維持をもとめる人々の中心にあったのはスピッツァーでもフランセスでもなくジェロム・ウェイクフィールド（2011）であった。ウェイクフィールドは哲学者にしてソーシャルワーカーであり、精神医学の外部の人間である。彼を一員とする、緩やかにつながった社会学的な方向性をもつ学者たちは、何が正常で何がそうでないかを定めるための権力を精神科医が持っていること、そして、精神医学の領域の境界が拡張して以前はその境界の外にあったタイプの経験を含むようになってゆくという歴史の流れを批判する（Caplan, 1995; Horwitz, 2002; Kirk & Kutchins, 1992; Kutchins & Kirk, 1997）。

それでは、主にソーシャルワーカーと社会学的評論家からなるグループは、精神医学におけるその重要な発言権をどのように獲得したのか。それは、過去の作成委員会のメンバーとのつながりを強めたことによる。ＤＳＭ-５への改訂手続きが始まるよりかなり前に、スピッツァー（1999）はウェイクフィールドの有害な機能不全モデルをＤＳＭの精神疾患のオフィシャルな定義を改善するものとして支持していた。その後、スピッツァーとウェイクフィールドはいくつかの共同論文を発表し、それによってウェイクフィールドの重要性は増した（Spitzer & Wakefield, 1999; Wakefield & Spitzer, 2002a, 2002b）。これらの論文の一つのテーマは、抑うつと不安の症状は死別などの強いストレスをもたらす出来事への正常な反応かもしれず、疾患とされるべきではないというものだった。

この見解を支持する側にマイケル・ファーストも加わった。彼はＤＳＭ‐Ⅳの本文および診断基準の編集者であり、のちにＤＳＭ‐Ⅳ‐ＴＲの作成委員会の共同委員長となった人物である（Spitzer, First, & Wakefield, 2007; Wakefield & First, 2003）。ウェイクフィールドとホーウィッツがおおやけの舞台と学術的な舞台の双方で活動したのに対して、死別反応の除外をめぐる議論へのファーストの参加は学術的および専門的な討論会にもっぱら限られていた（Pies & Zisook, 2011; Wakefield & First, 2012a, 2012b; Wakefield et al., 2007; Wakefield, Schmitz, First, & Horwitz, 2009）。

死別反応の除外規定の維持をもとめる人々は真剣そのものだったが、その規定はＤＳＭ‐５から消去された。フランセスにとってもっとも重要だった懸念は、精神病リスク状態が「減弱精神病症候群」に変更されてＤＳＭ‐５の第三部に置かれることになったことで解消された（ＤＳＭ‐５の第三部には今後の研究を必要とする診断上の提案が収録された）。次章でみるように、パーソナリティ障害に関するＤＳＭ‐５の提案も反対によって同様の運命をたどった。

スピッツァーおよびフランセスとは別に、ＡＰＡ内部の影響力のある人物のなかにもＤＳＭの改訂の進め方について大いに懸念する人々が幾人かいた。その懸念によって、ＡＰＡの評議会は科学的レビュー委員会（Scientific Review Committee: SRC）を招集した。ＤＳＭ‐Ⅳからの重要な変更点となるＤＳＭ‐５の提案はすべて、この委員会によるレビューにかけられた。委員会の共同委員長はケネス・ケンドラーとロバート・フリードマンであった。

ケンドラーはＤＳＭ‐Ⅲ‐ＲおよびＤＳＭ‐Ⅳの改訂に携わった人物であるが、長らく次のような懸念を抱いていた。ＤＳＭ作成委員会は精神医学の歴史に自らの痕跡を残すべく変化を推奨しようとするあまり、科学的エビデンスではなく臨床経験にもとづく構成概念をしばしば提唱しているのではないか（Kendler, 1990）。とりわけＤＳＭ‐Ⅳの改訂がなされているあいだ、精神科医は人々に対して、エビデンスによって支持される変更だけが行われるのだと言っていたが、しかし実際に現場で行われたことはそうではなかったのである。ＳＲＣの仕事を始めるにあたってケンドラーは、変更はエビデンスによって支持されるものに限るよう提言した。

利益相反を避けるため、レビューされる提案が何であれ、それに関わったことのあるSRCのメンバーは、その提案に関する議論およびSRCによる勧告の作成からは身を引いた。したがって一連のプロセスにおいて、この時点ではケンドラーは死別反応に関する提案にいかなる関与もしていない。概して、SRCの他のメンバーはこの問題について限られた知識しかなかった。彼らはジスークらが集めたエビデンスは除外規定の消去を支持するものだと判断し、その勧告を、APAの評議会は最終的に受けいれたのだった。

10−4　抑うつと不完全共同体

形而上学的精緻化としての本質主義

第8章で述べた不完全共同体モデルに従えば、抑うつエピソードにつらなる症状は互いに因果的に関係する一つの特徴のクラスターを構成する。ほとんどの場合、喜びへの興味関心は一日のなかでも上下する。抑うつエピソードの際には、ほとんどの活動における興味および喜びの減退、悲しみ、反芻思考は互いに、おそらくは強め合うようにして結びつく。これらの相互作用は一過性に生じることもあり、それらはほとんどの場合にはベースラインの感情的状態にまで回復する。抑うつネットワークががっちり固定したものになることでベースラインへの回復が遅れると、機能の変化ないし減弱が現れる。その減弱が文脈にかかわらず生じるようになったとき(すなわち、その人の属性になったとき)、これは精神科疾患なのだと言えるようになる。

一般にネットワークというものには、かならずその文脈がある。あるネットワークの内部の結節点であるということは、その他の結節点を含んだ一つの文脈の内部に埋め込まれているということである。たとえば、悲しみと反芻思考は、喜びへの興味関心の喪失（アンヘドニア）を生じるであろう文脈の一部となっている。

より大規模な不完全共同体も一つの拡張されたネットワークだと言える。ケラー、ニールおよびケンドラー（2007）

は、抑うつエピソードの促進因子が愛する者の死や親密な関係の消滅である場合、症状パターンには悲しみ、喜びへの興味関心の喪失、そして食欲低下が含まれやすく、疲労感は含まれにくいことを示した。[*5] 促進因子が慢性的なストレスである場合は、疲労感がより顕著で、悲しみの感情や食欲低下はあまりめだたない。それと別の分析では、クラーマー、ボースブーム、アッゲンおよびケンドラー（2012）によって、失恋か健康問題かといったように相異なる促進因子がかかわる文脈では抑うつ症状間の相関パターンが（わずかに）異なることが示された。促進因子は「症状」を活性化および維持し、症状間の関係を調整することによって、相互連結的なネットワークの一部になるのである。そして、抑うつ状態により罹りやすい人では、新しいエピソードごとに、ネットワークは促進因子に依存することなく現れる傾向が強くなる。

診断クライテリアについての直解主義とは対照的に、抑うつネットワークはDSMに記載されているような感度と特異度をそなえた症状に限定されるものではない。そこには反芻思考や易刺激性といった、抑うつに関連するあらゆる特徴が含まれる。また、より大きな精神医学の症状領域に属する特徴、すなわち過剰な心配、健康一般に関する愁訴、パニック、強迫性、妄想的思考なども含まれる。症状ネットワークはまた、パーソナリティ特性のネットワーク、正常な認知能力および感情状態のネットワーク、そして社会・文化的ネットワークに埋め込まれている。これらのより広いネットワークは単独で、あるいは組み合わさって、限局的な「抑うつネットワーク」における関係の強さやパターンを変化させうる。

先に第8章で論じたように、有害な機能不全（ＨＤ）モデルは精神科疾患の概念を理解するためのそれまでの試みを一歩前に進めたものである。疾患と疾患でないものとの区別は重要なものであり、ＨＤ分析はその区別を体系的に考えるための一つの枠組みを与えてくれる。問題は、哲学的な経験論の観点からすると、精神科疾患の作業的定義としてＨＤモデルを受け入れた場合に、精神科医が事実上の本質主義まで採用する方向に傾いてしまうことである。

本質主義者の説明によれば、抑うつのさまざまな症状は根底にある病理的プロセスを指し示すものである。それらの症状が一組になっているのは、その病理を共通の原因として共有しているからである。さらに本質主義者によれば、科学的な疾患分類学者の仕事は、自然種とされる真の抑うつ障害群を疾患に似て非なる人生上の正常な問題から識別することに、とりわけ、表面的な指標をみただけでは疾患のように思われてしまう問題から識別することにある。

「実在の疾患」、「真の疾患」、「妥当な疾患」、「正統な疾患」、「客観的な機能不全 vs 人生の問題」といった形而上学的な精緻化は、哲学的に良い働きをするものかもしれないが、足を踏みならすような強調表現として用いられるだけのことがよくある。それに代わるのが、不完全共同体モデルにおける経験論および唯名論の路線に沿ったHD分析の解釈である。簡単に言えば、機能不全、疾病、傷病、苦痛、機能上の症候群、脆弱性のある状態は不均質な集まりを構成する。唯名論者の立場からすると、「疾患」という包括的概念は抽象概念であり、それには「正常」や「健康」といったさまざまな対照概念がある。経験論者の立場からすると、疾患と疾患ならざるものとの区別はア・ポステリオリに、そして今のところ、経験にもとづいてなされる。そのような、よりミニマルで経験的な区別は、すべての立場の人に受け入れられるものであることを、これから論じてゆこう。

死別反応をめぐる議論のなかでは、二つの概念的な対比が際立っている。第一に、正常の悲しみと抑うつ障害との対比である。第二に、より正当化が難しいものだが、DSMの診断基準に従えば抑うつ障害群のようにみえるけれども疾患ではないケースと、抑うつ障害群に似ておりかつ実際に疾患であるケースとの対比である。以下、それぞれの対比を吟味し、本質主義的および非本質主義的な見方の違いをより明確にしよう。

正常な悲しみ vs 抑うつ障害

第一の概念的な対比は正常の悲しみと抑うつ障害との対比である。概して、ソーシャルワークあるいは社会学的な立場からの批判者は、診断上の閾値を上げて、大幅な弱体化をもたらすエピソードだけが疾患として分類されるようにするべきだと主張する。抑うつにおいて、弱体化をもたらすエピソードに伴う特徴としては希死念慮、病的などらわれ、精神運動制止、精神病症状などがある。

この対比について考える一つの方法は、いわゆる堆積物のパラドクス（ソリテス問題）と呼ばれるとても古い哲学的問題の見方をあてはめることである。砂粒が積みあがって砂山ができる。平らに散らばった砂粒の集まりは砂山ではない。こうした明白な事例については、これは砂山であり、あれは砂山ではないといった判断は、誰がやっても同じになるだろう。しかし境界的な事例はどうだろうか。そうした事例の扱いに関わるのがソリテス問題である。地面に散らばった砂にゆっくりと一粒ずつ砂を加えていったとき、砂山でないものはどこから砂山になるのだろうか。この問題から見て取れるように、ある一粒を加えたときに砂山でないものが砂山になるというような明確な境界はどこにもない。散らばった砂と砂山との違いは曖昧ではないが、それでも一定の境界領域が存在し、その領域では、形式的な基準を用いて体系的かつ正確な判別をおこなうこともできないのである。診断に批判的見解を持つ人たちは、精神医学におけるそうしたソリテス問題の解決法として、境界事例は（原則として）疾患ではないと見なすように約定しておくことを提案した。これなら、誰が見ても砂山であるものだけ取り扱えば良いことになる。

本質主義者は次のように考えを展開する。客観的な機能不全は自然種ではあるが、その実在的な本性はブラックボックスに隠されている。[*6] しかし、機能不全に陥ったメカニズムが実際に何であるかを知る必要はない。なぜなら、機能不全を検知する直観と、それを補う概念分析によって、私たちにはその存在が推測できるからである。抑うつの場合、客観的な機能不全の存在は二種類のパターンで推測できる。第一に、抑うつ症状が忽然と明らかな理由なしに出現する場合には、それが疾患によるものだと私たちは推測する。第二に、促進因子がある場合は、その反応が誘因につりあわない過剰なものであるときに、それは疾患によるものだと推測する。

それに対して、機能不全を発見するためのものであるが、不完全共同体モデルに合致する非本質主義的アプローチを、ハスラム（2005）が精神疾患の素朴概念の形成に関する研究のなかで描き出している。ハスラムらによれば、予期されず、説明や理解が困難で、かつ（他の外的な作用因によって強いられたのとは反対に）自分のものとしてなされる行動は、あらゆる社会で病理的なものと見なされる（Giosan, Glovsky, & Haslam, 2001; Haslam, Ban, & Kaufmann, 2007）。「病理的であるという判断」には、その人のどこかがおかしいという意味合いがあるが、この推論は、その人の以前の機能水準からみて現在の機能水準に変化もしくは減弱が生じている場合には、とても容易になされるだろう。

社会構成主義者はときに、私たちのものとは異なる文化では精神病症状ネットワークに入りこんだ人々が価値あるものとされ、シャーマンのような意味のある役割を与えられると述べる（Silverman, 1967）。しかし、それは神話だと見なしたほうが良い（Boyer, 2011; Haslam et al., 2007）。たとえば、私の同僚のジム・フィリップスは一年のうち幾らかをペルーのアヤクーチョで働いて過ごす。そこはアンデス山脈のなかにある地方都市である。彼によれば、アヤクーチョでみられる精神病は合衆国におけるそれとよく似ており、ポジティブな意味づけをされることはない。この観察とは独立に、アラスカのエスキモーやナイジェリアの一部地域に居住するヨルバ人でもやはり同様である〔すなわち、精神病にプラスの価値を認めるようなことはない〕と人類学者のジェーン・マーフィーは述べている（1976）。

文化的な文脈が症状ネットワークの現れ方に影響を与えることはあるが、精神病に特徴的な機能の減弱には客観性があり、文化的伝統がそれを変えることはできない。それは、文化的伝統が骨折の客観性を変えられないのと同じである。なにかが「障害された」という判断は、どうあってほしいと自分が望むかにかかわらず受け入れざるを得ないと大半の人は考える。しかし、機能の減弱があまり顕著でない場合には――精神科の領域に含まれる多くの症状クラスターに関してそうであるように――文化的伝統は何が病理化されるのかということにより大きな影響を与える。

興味深いことに、マーフィーはまた、エスキモーでもヨルバ人でも、精神科医なら抑うつ-不安と呼ぶような症状に多くの人々が苦しんでいることを指摘している。それらの症状は「気が違う」こととは異なると考えられている。エスキモーもヨルバ人もこの症状クラスターを「抑うつ」や「神経症」といった単一の名前のもとにまとめてはいないが、それらはシャーマンやヒーラーの権限のもとにある問題だとしている。

ソリテス問題の見方からすると、正常の悲しみを見つけることはとても簡単である。それは時間と共に増減し、陽性の感情と一緒に現れることもあり、ベースラインの感情に復帰する。一方で、まぎれもない抑うつ障害の事例には、精神病症状や精神運動制止といった徴候が特徴として認められる。問題は精神病症状もなければ劇的な機能の減弱もない抑うつの事例である。それらの事例は精神医学が精神病院を超えて外来患者の集団にまで広がったときに症状領域に入ってきたものである。不完全共同体モデルの見方からすると、そうした境界領域の事例に「正常な悲しみ」とレッテルを貼ることは間違いである。そういう境界事例はやはり抑うつだと見なすべきである。その上で、問題は、抑うつのすべての事例を精神科疾患と見なすべきかどうかだということになる。

悲嘆誘発性の抑うつ vs 悲嘆誘発性抑うつ障害

ここからは、悲嘆誘発性の抑うつについて、正常反応と考えられるものと疾患と考えられるものとの対比を行う。このようなかたちでの明示的な対比によって、ここまで述べてきた比較をつづけたい。二つの事情が区別を複雑にしている。第一に、希死念慮や精神運動制止といった、区別を容易なものにする症状である。これは考察からは省くことにしよう。なぜならこれらの特徴を備えた事例はすでに疾患であるとされているからだ。第二に、悲嘆誘発性の抑うつのほとんどの事例では症状ネットワークの活性化によって機能の減弱が生じることである。そのため、機能の減弱の有無は、両者の区別の役には立たない。[*7]

死別反応をめぐる議論の前段階において、ウェイクフィールドら（2007）は、死別反応の除外基準と同等の基準を、広くストレス誘発性の正常抑うつ群とストレス誘発性の抑うつ障害群とを分けるのに使用した。ストレス誘発性の正常抑うつ群の症例は（ストレスの種類によらず）互いに非常に似通っていた。しかも、「真の」抑うつ障害のケースと比較すると、さまざまな病理的指標の点で異なっていた。たとえば、エピソードの持続期間、抑うつがその人の生活を阻害する程度、といった点である。

ウェイクフィールドらの結論は、したがってうつ病性障害の診断における死別反応の除外は妥当であり、うつ病から除外すべきものの範囲はすべてのストレス誘発性正常抑うつ群にまで拡大すべきであるというものだった。しかし実は彼らの議論は、一種の循環に陥っており、このような循環は、心理学者が「選択による内的妥当性への脅威」と呼ぶものに相当する。ケンドラーとジスーク（2009）が指摘するように、重篤な病理的特徴を持たない事例を前もって選択するのであれば、重篤な病理に関する付加的な指標、たとえばエピソードの持続期間に関して、前もって重篤な例を除外した群とそれを除外しない群との間に差がみられたとしても驚くべきことではない。一方、ウェイクフィールドとファースト（2012b）はケンドラーらの批判を逆手にとって、死別を誘因とする抑うつ群として選択する際に死別反応の除外基準を適用しないのであれば、死別を誘因とするそのような抑うつ群が従来の抑うつ障害群に対して罹病期間や重症度の点で大きな違いがなかったとしても当然ではないかと反論した。

どちらの側の批判もそれなりに筋は通っている。この論争では「前もって選択する」という論点が見られたが、この概念は不完全共同体モデルと整合性がある。不完全共同体モデルは、精神病症状のクラスターを前もって選択された、精神科の症状であることを示す砂山として扱う。本質主義者のHD分析は、精神科の症状であることを示す砂山とそれ以外のものとの直観的な区別を展開してゆくなかで、客観的な機能不全に関する推論を付け加える。本質主義者のHD分析の主張によれば、「真の」抑うつ障害群は、機能不全に陥った気分調整メカニズムを原因とするものである。「たとえば、極端な悲しみや、悲しみと関連する抑うつの症状は、喪失への正常な反応（疾患ではないもの）か、あるいは気分調整メカニズムの機能異常（疾患）を原因としうる」（Spitzer & Wakefield, 1999, p.1862）。この主張は、哲学者が大げさな身振りによる欺瞞とするものの一例である。ある特定の論点〔すなわち正常と疾患との区別〕を支持する論証がなされたと大げさな身振りで語られるが、実際には正常 vs 疾患という対比が主張されているだけである。より経験論的な指向をもつ人々に言わせれば、ブラックボックスに隠れた客観的機能不全に言及することによって不要な形而上学的精緻化がもたらされ、その精緻化によって正常と疾患とを区別するための実際の根拠が歪められたのである。

幸い、本質主義者も経験論者も正常な抑うつ群と病的な抑うつ群とを区別するための、よりミニマルな方法については同意している。先に記したように、悲しみ、喜びへの興味関心の喪失、集中困難といった特徴は、ある症状ネットワークの活性化を示しているものの、それらのエピソードのあるものは一過性であり短期間で自ずと解消する。[*8]そうした抑うつ群は疾患としないほうが良いということにはいずれの立場も同意する。これらの事例については、症状クラスターは病理化されるのではなく「正常化」されるのである。

本質主義者の見方では、精神医学において正常の抑うつと抑うつ障害とを区別することは、ライオンの恰好をしたウシは本当はライオンではないと認識することとアナロジーをなす。何かを本物（real）のライオンたらしめているのはその動物の見た目の機能ではなく、その動物の根底にある本性の機能である。同様に精神医学の場合、実在（real）の疾患であれば現象のもとに客観的な機能不全があり、正常な悲嘆反応ではそうではない。根底にある機能不全こそが、なぜ症状がクラスターとしてまとまり、固定したものとなるのかを説明する。

不完全共同体モデルでは、固定したものがすなわち抑うつ障害である。私たちが見ているものはすべてライオンである（すなわち、それらはすべて症状領域のなかにある）。しかし、時が経つにつれて、ライオンのなかのあるものは比較的おとなしく、それに対して他のものはとても獰猛だとわかるのである。この見方からすると、誤診とは、真の抑うつ（本物のライオン）と正常の悲嘆（ライオンの恰好をしたウシ）とを混同するという問題ではない。誤診とは、そのエピソードがその後どう展開するかに関して不正確な予測をするという問題なのである。

持続期間の重要な予測変数として、抑うつ障害の既往（および気分障害の家族歴）がある。抑うつへの脆弱性があるほど生涯において複数回のエピソードを経験しやすくなる。症状ネットワークはより簡単に活性化され、ひとたび活性化されると長引くようになる。既往歴はとても重要であり、そのためラム、パイズ、ジスーク（2010）の研究グループとウェイクフィールドとファースト（2012b）の研究グループはいずれも、死別反応の除外にあたって既往歴を考慮することを推奨していた。それによれば、抑うつの既往があれば、死別反応による抑うつは症状ネットワークが活性化されてから六週間以内〔すなわち症状が続くようになってから二週から八週までの期間〕であっても正常反応とされるべきではないという。

本質主義者の見方からすると、抑うつの既往歴は、悲嘆が客観的機能不全を再活性化させているかもしれないこと、したがってその悲嘆は真の抑うつかもしれないことを意味する。不完全共同体の観点からすると、抑うつの既往歴があることは、エピソードがすみやかに解消せず、時が経つにつれて悪化するかもしれないこと、したがって治療の適応があることを意味する。同じことは、明らかな要因なしに突然に現れた抑うつ状態にもあてはまる。問題の鍵は母集団における基準率といった統計学的なものである。統計学的にみると、促進因子のないエピソードはより固定化しやすい。このことは、悲嘆誘発性の抑うつと悲嘆誘発性の抑うつ障害との区別を、よりミニマルかつ実証的な仕方で正当化する。ところが根底にある「真の抑うつ」について作り上げられた推論はこの正当化を見えなくしてしまう。

固定化することは、いくつかの疾患においては重要な特徴と考えられるが、精神科疾患一般の本質的特徴ではない。固定化を重視する見解は、多くの点でガートとカルヴァー（2004）の見解に似ている。その見解によれば、精神科疾患（あるいは精神の病）は環境的な維持因がなくても、ひとりでに持続する傾向のある事物である。環境的な維持因は何らかの効果を確かにもたらすが、その効果は維持因が無くなれば消える。たとえば、ある抑うつが解雇によって促進されたもので、復職できるとすぐに解消したなら、その抑うつは疾患ではなかったと考えられる。その抑うつが新たな職を得た後にも持続すれば、それは疾患であるかもしれないと考えられる。しかし、環境的な維持因の産物であれば疾患ではないというガートとカルヴァーの提案は、汎用的なクライテリアとしては役立たない。たとえば狭い場所でのみパニック発作を経験する人には環境的な維持因が存在するが、だからといってその閉所恐怖は疾患ではないということにはならない。

また、経験論的な見方は、根底にある特性ではなく表層的な現象を精神科疾患の分類の土台にすべしと言っているのではないことも強調しておきたい。たとえるなら、経験論者は、クジラはウシよりもサメに似ているのでクジラは哺乳類ではなく魚類に分類すべきだと主張しているのではない。実際のところ、不完全共同体モデルは症状クラスターを因果的に説明することにコミットしている。たとえば、もしも科学者たちが一部の抑うつ群はこれまで知られていなかった自己免疫反応に関連したものであることを発見したならば、この自己免疫性という根底にある特性は症状のみに基づく分類よりも優先されるべきだろう。これは重要な発見である。けれどもそれは、抑うつとは本当は何であるかを発見したことにはならない。さまざまに異なる多数の変数によってアウトカムは変わりうるが、その変化はたいていの場合、ネットワーク内の他の部分にある脆弱性因子や保護因子とのつながりに依存する。根底にある脆弱性が必ず「すべてをだめにする」わけではない、とグラハム（2010）は述べている。

本質主義的な見方とは対照的に、不完全共同体モデルは、あらゆる因果的作用を根底にある単一の本質的な病理的プロセスに担わせることはない。不完全共同体モデルでは次のように考える。重要な因果的メカニズムは内的でも外的でもありうる。すなわち、因果的ネットワークは多層的で拡張されたものである。また、症状同士の直接の因果関係や、拡張されたネットワークの一部、たとえばストレスフルな出来事や社会的サポートと症状との因果関係にもその役割があることを認める（Kendler et al., 2011）。[*9]

不完全共同体モデルでは、つりあいという規範的概念はいかなる役割を果たしているだろうか。つりあいは重要な働きをしている。伝統と常識に基づくつりあいと過剰との対比は、古来より前世代の権威によって世代ごとに繰り返し伝えられてきた。つりあいという方便によって、ある種の衰えや苦痛は自然な反応だと定められ、正常なものとされる。

しかしファースト（2011）が記すように、つりあいの評価によって正常の抑うつと抑うつ障害とを一定の手続きで弁別するというのは時期尚早であろう。先にみたようにソリテス問題は、ある一定の手続きによる画一的アルゴリズムの発見によって境界事例を正しく分類することはできないということを示している。悲嘆誘発性の抑うつはそのような境界だろう。たとえば、つりあいの判断にはその事例の多くの個性記述的な特徴が、すなわち、亡くなったのが幼い子どもなのかそれとも年老いた親か、その死は予期されていたのか否か、といった特徴が影響する。臨床家はまた、誘発因子となった出来事についての患者の解釈が正確な評価か、それとも実在を不つりあいに歪めたものかを決定しなければならない。このような決定を、つりあいを検出するアルゴリズムに一律に還元することはできない。

おそらく、つりあいと過剰との対比を明らかにすることは、ある物事はどのようなときに徳であるのかを決定することに少し似ているだろう。すなわち、それは実践的推論による。徳という用語は、精神病的な絶望と狂躁とのあいだのような、過剰と過剰とのあいだに存在する開花（flourishing）[訳注]した状態を指す。開花（あるいは中庸）とはこれらの両端の中間点ではなく、むしろその位置づけは流動的ですらある。

ザッカーとポッター（2010）は、開花という徳倫理の概念と健康という精神医学の概念とは重複していると論じる。この見方からすれば、抑うつ症状のクラスターは開花した／健康な状態だとされるべきではない。全般的に開花している人については、中等度の抑うつエピソードはベースラインからの偏倚であって治療の必要はないと思われるかもしれない。一方、開花していない人々については、同様の症状クラスターであっても、それは問題であり潜在的に介入を要するものだと考えられるかもしれない。

10−5　結論

本章のタイトルに掲げた疑問にもどろう。悲嘆は本当に疾患なのか。この問いは、ひとたび「本当に」（really）という語が挿入されるとなんと重々しくなることか。その答えは簡単である。悲嘆誘発性の抑うつのなかには精神科疾患と考えたほうが良い事例もあるが、すべてがそうだというわけではない。「悲嘆は本当は精神疾患ではない」と叫ぶことは言葉巧みな表現ではあるが、それ以上の情報をさほどもたらすものではない。

不正確に表現された大衆的な疑問――悲嘆は精神疾患なのか――は、より限定的な疑問をドラマチックにしたものだった。その疑問とは、愛する人を亡くして以後、二週間から八週間のあいだに抑うつ障害の基準を満たす人は、抑うつ障害だと診断されるべきか、というものである。ウェイクフィールド（2011）は、この限定的な疑問はより大きな疑問を覆い隠したと指摘している。すなわち死別を経験した人が二カ月、六カ月、さらには十二カ月後の時点で抑うつのクライテリアを満たす場合、その人は抑うつ障害と診断されるべきかという疑問である。ウェイクフィールドによれば、一九九四年のＤＳＭ-Ⅳで、死別反応に対し二カ月のカットオフが設けられたときにこそ、革命的な変更がなされたのである。この変更以前には、抑うつ症状が十二カ月間続いてもなお正常な悲嘆と考えられることもありえたのだ。

　精神医学の症状ネットワークは雲のように伸び縮みし、形を変える。ラヴァ・ランプのなかをゆっくり動いている雲状の液体を描いてみよう。それらは有形のものであるが、一瞬でも目をはなせば、再び見たときにはその形は徹底的に変わっているかもしれない。診断カテゴリーについていえば、精神科医は特定の症状の布置を凝結させ、ある類型（ないし種別）へと抽象化する。それにより、この種別のものがどのように生じたかを問い、入念に記述し、この先に起こるかもしれないことについての予測を展開することができる。症状の布置を抽象的類型という観点で考えたとき、それが初めに埋め込まれていた流れは無視される。メンタルヘルスの専門家は、ある抑うつの事例が初めは全般性不安障害のように見え、のちには強迫性障害のように見えることにしばしば戸惑う。しかし、ラヴァ・ランプのなかの雲のように、症状ネットワークはしばしばそのような変化を見せるものなのである。

　同じことは精神科医が慢性的な悲嘆、複雑化した悲嘆、大うつ病性障害などとまとめあげた症状ネットワークにも言える。これらは「本当に《リアリー》」別々のものなのか、あるいは「本当は」一つのものなのかと問うならば、その答えは、それは時と場合による、というものである。本当に別々のものであるというのは、それらのパターンは他とは区別されるかたちで出現するということだろうか。その点では、これらは十分に実在《リアル》的である。それとも本当に別々のものであるというのは、それぞれのパターンには異なる因果的本質があるということだろうか。これにはより多くの問題が含まれる。おそらく，これらのパターンのいずれにも根底にある単一の因果的本質などないだろう。すなわち，これらのパターンは因果的要因のさまざまな集まりから帰結しうるだろう。

この議論に参加した人たちの一部は，自分たちの好みどおりに〔それらのパターン，すなわち分類上の〕箱を特徴づけようとして譲らなかった。そのやり方は有害な機能不全モデルにそなわる事実上の本質主義を反映するものだった。それらの箱によって，根本的に異なるいくつかの病態を分けることができるのだと主張された（Pies & Zisook, 2011）。それらの箱に何が入るのかを正しく考えることによって，真の抑うつ障害群と正常な悲しみとを混同せずにすむことになるはずである（Horwitz & Wakefield, 2007）。しかしながら，唯名論者の観点から重要なのは，情報価値のある概念的な対比を症状ネットワークに関して設けることであり（たとえば正常な抑うつと異常な抑うつという対比），正しい箱を見つけることではない。ここで問題となっている対比は，私たちにとって十分実行可能な区別ではあるが，だがそこに置かれる境界はいつまでも固定されているものではないし，時によって変化するようなかなり流動的なものなのである。

流動的な症状ネットワークという観点で考えると，ウェイクフィールド，シュミッツ，ベアー（2011）の言う最適かつ自然な区分が見つかることは期待できないだろう。その代わりに，悲嘆誘発性の抑うつ vs 悲嘆誘発性抑うつ障害という対比についての疑問はちがった性質を帯びる。それらの区別に情報的に価値があるのは，重要な臨床的疑問に答える助けとなるかぎりにおいてである。患者は本当は何を患っているのかと問うことは通常はそこには含まれない。重要な疑問に含まれるのはむしろ，症状ネットワークはどうして複雑化しているのか，予期される持続期間はどのくらいか，より複雑化したネットワークに進展するだろうか，その状態に対してどのように対処するべきか，介入は回復に寄与するだろうか，といった問いである。

第9章で導入した四面体図式を用いると，抑うつ障害の本性に関する議論はどのように照らし出されるだろうか。四面体図式では自然種の概念が頂上に，底面をなす三つの点に歴史的概念・規範的概念・実践種が位置する。自然種の概念は、議論を戦わせたいずれの側にも明らかに見て取れる。すべての抑うつは真の疾病であり、したがって自然種であるとする比較的最近の傾向は、議論をさらに燃え上がらせた*10。

抑うつは時と共に意味が変化してきた歴史的概念でもある。抑うつの意味の近年の変化は、一部には医療経済の変化に関連しながら、死別反応の除外に関する議論の背景を準備した。抑うつの意味の近年の変化は、一部には医療経済の変化に関連しながら、死別反応の除外に関する議論の背景を準備した。歴史の流れが医療化の方へと進みすぎているという懸念があった。抑うつ概念の意味が今後変化する可能性もまた問題とされた。製薬企業の意向に沿うかたちで、抑うつはますます「化学的不均衡」を意味するようになってゆくかもしれない。しかし、精神疾患という狭い概念の枠に入れられなければ、抑うつはスティグマ化の題材にはならなくなるかもしれない（第12章参照）。抑うつは将来脱スティグマ化されると考える人は、死別反応の除外規定の消去をあまり懸念しない傾向にあった。

抑うつは規範的概念でもある。クレイマー（1995）はどのようにして人が抑うつに魅了されるかを論じるなかで、うつ病の規範的側面について興味深い扱いをしている。彼によれば、重症の抑うつに魅了される人はいない。私たちを魅了するのは、孤立していること、虚飾のなさ、社会的地位をひけらかさないこと、思慮深さのような、より軽い残遺的な症状である。それによって人は、クレイマーが誤って信じているように、抑うつを感情面での深みを意味するものとしてポジティブに評価することになる。

抑うつは実践種でもある。先に記したように、議論のなかで問題となったさまざまな区別のうちどれが良い線引きだとされるかは、その分類で何をしたいか、何をすることが必要かに依存する。たとえば、分類は疾患が発見できるように調整されることが望ましいだろうか。それとも、正常なふるまいを病的なものと誤って分類しないように調整されることが望ましいだろうか［それによって何が良い線引きかは異なる］。

死別反応の除外をなくすことについてはどうだろうか。DSM-5の作成者は正しい選択をしたのだろうか。客観的なことを語りたければ、明らかに次のことは受け入れざるを得ない。悲嘆誘発性の抑うつ群には、介入なしに解消するものもあるし、さらに悪化し、回復するには介入が必要になるものもある。除外規定を消去するのか維持するのかという選択は、自然を節目で特権的に切り分けることに関わる選択だと思うことは誤りである。DSM-5の基準を直解主義的に受け取るなら、除外規定を維持することは実在性を歪める一つのやり方であるし、消去することはやはり実在性を歪めるもう一つのやり方であるということになるだろう。

死別反応の除外についての議論は、正常性の医療化という観念を中心に展開したが、それはあたかも正常がそれ自体で自然種であるかのような議論であった。その議論は症状を積極的に正常化することに関するものだったとも言えるだろう。この点において、ある種の苦痛を正常化するフロイトのやり方は今でも考慮するに値する。正常化を行うとき、あなたは本当は抑うつ状態ではない、あるいは、真の抑うつに陥ってはいない、などと言う必要はない。それよりも、あなたは抑うつ状態にあるが、時としてそうした抑うつは正常のことなのだというほうが良いのである。

ここで感覚的苦痛と感情的苦痛との類似性を再び利用することができるだろう。ある種の慢性的な身体的苦痛を自らの人生の一部として受け入れる人のほうが、それを不公平な重荷と見なして過剰に薬を用いる人よりも、その苦痛により良く対処できるし機能的にも優れている傾向がある。このことになぞらえて、死別反応の除外規定の維持を求める人々にとって何が重要であったのかを考えると良いだろう。維持を求める人々が懸念していたのは、悲嘆のうちにある人々にあなたは病気だと伝えることによって、悲嘆の経験を有害な仕方で変えてしまうかもしれないということだった。人生の問題に関する考え方はその問題の成り行きに影響する。精神医学的な症状空間の境界においては、正常とは発見されるものではなく、名づけられるものなのである。

悲嘆誘発性の抑うつ群は他のストレス誘発性の抑うつ群に比べて特殊なものではないという科学的データについては同意がなされている。だとすれば、次の三つの選択肢がある。

なにもせずに死別反応の除外規定を維持する

除外規定を消去する――すなわち過去の実践に変化を加える

除外規定を他のすべてのストレス誘発性抑うつにも拡張する——これは革命的な変化である

除外する範囲を拡張するという一層ラディカルな提案には問題が伴う。そのことによって強制的な正常化が促され、その正常化のなかで広範かつ多様なものが正常な抑うつの「誘発因子」とされかねないという問題である。抑うつに関する見解において優勢なのは、ピーター・クレイマーではなくアーサー・ミラーの見解である。苦痛に満ちた抑うつは悲嘆にとって義務のようなものだと感じる人がいても、それはそれで良い。しかしケンドラー（2008）が記すように、助けを求める患者に「あなたの症状は和らげられる必要はない。なぜならあなたの苦しみはその人間的状態の本来的で価値のある部分だからだ」と語っても、虚しく響くだろう。その苦しみは正常なものかもしれないが、だからといってそれが健康な状態だということにはならない。

除外されていた六週間分を抑うつ障害に割り当てたからといって、人間性が裏切られたわけでもなければ、「正常」が失われたわけでもない。しかしそうすることで、大切な何かを私たちは実践的な意味で手にすることができるのだろうか。私にはわからない。結局のところ、DSM-5はどちらともやろうと試みたのだ。死別反応の除外規定は消去された。しかしDSM-5には、抑うつ症状は死別や破産、重篤な病気などに対する妥当な反応だと考えられるかもしれないということが記された。こうした経験と抑うつとの違いは、抑うつでは不快気分と否定的なとらわれが喪失そのものに限られることなく広がっていることであると明記されている。疑いようもなく、このような解決は、これまで行われてきた議論にとっては不完全な解決である。とはいえ、悪い解決というわけでもないだろう。

第11章　自己愛性パーソナリティ障害は実在するか？

11-1　パーソナリティ障害にともなう二つの問題

機能の減弱がないこと

パーソナリティ障害は精神医学領域における厄介者であり、その妥当性については多くの重要問題が残されている。そこにはパーソナリティそのものの本性についての問題も含まれる。私たちは、よく知っている人の子ども時代と成人してからのパーソナリティを一貫したものとして受け取りがちだが、そこにも一貫性のなさがある。多くの人は、一緒に育った兄弟姉妹のパーソナリティは大人になっても子どものころと変わりないという経験をもつ。その変わらなさは単なる想像上のものではない。とはいえ、兄弟姉妹が「同じパーソナリティ」をもっていると語るとき、人は同じところを強調し、違うところを矮小化しているのだ。

児童および青少年は典型的には情緒不安定であり、自己中心的かつ衝動的で、依存的であるが、彼らは成長するにつれて変化する。成人の基準を使って若者を評価したならば、その多くはパーソナリティ障害をもつように見えるだろう。しかし彼らが成人になれば、そうではない（Cohen, Crawford, Johnson, & Kasen, 2005）。たとえば、十二歳で素行障害と診断されるような子どもの大半は、三十歳で反社会性パーソナリティ障害と診断されることにはならない。素行の問題と子ども時代の一過性の未成熟さとパーソナリティ障害の早期の徴候を区別することは簡単ではない。素行の問題とパーソナリティ障害の傾向をもつ子どものうち、ある者は成人になったときに良い転帰をたどっているだろうし、ある者はパーソナリティ障害をもつことになるだろう。

定義上、パーソナリティ特性、興味関心、動機は思春期や成人早期に通常現れるが、このときパーソナリティ障害は発達早期にあらわれる。安定したパーソナリティ障害もすでに出現しているものと考えられている。アルツハイマー病や精神病にみられるたぐいの障害とは異なり、パーソナリティ障害では機能の減弱に見舞われるわけではない。精神科疾患の領域には、そこに後から付加されることでこの領域を不完全共同体にしている症状・障害があることについては先に述べたが、機能の減弱を示さないという理由で、パーソナリティ障害のカテゴリーも、そのような付加物の一つである。

「パーソナリティ障害」が好ましくないものへのラベルになりうること

パーソナリティ障害群と診断される人は周りの人とうまく折り合ってやっていくことがむずかしい。その多くは、彼らによって生活をかき乱された家族が助けをもとめることで、メンタルヘルスの専門家の目にとまることになる。あるいはまた、法的トラブルの結果として裁判所からメンタルヘルスの専門家にかかるように命じられてやってくる。パーソナリティ障害をもつ人々が自分から病院や相談所を訪れようとするのは、もはや仕事をしたくないと思い、疾病利得を得ようと思い立ったというような場合である。

心理療法家は、パーソナリティ障害をもつ人々をあつかうときに感じるような感情的反応に関する訓練を受ける(Beck, Freeman, & Davis 2004; PDM task Force 2006)。うつ病の治療を求める次のような患者を考えてみよう。その患者は拒絶を恐れるあまり、自分を拒絶しないことを確かめようとしていつも他人をテストするのだが、それはしばしば、まさに拒絶につながるような行動によってなされる。その行動は、治療のなかでは心理療法への不満やもっと面接の時間が欲しいという要求、料金交渉、たびかさなる面接予定の変更として現れるだろう。経験を積んだ心理療法家が、この患者に出て行ってほしいと感じ始めるのは特別なことではないが、そのときその治療者は、自らの感情的反応はその患者が他者を試さざるをえないことについての情報を与えてくれていると推測するだろう。そしてまた、そうした対人関係的な力動こそパーソナリティ障害を示すものであることも知っているだろう。操作されていると治療者が強く感じることもまた、やはりその診断を支持するものとして解釈される。

操作されているという感じを診断上の指標として用いることには一つ問題がある。それはパーソナリティ障害が原因でその人が困った性格になるのではなく、現に困った性格である人に「パーソナリティ障害」が一つのラベルとして事後的に与えられているのではないか、という問題である。精神医学の批判者であれば、好ましくないというだけでそれを医療の対象にするのは適切なことではないなどと主張することもできるだろう。また彼らは次のように論じるかもしれない。「病理的な」「病んだ」「こわれた」という概念はある種の好ましくないパーソナリティを記述するためにもともと比喩的に使われていたが、その後、あまりにありふれた比喩となった結果、いくつかの好ましくないパーソナリティが文字通り病理的なものと考えられているのである、と。

好ましくないパーソナリティが医療化されてきたのではないかという疑いには科学的な裏づけがいくらかある。パーソナリティ障害群をもつ人々には二つのパーソナリティ特性がもっとも共通してみられる。それは高い神経症傾向と低い同調性である（Saulsman & Page, 2004, 2005）。低い同調性（あるいは対立傾向）には、操作性、非協力性、論争がましさ、虚偽性が含まれる。言い換えれば、「パーソナリティ障害」とは多くの否定的感情をもつ好ましくない人々に対して与えられるラベルなのである。ほどほどに同調的な患者はパーソナリティ障害とは診断されにくい。これは少なくとも次のことを示している。ある患者をパーソナリティ障害だとすることは、「あなたのパーソナリティはムカつく（YUCK）！」と言うようなものなのだ。

これらの二つの問題――機能の減弱がないこと、そしてパーソナリティ障害をもつ人は嫌われ者だということ――は、パーソナリティの病理一般、とりわけ境界性および自己愛性といったパーソナリティ障害は実在するものなのかという懸念を呼び起こす。なかでも自己愛性パーソナリティ障害は「形而上学的な議論」の対象となることが多いのであるが、それが本章の主題である。

11-2　自己愛性パーソナリティ障害とＤＳＭ

精神医学における自己愛の概念化は一九一一年のオットー・ランクの論文「ナルシシズム〔自己愛〕への寄与」に起源があると言われることが多い。そして自己愛概念はさらにフロイトの「ナルシシズム概念の導入」(1914/1957)で詳細に論じられた。フロイトはパーソナリティ類型についてというよりもエネルギー備給の二極性について記述している。一方では自己への遡及的な備給（自我リビドー）として、もう一方は自己の外にあるものへの備給（対象リビドー）として定義される。[*1] フロイトの考えでは、一人の人間の心的エネルギーの総量は決まっており、それゆえにこの二種類の備給のあいだにはトレードオフの関係が存在する。自己への備給が増えるほど、他者に備給できるエネルギーは少なくなるのである。

アメリカ合衆国における精神医学は、アンナ・フロイト（1936）と彼女の学派が自我心理学の名のもとに、フロイト（1921/1960）によるエス、自我、超自我の区別を、パーソナリティと精神病理の一般的なモデルとしたことに大きな影響を受けた。自我心理学派はまた、ウィルヘルム・ライヒ（1933）の性格分析の仕事からも影響を受けた。ライヒによる性格類型のなかには男根-自己愛型性格というものがあった。ライヒに先立って、ロバート・ヴェルダー（1925）が自己愛性パーソナリティについて記述していたし、フロイト自身もリビドー類型の一つを「自己愛型」と名づけていた。

自己愛への臨床的関心は自我心理学と対象関係論とが統合されることで増大した。その嚆矢となったのは、自我心理学者による自己-他者関係の発達についての記述であった（Jacobson, 1964; Mahler, 1968）。アメリカ合衆国において、オットー・カーンバーグ（1969a）は激しく競合していた二つの陣営の強力な仲介役となった。[*2] こうした緊張緩和によって、コフート（1968、1971）とカーンバーグ（1969b、1975）は病的な自己愛について著述できるようになった。

ハインツ・コフートによれば、自己愛性パーソナリティ障害（NPD）における自己の障害は対人関係に現れる。コフートはそうした障害がとりうる二つのあり方を記述した。第一のあり方では、その人は自己についての誇大感を発達させるがその誇大感は他者の賞賛によってのみ維持できる——私が偉大なのはあなたが私を崇拝するからだ、というわけである。第二のあり方では、その人はある人を理想化し、その人と同一化する。そして、そうすることで「完璧になる」——あなたは偉大であり、そして私はあなたと共にある、というわけである。コフートの考えでは、正常の発達過程ではこの二種類の関係性が確立される。欲求の充足と欲求不満とのバランスが正しくとれていれば、それらの関係性は内面化され、自己および現実的な自尊心についてのバランスの取れた見方の土台となりうるのである。そうでなければ、その人は無力感や空虚感におちいりやすくなるだろう。そうした人々はまた、何かを理想化するか、あるいは自分が理想化されなければならないような、他者との関係をひきつづきつくりあげていくことにもなる。

カーンバーグによれば、病的自己愛は境界型パーソナリティ構造に現れる。境界型パーソナリティ構造の鍵となる特徴は、陽性感情と陰性感情とを現実的な自己概念へと統合できないことである。陽性感情と陰性感情がこのように分離されたままであると、互いに調子を合わせることができずにより強くなる。病的自己愛の持ち主は強い陰性感情を肥大した自尊心によってマスクするようになる。カーンバーグによれば、その結果、彼らの誇大性と、他者からの賞賛とそのあかしへの強烈な欲求とのあいだに矛盾が生じる。こうした患者は賞賛によって満たされないと、怨嗟と自己愛的な怒りをあらわにする。怒りのような強い陰性感情は自己統合を妨げ、それによって病的自己愛の発達の因果的要因となる、とカーンバーグは述べている。

長年にわたって、カーンバーグは自己愛について四つの異なる具体的なありかたを明らかにしてきた（Kernberg & Caligor, 2005）。もっとも重篤なものは悪性自己愛と呼ばれる。それは良心に乏しく他者への共感を欠いたサイコパス的な状態である。そしてまた、不安定な境界例患者の自己愛の病理がある。これは衝動性や極端な気分変動、社会的機能の障害に関係している。カーンバーグのいう病的自己愛の一次構造はより機能の良い状態を指しており、そこでは誇大的自己は安定し整合性のある自己概念をもたらしてくれる。こうした自己概念はより断片化した境界型パーソナリティには欠けている。最後に、カーンバーグは機能不全が少ない自己愛のあり方を認めている。その人は過敏で誇大的かもしれないが、現実的な成功を十分におさめていれば、その自己愛は解消される。

自己愛性パーソナリティ障害という診断は一九八〇年に出版されたDSM-Ⅲに初めて登場した。コフートにとって、自己愛は正常の発達過程を指しており、ただそれは間違った方向にすすむかもしれない、ということであった。それに対して、カーンバーグにとって自己愛は境界例の状態と密接に関係するものであり、それゆえにそもそも病理的なものであった。さらに、カーンバーグによる境界例状態についての記述は、DSM-Ⅲで実行される医学的スタイルの診断と足並みが揃っている。[*3] たとえば、誇大性とスプリッティングは行動上観察できるものであり、このことは「重要な他者の幸運を純粋に喜ぶ能力の欠如」といった力動的観点がかなり推論にもとづいているのとは逆である。その結果、カーンバーグによる病的自己愛の記述はDSMの自己愛性パーソナリティ障害という構成概念に最も大きな影響を与えた。

11-3 なぜNPDはDSM-5において消去の対象に選ばれたのか

ディメンションは段階づけを持つ構成概念であり、すべてのものはそのディメンションについて何らかの値をもつ。ディメンションにはたとえば高さ、重さ、そして自己愛のようなパーソナリティ特性がある。ディメンションの対照概念はカテゴリーである。カテゴリーは二値的である。あるものはそのカテゴリーに含まれるか含まれないかのいずれかである。カテゴリーにはたとえば偶数、上院議員、自己愛性などのパーソナリティ類型がある。

精神医学にディメンショナルモデルを採用しようという提案は一九八〇年代前半にアレン・フランセス（1982）に

よってなされた。この論文においてフランセスは、ディメンショナルモデルがカテゴリカルモデルよりも優れていると思われるいくつかの点を明らかにした。その発表から十年のうちに、心理学者と精神科医はますますパーソナリティ障害の類型診断に批判的になり、ディメンショナルモデルの導入、すなわち、パーソナリティ類型を特性のプロフィールに置き換えることに賛成するようになった（Clark & Livesley 1994, Costa & McCrae 1990, Frances 1993, Widiger, Frances, Pincus, Davis & First, 1991; Widiger & Sanderson, 1995）。

フランセスがＤＳＭ-Ⅳ作成委員会の委員長に任命されたとき、パーソナリティ障害のディメンショナルモデルを実現するための舞台が整った。しかし結果は期待外れに終わった。フランセス（1993）および他の指導的な精神科医たちは臨床的有用性をとくに重視し、ディメンショナルモデルには実際に使われたためしがなさすぎることを懸念するようになった。パーソナリティの類型をＤＳＭ-Ⅳでは保持するという決定にはもう一つの要因も関与した。それは、ディメンショナルモデルといっても競合しあうさまざまなモデルがあり、そのどれが最善のものかということに何のコンセンサスもないことだった。

ＤＳＭ-Ⅳが一九九四年に刊行されたのち、ディメンショナルモデルの提唱者たちは一つのグループとして団結し、多くの新しい仲間を集めた。またその射程をパーソナリティ障害を超えたものとした。たとえば、大うつ病性障害や統合失調症といった精神科診断のカテゴリーは古典的な意味でのカテゴリーではない。なぜならそこには重症度が含まれているからである。すなわち、うつ病と診断された人のなかでも、ある人は他の人より抑うつ的なのである。さらに、ディメンショナルモデルについては莫大な量の研究がこの数年でなされており、そこから得られたエビデンスは、多くの精神医学的障害については正常と異常との区別は程度問題であると考えざるを得なくさせるものだった。

ＤＳＭ-５出版計画が始まる頃には、ＤＳＭの診断上の構成概念のほとんどがディメンション化されるだろうと期待されていた（Cuthbert, 2005; Helzer et al., 2008; Hollander, Zohar, Sirovatka, & Regier; Tamminga, Sirovatka, Regier, & van Os, 2010; Watson, 2005）。しかし、ディメンショナルモデルの提唱者の素晴らしい名声と影響力にもかかわらず、ＤＳＭ-

5においてディメンショナルモデルへの革命を徹底的に行うことはメンタルヘルスの専門家にとってあまりにラディカルな変化になるだろうということが、改訂プロセスにおいて早々に明らかになった（First, 2010; Frances & Spitzer, 2009; Kendler & First, 2010; Rounsaville et al., 2002）。

ディメンショナルモデルへの革命がすぐになされるものではないことが明らかになると、ＤＳＭ-６における包括的なディメンショナルモデルへの第一歩としてパーソナリティ障害のためのディメンショナルモデルを実現することが、ＤＳＭ-５パーソナリティおよびパーソナリティ障害（Personality and Personality Disorders：P&PD）ワークグループの責務の一つとなった（Skodol, 2012）。しかし、この課題の取り組み方に関して、Ｐ＆ＰＤワークグループは一心同体ではなかった。純粋なディメンショナルモデルとは、すべてのパーソナリティ障害の類型をパーソナリティ特性の評価に置き換えるものであったが、メンバーの全員が類型をただ消去することに同意したわけでもなければ、そうする理由は整合的なものであると納得したわけでもなかった（Krueger, 2013）。

しかしながら、ＤＳＭ-５のために提案されたモデルの最初の草稿では、パーソナリティ障害の類型の半分が消去されており、自己愛性パーソナリティ障害は消去されたものの一つであった。残されたのは以下の類型だった。

境界性
反社会性-サイコパス性
統合失調型
回避性
強迫性

残された類型は、ＤＳＭ-Ⅳの診断基準ではなく、ナラティブなプロトタイプを用いて記述された。パーソナリティ障害の事例は、そのようなナラティブなプロトタイプの一つに該当する場合に、そのパーソナリティ類型であると診断される。それらの類型が何もあてはまらなければ、不安性や冷淡さといった二十五個の病的特性のリストを用いて患者の人物像を描くことになる。特定不能のパーソナリティ障害というくず入れのようなカテゴリーは、病的特性からなるプロフィールに置き換えられるはずだった。この提案のもとでは、これまで自己愛性パーソナリティ障害と診断されていた事例はみな、反社会性-サイコパス性パーソナリティか、いわゆる「特性の特定されたパーソナリティ障害」として病的パーソナリティ特性のプロフィールをもつか、そのいずれかということになる。

この提案がおおやけにされてのち、ＮＰＤを消去する三つの理由が提示された（Morey & Stagner, 2012; Skodol et al., 2011; South, Eaton, & Krueger, 2011）。その理由とは、第一に実証的な研究による基礎づけが足りないこと、第二に構成概念が曖昧なこと、第三に臨床上の重要性と構成概念妥当性が欠けていること、であった。

研究の不足と低い有病率

ＮＰＤは研究されることがもっとも少ないパーソナリティ障害の一つである。モリーとスタグナー（2012）の報告では、ＤＳＭ-Ⅳの出版以降、パーソナリティ障害の研究のうち四％未満しかＮＰＤを扱っていないという。Ｐ＆ＰＤワークグループのメンバーは、この不足は一般人口におけるＮＰＤの有病率の低さなどによるものだろうと述べている（Skodol et al., 2011）。たとえば、ケイン、ピンカス、アンセル（2008）によれば、社会におけるＮＰＤの有病率の中央値は一％未満である。臨床場面ではＮＰＤはより一般的にみられるものの、その有病率は他のパーソナリティ障害に比べても低いとＰ＆ＰＤワークグループは指摘している。

構成概念の曖昧さ

本書の読者であれば、曖昧さが何を意味しているのかを容易に理解できることだろう。病的自己愛の概念は一つの抽象化であり、かなり異質な事例からなる集まりをただ一つの用語で指示している。一つの用語ですべての事例に共通するものを指すことによって多くの特性は取りこぼさざるを得ず、それによってその用語はますますそれらの現象からかけ離れたものになる。

病的自己愛という構成概念の曖昧さを吟味するために、その決定的な特徴の一つである誇大性の症状に焦点をあてよう。誇大性が病的なものでありうることは明らかであるが、しかし、必ず病的だというわけではない。

一、適度な誇大性は、自ら高い目標を設定するのに役立つ。それらの目標は、その人がより現実的であったなら出来なかったであろう業績をもたらすかもしれない。

二、誇大性は成功体験への反応としてみられることもある。その誇大性は、つつしみのなさを表すかもしれないが、それ自体は病的なわけではない。

三、誇大性は自信のなさを補償している場合がある。そしてそれが極端になると、融通さのない対処法となり、リアリティの大きな歪曲を伴う場合がある。

四、誇大性は、軽躁あるいは躁状態の一つの特徴である。躁的な精神病状態では、誇大性とは機能の減弱を意味する。

合衆国の文化では、外向的で自信があり、支配的であることは望ましいパーソナリティ特性だとされる。誇大的な考えをもつ人が外向的であれば、より一層そうした考えを言葉で表現し実行に移すかもしれない。たとえば、社会的な支配力をもつ人々は会話をスポーツ、宗教、政治など、彼らの興味をひく話題に自ずともっていくことができる。社会的な支配力をもつうぬぼれ屋は会話を自分についてのものにしてしまう。時が経てば誇大的なうぬぼれ屋は次第に人から疎んじられるようになるとはいえ、社会心理学の研究によれば、誇大的な自己概念は感情面でのレジリアンスと自信を表している可能性があり、必ずしも低い自己評価を補償しているわけではない（Campbell, Bosson, Goheen, Lakey, & Kernis, 2007; Pincus et al., 2009; Russ, Shedler, Bradley, & Westen, 2008）。[*4]

臨床上の文脈では誇大性には人格の脆弱性、気分の不安定性、脆弱な自己評価、他人の支持や賞賛を求める傾向、対立傾向が伴う（Cain et al., 2008; McWilliams, 1994; Pincus & Roche, 2011; Wright et al., 2012）。この場合、誇大性という気分が高揚した状態は見せかけの感情的なレジリアンスと安定性を作りだすが、陰性感情の度合いの高さ（神経症傾向）は容易に明らかになる。より外向的な人は対立的になり誇大性を行動で表す傾向にある。精神力動的に考える人であればこの状態を、尊大で権利意識の強い、自己愛の顕在的なサブタイプだと言うだろう。より内向的で神経症傾向が高い人は誇大性を内在化させ、もっぱら空想の人生のなかで誇大性を満足させつづけるかもしれない。これは抑うつ的で勢いを弱められた、自己愛の潜在的なサブタイプだとされる（Gabbard, 1994; Miller, Widiger, & Campbell, 2010; PDM Task Force. 2006）。手短に概略を調べたが、ここから次の結論が得られるだろう。自己愛という領域は共通の説明によって統一されるものではなく、多様なパーソナリティのあり方からなる部分的に重複したリストなのである。すなわち、それは不完全共同体なのである。言うまでもなく、多様な現象を同じ種別の物事としてまとめるにせよ、多様な種別として分けるにせよ、一つの特権的な分類を探し求めるのは実りのないことである。

臨床的重要性と構成概念妥当性のなさ

パーソナリティ障害のディメンショナルモデルがＤＳＭ-Ⅳに含まれなかったのは、十個のパーソナリティ類型と比較したときのディメンショナルモデルの臨床的妥当性が確立されていなかったからである。それゆえ、そうした妥当性の確立は重要事項となった。モリーら（2012）は、ＤＳＭ-Ⅳに収録されたパーソナリティ障害の類型をパーソナリティ特性と組み合わせたときの増分妥当性を、二年後から十年後までの二年ごとの臨床的予後の予測に関して調べた。そこで以下のことが明らかになった。研究者自身にも予想外のことだったかもしれないが、ＤＳＭ-Ⅳに収録された諸類型は、一つの集団としてパーソナリティ特性に加えられた場合には明白な増分妥当性がみられた。しかしながら、そのなかの自己愛性パーソナリティ障害および演技性パーソナリティ障害という構成概念は、いずれもその増分に寄与していなかった。

パーソナリティ障害には機能の減弱はみられない。それゆえ、クルト・シュナイダー（1923/1950）やカール・ヤスパース（1923/1963）のような論者は、パーソナリティ障害が疾患として概念化されるとは考えなかった。しかしシュナイダーもヤスパースも、パーソナリティ障害は臨床的に重要な状態だと考えていた。ロバート・ケンデル（2002）もパーソナリティ障害の診断を臨床上の重要性にもとづいて正当化している。

臨床的に重要な状態の一つの例は高血圧である。高血圧は心臓病や脳卒中のリスクを増すので、重要な治療対象となっている。精神科の領域において、パーソナリティ障害は気分障害、不安障害、身体表現性障害、摂食障害、物質乱用、精神病のリスクを増す（McGlashan et al.,2000; Oldman, Skodol, Kellman, & Hyler, 1995）。境界性および反社会性、そして統合失調型のパーソナリティ障害は、みなＤＳＭ‐５に残された類型であるが、他の精神科疾患ともっとも強く結びついている（Links, Ansari, Fazalullasha, & Shah, 2012）。

それに対してＮＰＤは他の精神科疾患にとって明らかなリスク因子ではない。別の疾患、たとえば双極性障害との結びつきがあるようにみえても、結びつきがいかなる性質のものかを解釈するのは難しい（Simonsen & Simonsen, 2011）。いくつかの疫学調査の結果から、ＮＰＤは機能の障害と生活の質の低下には一般に結びつかないとトーガーソン（2012）は述べている。この臨床上の重要性のなさはＮＰＤの削除を支持する決定的なエビデンスだと見なされるかもしれない。

当然、次のことを考えなければならない。ＮＰＤが機能の障害と結びつかないという場合に、そこでいわれているＮＰＤとはそもそもなになのか。誇大性の特性だろうか。それとも顕在的な病的自己愛か。潜在的な病的自己愛か。あるいは悪性自己愛だろうか。これらのさまざまな現れ方が一群の部分的に重複する症状クラスターであり、調査ごとにさまざまな割合で見出されると考えられるなら、信頼できる相関項はすぐに見つかるものではないかもしれない。たとえば、シモンセンとシモンセン（2011）によれば、物質使用障害のリスクはＮＰＤを有する人々において増大するが、その結びつきはとても弱いものからとても強いものまでさまざまだという。

ＮＰＤには臨床上の重要性が欠けている。それはＮＰＤが目標の定まらない対象であることによるが、このことはＤＳＭの改訂の歴史に根ざしているかもしれない。ＤＳＭ–Ⅲが出版されて以降、ＮＰＤの診断基準は次第に狭いものになっている。ＤＳＭ–ⅢおよびＤＳＭ–Ⅳでは、自己愛性、演技性、境界性、妄想性、反社会性の各パーソナリティ障害をより良く区別するための試みとして、部分的に重複していたクライテリアは省かれるか、もしくは修正されるかした。自己愛性パーソナリティ障害では、過剰な理想化と脱価値化という両極端な態度が代わるがわるみられること、および、批判に対して怒りや屈辱の感情を伴う反応をすることというクライテリアが省かれた（Gunderson, Ronningstam, & Smith, 1995; Hare, Neumann, & Widiger, 2012; Pfohl, 1995）。このプロセスによって、もともとのＤＳＭ–Ⅲの定義にあった病的自己愛の脆弱な側面はほんの名残だけが残された。こうしたアプローチの問題は、それによって病的自己愛の潜在的に重要な臨床的特徴が無視され、観察可能で外向型の行動が重視されることである。とりわけ、診断上の構成概念と基準とが文字通りに解釈されたときにそうなってしまう。

しかし、改訂の過程を逆行し、診断基準のなかに脆弱性を示す特徴を再び挿入したとしても、ＮＰＤはより異種混交的なものになってしまう。ＤＳＭ–５の原案におけるＰ＆ＰＤワークグループの解決は、自己愛性のみならず、演技性および妄想性のパーソナリティ障害を削除するというものだった。自己中心性、尊大さ、権利主張といったＮＰＤのいくつかの重要な特徴は、新たに設けられた反社会性–サイコパス性のカテゴリーに組み込まれた（Skodol et al., 2011）。この症状再編はカーンバーグの悪性自己愛の概念、およびヘアおよびハート（1995）の病的自己愛をサイコパスの主な特徴とする見解に合うものだった。その再編はまた、社会心理学における次のような発見、すなわち、他者を利用し権利を主張するという正常な自己愛の特徴こそ精神科の機能障害に最も強く結びついている、という発見にも一致していた（Emmons, 1987）。

11－4　ＮＰＤの削除への反論

予想にたがわず、ＤＳＭ－５の原案には不満の声が広がった。それは数多くの見地からよせられたものだったが、それらの批判には、その案はカテゴリーとディメンションとの混合物であり一貫性も実際性もないという大まかなコンセンサスがあった。はじめて原案を見たとき、私は次のような印象を受けた。Ｐ＆ＰＤワークグループによる提案の基本構造は、リヴスリー（2013）の主張に沿った、整合性のあるディメンショナルモデルだった。しかしさまざまなグループからのそれぞれの批判を見越したワークグループがパーソナリティ特徴についての記述を追加したことによって、最終的にディメンショナルモデルとしてもカテゴリカルモデルとしてもまとまりのない案になってしまったのだ。

パーソナリティ障害を研究する心理学者は、診断カテゴリーを維持してディメンショナルモデルにさまざまな場当たり的な追加を行うことには実証的な根拠がないということを懸念していた。臨床家は、ＤＳＭ－Ⅳのときと同様に、ディメンショナルモデルは研究者のニーズにはうまく合うものの、臨床実践で用いるには向いていないということを懸念した。とりわけこの点で多くの研究者は臨床家と意見が異なっていただろう。というのも、研究者の見解では、パーソナリティの病理に関してより科学的に妥当なモデルこそ、臨床実践を改善させるものだからだ（Widiger, Simonsen, Sirovatka, & Regier, 2007）。

多くの批判のなかでも、ミラー、ウィディガー、キャンベル（2010）の論文、そしてピンカス（2011）、さらにロニングスタム（2011）の論文はとりわけ注目に値するものだった。それに加えて、オットー・カーンバーグ、アーロン・ベック、ジョン・ガンダーソンを含む高名な臨床家のグループも批判を表明した（Shedler et al.,2010, 2011）。興味深いことに、研究者も臨床家もＮＰＤの削除をとくに懸念し、協力して『自己愛および自己愛性パーソナリティ障害の手引き』(Campbell & Miller, 2011) を早々に公刊した。これらのさまざまな批判の場で表明された懸念は次の三つの論点にまとめることができるだろう。すなわち（ａ）知的な一貫性のなさへの批判、（ｂ）診断学における直解主義への懸念、（ｃ）種別概念の実用性の擁護、である。

知的な一貫性のなさ

ミラー、ウィディガー、キャンベル (2010) は、ＮＰＤの消去に使われたクライテリアのいくつかは、回避性および強迫性のパーソナリティ障害にもあてはまるのに、それらの障害に対しては無視されているという懸念を述べた。臨床上の重要性が欠如しているという点について考えてみよう。トーガーソン (2012) のレビューによれば、強迫性パーソナリティ障害は機能障害や生活の質の低さには関係しない。総合的な臨床上の重要性の観点では、トーガーソンは強迫性パーソナリティ障害をＤＳＭ-Ⅳのパーソナリティ障害のなかで最低ランクに位置づけている。しかしそれでも強迫性パーソナリティ障害は残されたのである。

パーソナリティ障害の削除の是非に関しては、臨床上の重要性に加え、研究の関心が活発に向けられているかどうかも一つの基準と見なされるべきとされていた。この基準についてはどうだろうか。回避性および強迫性パーソナリティ障害には、境界性、反社会性、および統合失調型のパーソナリティ障害を残す論拠として用いられた広範な実証的研究はなかった。回避性および強迫性パーソナリティ障害が残されたのは、明らかに、それらがパーソナリティ障害の縦断的共同研究 (Collaborative Longitudinal Personality Disorder Study : CLPS) のなかに含まれていたからである。ＣＬＰＳという研究によって回避性および強迫性パーソナリティ障害という構成概念について発表された実証的な研究論文の量は大いに増えたが、一つの大規模研究に含まれていたからといって、研究者のあいだで広く関心がもたれているということにはならない。

ミラーらは、境界性や反社会性といったパーソナリティ障害の類型の維持に使われたクライテリアが、ＮＰＤの維持または削除を検討する際には用いられなかったことも指摘している。たとえば、臨床的に関心が向けられ注目されていることは、臨床上の重要性を示す指標として妥当なものと考えるべきである。そして、自己愛性パーソナリティ障害に関しては、境界性および反社会性パーソナリティ障害という構成概念と同様に多くの臨床的著作があり、このことは臨床上の関心の大きさを示しているという。

ミラー、ウィディガー、キャンベル（2010）はまた、病的自己愛に関する実証的文献のほとんどが不公平なまでに考慮されていないと批判している。たとえば、反社会性パーソナリティ障害という類型の妥当性の評価にあたっては、サイコパス特性に関する多くの文献もたいてい考慮に含まれていた。ＤＳＭ-Ⅳの作成中には、共感性の欠如や尊大さといったサイコパス特性を加えて反社会性パーソナリティ障害の診断基準を拡張しようという動きさえあったが、その計画は実行されなかった。なぜなら、反社会性の特性だけのほうが臨床的な機能障害をより予測しやすかったからである。それなのにＤＳＭ-５の原案では反社会性という類型は反社会性-サイコパス性へと拡張され、それによって正常と異常とが一緒にされてしまった。

社会心理学（およびパーソナリティ心理学）では、自己愛特性に関する研究も多く行われる。それは、自己愛性パーソナリティ質問票（Narcissistic Personality Inventory：NPI）が普及していることなどによる。ＮＰＩという尺度はＤＳＭ-ⅢのＮＰＤという構成概念によって触発されたものである（Emmons, 1984; Raskin & Terry, 1988）。しかしＮＰＩを用いた多くの研究計画は、その研究のほとんどが臨床には関わりのない被験者を使っているという理由で、ＮＰＤに関する研究活動の評価において重要性があるとはみなされなかった。これは少なくとも、ダブル・スタンダードが用いられていることを示唆している。すなわち、臨床には関わりのない母集団を対象とする研究について、ある一連のルールが好ましい診断上の構成概念（反社会性-サイコパス性）の採用を正当化するために使われているのに、好ましくない構成概念（自己愛性）に対してはそれとは別のルールが使われたのである。

診断学における直解主義

不明瞭さは自己愛という構成概念が消去の対象となった理由の一つであるが、ＮＰＤを擁護するためにも用いることができる。ＤＳＭ-Ⅳのクライテリアは、言うなれば、病的自己愛の現象をそのまま表したものではない。一つには、その基準は過剰包摂的であり、それが指示する集まりは異種混交的である。その集まりを構成する外向的な人々は、誇大的だったり、見栄っ張りだったり、権利意識が強かったりとさまざまだ。その基準はまた過小包摂的で、内向的な人々の潜在的な自己愛をとり逃してしまう。さらに、外向的かつ自己愛的な人々は劇的な症状を示すが、彼らはまた神経症傾向も強く、そのため境界性や演技性といった、他のパーソナリティ障害に分類されてしまいがちである。分類群についての直解主義と診断クライテリアについての直解主義（第5章参照）が、有病率の測定値を変えてしまい、病的自己愛に関連するネガティヴな転帰を過小評価させているのかもしれない。

なかでもピンカス（2011）は、ＤＳＭ-Ⅳは自己愛のもつ脆弱性と引き換えに自己愛の誇大性を強調するあまり、自己愛性パーソナリティ障害の臨床上の有意味性、おそらくは構成概念妥当性を犠牲にしてしまったと述べている。同様のことをシードラー（2010）、そしてロニングスタム（2011）も主張している。ＤＳＭ-Ⅲ-ＲおよびＤＳＭ-Ⅳにおける自己愛性パーソナリティ障害という構成概念の改変によって、臨床家が実際に出会う精神医学的な現象は見えなくなってしまった。そして、ＤＳＭ-５で提案された根本的な改訂はより一層悪いものだという。すなわち、経験主義者の観点からすると、ＤＳＭ-５の原案において評価項目とされた特性では、病的自己愛の現象を救うことはできないとシードラーらは述べている。

構成概念妥当性に関するこの問題を精神医学および社会心理学において是正するために、ピンカスら（Pincus et al, 2009）は病的自己愛質問票（Pathological Narcissism Inventory : PNI）を開発した。これは、顕在的および潜在的な病的自己愛を検出し、かつ正常な自己中心性は検出しないことを目指したものである。ピンカスらの予備的分析によれば、社会心理学者が用いていた質問票とは異なり、ピンカスらのより臨床的な方法〔すなわちPNI〕におけるスコアは、自尊心とは負の相関を示し、羞恥心、同一性拡散、防衛機制の不適応的な使用とは正の相関を示していた。これらの結果から言えるのは、DSM-5はNPDを消去するのではなく、NPDをより精神医学的な構成概念にして、社会心理学的な構成概念ではないようにすべきなのだ、ということである。

実践種としてのNPD

第4章において、子どもにとっては事物の性質ではなく事物の種別という概念こそが帰納的推論を導くものだということを学んだ。たとえば子どもは、それはイヌだよと教えられるほうが、それは毛むくじゃらだよと教えられるよりも推測を働かせやすい。そして臨床家も、その人は悪性の自己愛をもつ者だと教えられたほうが、その人は誇大性特性の点数が高く共感性特性の点数が低いと教えられるよりも推測を働かせやすい。こうした路線に沿って、シードラーら（2010）は次のように論じている。専門家は実践で出会う人々の特徴における整合性のあるパターンを見て取ることを学ぶ。そして、それらのパターンは症候群（あるいは種別）として概念化され、パーソナリティ障害の類型によって表現される。その結果、パーソナリティ障害の類型はより良い推論をもたらすものとなり、それによって臨床的により有用なものとなる。

種別の概念のほうが特徴のリストよりも実践の上で優れているという考えは新しいものではない。パーソナリティ評価の訓練を受けた心理学者であれば、三十あるいはそれ以上の特性からなるプロフィールによって人物評価を行うことがいかに困難なことか、熟知しているだろう。与えられる情報量が多すぎるのだ。さらに、推論上の間違いを体系的に減らすようにして情報に正確な重みづけを行い、それらを組み合わせることなどは人間にはできない（Meehl, 1954）。情報が過剰になることが危ないのは、臨床家が特性間の関係を想定して説明を行うことになるからである。これは想像上の相関の問題と呼ばれる。たとえば、誇大性の高さが原因で患者の共感性のスコアは低くなったのだという思弁的な推論は粗雑な診断の典型であるが、その背後に検査の点数があることで権威づけられ、文字通りの真として誤って受け取られるかもしれない。

心理学者はこの問題をどのように扱ってきたのだろうか。種別の概念は固有の性質をまとめたクラスターを指示するものであり、帰納的推論の指針としてより有用である。そのためミネソタ多面人格目録（Minnesota Multiphasic Personality Inventory : MMPI）のようなパーソナリティ検査は患者を「二点コード」というカテゴリーでグループ化する。たとえば、尺度1（心気傾向）および尺度2（抑うつ傾向）の点数が高い人々が分類されるカテゴリーは1－2型と呼ばれる。尺度2と尺度8（統合失調症傾向）の点数が高い人々のカテゴリーは2－8型である。1－2型に関してなされる推測は2－8型に関してなされる推測と異なることが研究によって示されている。ここでは種別は実践的なものである。そして、NPDという類型にも同じことがあてはまる、ということが主張されたのである。

11－5　NPDがDSM－5に再び収録されたのはなぜか

P&PDワークグループがパーソナリティ障害の類型の半分をDSMから消去するつもりであることがニューヨーク・タイムズで報じられたとき、もっとも注目されたのはNPDであった。その記事はチャールズ・ゼノア（2010）によるもので、「無視されるというナルシシスト痛恨の宿命」と題されていた。この報道は好意的なものではなかった。誇大性や権利意識といった自己愛の主だった特徴を描写した上で、なぜ委員会がこれほど簡単に認識できるプロファイルを消去したがっているのかは謎であるとゼノアは述べている。

この記事が発表されたのはDSMの第一草稿が公開されてから八カ月後のことであるが、それは認識論上の権威をめぐって対立する専門家グループの熾烈な争いが、よりおおやけの場に顕れたものであった。臨床上の専門的見解を主張する人々は、P&PDワークグループのメンバーをさげすみ、彼らは象牙の塔に住む研究者であって現実世界の経験をほとんど持っていないと語った（Frances, 2011b; Shedler et al.,2010）。臨床の専門家たちは、科学上の専門的見解の価値は認めるものの、ディメンショナルモデルの提唱者のことを、臨床には疎く、無教養ですらあるとみなした。臨床的科学者をもって任じる人々は、教養のなさは問題だということには同意するが、無教養なのは研究者の側ではないと論駁した。このグループは不均質な人々からなるが、彼らによれば、伝統的な臨床上の概念形成の特徴である曖昧な思考が生き残ってきたのは、厳密なテストを受けてこなかったからである（Dawes, 1996; Livesley, 2012）。彼らの考えでは、離散的なパーソナリティ類型といった考えを受け入れることは、臨床上の知恵などと呼ばれるべきことがらではなく、これこそ理論的バイアスの典型であり、そうしたバイアスに固執することで、臨床家は実証的な知見を考慮できなくなっているのである。

先に述べたように、この議論を科学者 vs 臨床家といった二項対立的なグループを作り上げて理解することは、あまりに歪んだ物の見方となるだろう。P＆PDワークグループの人々もそうでない人も、研究そして臨床が示していることに関するさまざまな見解を持っている。二人の論者が、あるカテゴリーを削除してディメンショナルな見方を選ぶという点では意見が一致しながら、そのディメンションを単極性と双極性のいずれにすべきかについては意見が異なることもあるかもしれない。ある話題を論じているときには幾分かまとまったグループに論客たちを分けることができても、次の話題を論じるにあたっては分けなおさなければならないかもしれない。というのも関連するすべての話題に通用する分け方など、まずありはしないのだから。

ＤＳＭ-５の原案への批判は痛烈なものであった。それに痛痒をおぼえなかったとすれば、よほど鈍感な人間であろう。一部にはナラティブなプロトタイプに対するP＆PDワークグループ内での懸念〔すなわち、さまざまなプロトタイプの叙述を用いてパーソナリティ障害の診断を行うことへの懸念〕もあって、二〇一一年早々に、P＆PDワークグループの一部のメンバーとワークグループ外の精神科医からなる特別委員会が開かれた（Krueger, 2013）。委員会の勧告は、パーソナリティ障害のプロトタイプを消去してハイブリッドモデルを構成し、そのなかで伝統的なパーソナリティ障害の構成概念を根元的なディメンションへと分解するように、というものであった。

そして、このときにＮＰＤはＤＳＭに再び収録された。ＤＳＭ-５の第二草稿は二〇一一年五月に公開された。リヴスリー（2012）は後に、ＮＰＤの再収録は科学的考察ではなく政治的配慮によるものだったと語った。それはおそらく真実だろう。しかし先に記したとおり、他の者の考えでは、そもそもＮＰＤが削除されたこともまた、科学的考察によるものではなかったのだ。

二〇一二年四月にジョン・リヴスリーとロール・フェルヘールはＰ＆ＰＤワークグループを辞任した。リヴスリーは、精神医学と心理学におけるパーソナリティ障害の主導的な専門家の一人であり、フェルヘールよりも活発に議論に関与していた。そして彼の辞任はワークグループの内外双方にとって、とても重大なことだった。ＤＳＭ-５の製作の進め方に対する学問的および人間的な対立に関する緊張があっただけではない。リヴスリーは最終的に、整合性も一貫性もなく、多くの側面がエビデンスにもとづいていないモデルと思われるものを受け入れることはできないと決断したのである（Frances, 2012c）。

残念ながらＰ＆ＰＤワークグループの苦難はそれで終わりではなかった。二〇一二年五月、ＡＰＡの分科会の勧告により、ＤＳＭ-５の新しいディメンショナルな評価法は、パーソナリティ障害についての提案全体とまとめて付録部分に収録されることになった（Greenberg, 2013）。科学調査委員会の結論でも、提示された改訂案に重大な変化が含まれることを鑑みると、それにはＤＳＭの本体に置かれるだけの支持的証拠が足りないとされた。もう一つの委員会である臨床および公衆衛生調査委員会も、その提案の臨床上の有用性に懸念を示してＤＳＭの本体に収録しないように勧告した。これらの勧告に対してＰ＆ＰＤワークグループとＤＳＭ-５作成委員会の幹部たちは異議を唱えたが、それは徒労に終わった。複数の監視委員会およびワークグループの元メンバーからの反対とあっては、作成委員会の幹部としても、それを反動的な臨床家と進歩的な研究者との論争にすぎないとは言い難かった。そこで、ハイブリッドな提案の全体を第三部に収め、それを新たなモデルとして「パーソナリティ障害に関するＤＳＭ-５の代替的モデル」

と名づけた。DSM‐Ⅳのパーソナリティ障害のセクションはそのままDSM‐5の第二部に再録され、そこに含まれる診断基準は日常の臨床での使用を認められた。

11‐6　自己愛的な現象と実在論の多元性

NPDの診断基準の大半を満たす人と生活を共にしたり一緒に働いたりしたことがある人は、NPDの実在性を疑う人が居ることに困惑するだろう。その現象は認めざるを得ないものであり、懐疑論者はこんな風に切り返されるだろう。「それなら結婚するか一緒に働くかしてみたらどうです。そして一年後に、NPDは実在しないと、もう一度言えるものなら言ってみなさい」

コフートが自己愛の発達過程として述べていることは、ユニコーンが想像上のものであるというのと同じ意味では想像上のものではないが、自己愛性パーソナリティという概念は抽象的なものであり、DSMの各版で述べられた個々のさまざまな「精神医学における砂山」よりもずっと多くのものを指し示している。さまざまなDSM上の構成概念は、正常の自己愛、自己愛性パーソナリティという類型、もしくはNPDについて部分的に表してはいるが、それらが本当にそうである（really are）ところのものを表してはいない。「自己愛性パーソナリティ障害は実在するか」と形而上学的な問いをたてることは、答えがイエスであろうとノーであろうと、実在性《リアリティ》を歪めることになるだろう。

自己愛がどれほど不適応なものになるかは、活性化される症状ネットワークの複雑さと、どのような代償的特性が現れうるかによる。また、自己愛の病理的実在性は頭の中にあるものの機能だけをいうのではない。精神力動的な論者が本質的な自己愛的布置と考えるような、未調整の陰性感情が誇大性という陽性感情によって「和らげられている」という布置を備えた患者であっても、その布置よりも広いネットワーク構造がさらにアウトカムに影響する。そのネットワークに含まれるのは外向的および内向的なパーソナリティのあり方だけではない。ネットワークは外界にも拡張される。そして、才能と対人関係のサポートが適切な組み合わせが存在することによって、誇大的な空想を実在のものへと変換できたナルシシストもいるかもしれないのである。

ＮＰＤと不完全共同体

重要な問いがある。前章の話題に立ち戻ることになるが、自己愛性パーソナリティなるものは本当の障害なのだろうか。「ノー」と答えるための一つの選択肢は精神医学においてある種の情緒主義をとることである。すなわち、パーソナリティ障害とは、神経症傾向が著しく、好きになれそうもない人々に付与された名前だという見解である。ある人にパーソナリティ障害のラベルを貼り付けることは、この見解によれば「あなたのパーソナリティはムカつく！」と言うことに等しい。

ムカつき説（YUCK！theory）と対照的なのが有害な機能不全（ＨＤ）モデルの本質主義である。ＤＳＭ-５の改訂プロセスのどこをとっても、パーソナリティ障害の分類の仕方に関する議論以上にＨＤ分析の事実上の本質主義が明白なところはなかった。ＤＳＭ-５のもとの草案では、臨床家は「パーソナリティ障害」を診断するところから始める。リヴスリーによれば、パーソナリティの障害が現れるのは、ある人が自らのパーソナリティによって、ロバート・プルチク（1980）のいう普遍的な人生の課題を適切に解決できない場合である。プルチクのいう課題には同一性の感覚の発達、喪失や離別への対応、所属意識を持つことなどが含まれる。これらはウェイクフィールドが言う意味での自然機能と考えられる。ＤＳＭ-５の草案では、パーソナリティの機能不全は二種類のものにまとめられる。すなわち、自己機能の障害ならびに対人機能の障害である。

問題は、これまで見てきたように、自然な心理機能を進化論的な方向で主張するのは思弁的だということである。それは人間の情動、認知、動機づけに関わる能力の発達をもたらした選択圧についての証拠が欠けていることによる。パーソナリティ障害を自己機能と対人関係機能の障害として概念化することは重要かつ有用な理論的見解であるが、パーソナリティ障害の本性という形而上学的な疑問に答えているという点で、HD分析一般と同様に、大げさな身振りによる欺瞞のようなものなのである。

このように、本質主義には満たされざる野望があることは認識しておかねばならない。とはいえ、私たちはムカつき説の消去主義に与するわけではない。この点については二十世紀の倫理学の歴史が指針になるだろう。倫理学における情緒主義の主張によれば、ある行為に間違っているもしくは不道徳だというラベルを貼ることは、人の行動に「ブー!」と非難の声をあげることに等しい。多くの哲学者が懸念したのは、そうした感傷主義的な理論では、人がなすべき行動を合理的に考える余地がほとんど、あるいは全くなくなってしまうことであった。経験主義者の仲間として、プラグマティストは情緒主義者に賛同し、倫理学は超越論的かつ普遍的な理性の法則に基づいてはいないと考える。しかしプラグマティストはまた次のことを強く主張する。推論と経験とを結びつけることで、私たちは善悪を区別し、その区別を擁護することができる。それと同じように、パーソナリティの病理に関するムカつき説とは反対に、推論と経験とを結びつけることで、ある種のパーソナリティの布置が精神医学的な症状領域の不完全共同体に含まれるのはなぜなのかも明確にできる。

パーソナリティ障害一般が精神医学の領域に含まれることについて二つの理由を示そう。その後で自己愛性パーソナリティ障害に特有の事情について述べよう。第一の理由は、第8章で示した、種々多様な抑うつや不安、身体的な懸念が精神医学の領域に含まれる理由に似ている。これらの症状は精神科の患者に一般的にみられやすいのである。一方、「パーソナリティの病理」は概念的な道具であり、それを使うことによって臨床で働く精神科医、心理学者、ソーシャルワーカーは精神病やうつ病、不安症の患者、あるいはトラウマを負っていたり、強迫的や衝動的であったり、薬物を乱用する人々をよりよく理解するのである。

第二の理由は、事例によっては、パーソナリティ障害に特徴的な症状は観察可能な機能低下を示している、というものである。たとえば、精神病の初回エピソードの後には、永続的なパーソナリティの変化がしばしばみられる。同じことは重篤な心的外傷にもあてはまりうる。そこではパーソナリティの問題が瘢痕のように急性の心的ショックの後に残される。パーソナリティの変化が機能低下と重なるもう一つの領域は、外傷による脳損傷の領域である。たとえばダマジオ（1994）によれば、前頭葉損傷によって患者がサイコパス的なパーソナリティの障害を獲得することもあるという。パーソナリティ障害の症状の範囲とこうした損傷にともなうパーソナリティの障害とが部分的に重複するのであるから、パーソナリティ障害と、〔脳損傷などに起因する〕明らかに病理的なパーソナリティ変化とは、極めて近い類似物である、ということになる。

最後に、ＮＰＤそのものに関して一言つけくわえておく。ＮＰＤについては特別によく考える必要がある。なぜなら多くの多様な症状クラスターおよび過程が「自己愛」という用語に含まれているからだ。「自己愛性パーソナリティ障害」という類型を残そうという主張について、不完全共同体モデルからは何が言えるだろうか。では、ＮＰＤという類型は抽象化であり、なにがしかの事例にとって重要な側面を顕わにしたり覆い隠したりするかもしれない。しかし、不完全共同体モデルは次のことを考える上での助けとなる。なにゆえに自己愛性パーソナリティ障害と診断されうる事例の一部をパーソナリティ障害の領域に含めるべきなのか。それはＮＰＤが、より異論の余地なくパーソナリティ障害の領域に属するもの、すなわちサイコパス性–反社会性パーソナリティや低機能の境界性パーソナリティの事例と、つながりをもつからである。ＮＰＤそのものの境界型パーソナリティ構造によって、ＮＰＤは精神病性のパーソナリティ特性領域とも関係している（Wright et al., 2012）。

ＮＰＤと四つの概念的抽象化

自己愛性パーソナリティ障害を第9章で導入した四面体図式の観点から考察することも示唆を与えてくれる。四面体の頂上には自然種の概念がある。ＮＰＤの多くの特徴から、ＮＰＤの概念を補正して頂上〔すなわち自然種〕にふさわしいものにしようとする人もいるかもしれない。ＮＰＤという構成概念の優れた働きにより、精神科医は多くの事例に関して推論が可能になる。しかし、すべての事例に対してはそうはいかない。NPDには多くのさまざまな関連項があり、因果的にその関連を説明するのは難しい。そのために概念的重力はNPDを、四面体の底辺を形成する三つの頂点へと引き寄せることになる。すなわち歴史的概念、規範的概念、実践種である。これらはまたNPDを考察する上で示唆に富む見方でもある。

自己愛性パーソナリティは歴史的概念である。中世において、NPDを構成する特徴の多くは七つの大罪と名づけられていた。とりわけ傲慢、憤怒、嫉妬がそうである（Zachar, 2006b）。自己愛は道徳的に間違っているという観念は歴史的概念でありキリスト教の発展に結びついている。パーソナリティ概念そのものが、多くの人が思う以上に倫理学と歴史的に結びついている。二十世紀初頭に倫理学における性格の観念が世俗化され、名づけなおされたものが「パーソナリティ」だった。部分的には、この世俗化によって自己愛の医療化が可能になったのである（Zachar & Krueger, 2013）。

自己愛性パーソナリティは規範的概念である。直前に記したように、自己愛は特定の道徳的規範を冒すものである。また、自己への注目や自己宣伝がどれほど規範的にとらえられるかは時と場所によって異なる。幾人かの社会評論家によれば、傲慢および強欲というパーソナリティ特性は現代世界、とくにアメリカ合衆国ではより適応的なものとなっており、その結果、自己愛はますます増大している（Lasch, 1979; Twenge & Campbell, 2009）。

自己愛性パーソナリティはまた実践種でもある。この抽象概念は、精神医学、社会心理学、発達、司法、道徳–宗教など、さまざまな目的に役立つ。精神科医にとっての自己愛性パーソナリティ概念の働きは、社会批評家あるいは司祭にとっての働きとは異なる。何のために使われるかによって、自己愛に関連する特徴は、さまざまな仕方で重みづけや秩序づけを受け、単純化ないし歪曲され、無視されることになる。概念を普遍化して、異なった使用法のすべてに共通して等しく現れる一つの事物を指示するものにしてしまうと、その概念はとても曖昧で、特定の事例には適用しがたいものになる。

形而上学とNPD

最後に、DSM-5の改訂プロセスで生じたパーソナリティ障害に関する未解決の議論について若干の考察を加えよう。そこで生じたことを考える一つの方法として、第6章で導入した認識論上の権威という考えに戻ろう。第6章で私は、モダニズムの特徴は権威に対しておおやけに表現された不信であると述べた。ある点では、この展開は、印刷機の発明につづいて情報が爆発的に増加したことによる。世に認められた権威に対しておおやけに表現された不信は今日ではさらに極端なものになっているが、それはおもに、競合しあう情報源をインターネットによって利用できることと、人間というものが狭量な考え方をもつ共同体に同一化しがちであることによる。異なった考え方をする共同体は、パーソナリティ障害に関するDSM-5の議論においても徹底的に争い合った。

科学においても、情報はあまりに多く、いかなる人間も一人ではそれを把握できない。人は他者の専門的意見に頼らなければならない。自然選択に対するダーウィンの姿勢がそうだったように、権威ある人々はある特定の見方が役に立つとわかると、その見方を一貫してあてはめ、それと競合する見方は理由を見つけて疑うように努める。第6章ではまた次のように論じた。認識論的な権威をもって任じる人は、心理的な後押しを得るために、時として実在性、真理、客観性に関する抽象的推論を用いる。このような場合、形而上学的概念は本質主義者が〔本当なのだ！と〕胸を叩くことに相当する。名高い経験論者であるバートランド・ラッセル（1919, p.71）は、そのような形而上学的推論について次のように語っている。「望ましいことを『仮定する』という方法には実に多くの利点がある。しかしそれは、こつこつ働くよりも盗み取ったほうがよいというのと同じである。そのようにして得たものは他人にくれてやることにして、私たちは私たちの仕事をこつこつと進めていこう」

悲嘆とうつ病に関する議論よりも、パーソナリティ障害の概念化の仕方に関する議論はなお一層複雑化している。それはあまりの形而上学的な負荷に、とりわけ精神医学と心理学における事実上の本質主義による。たとえば、なぜパーソナリティ因子は五つなのかという疑問に対する次の答えをみてみよう。

私たちの考えではそれは端的に実証的な事実である。すなわち、地球には七つの大陸がある、ヴァージニア州出身の大統領は八名いる、といった事実である。生物学者の認識によれば脊椎動物には八つの綱がある（哺乳類、鳥類、爬虫類、両生類、それに加えて魚類としてまとめられている四つの綱（うち一つは絶滅した）。そして進化論はこれらの綱の成り立ちを説明するのに役立つ。しかし、進化論はなぜ四あるいは十一ではなく八つの綱があるのかということは説明しないし、それが理論の欠陥であるなどとは誰も思わない。もちろん、人間がパーソナリティの五つの次元のそれぞれにおいて違いがあることには理由があり、その理由は進化や神経生物学、社会化、実存的な人間の条件などに見出されるだろう。しかし、なぜそうした五つの次元においてだけ違いが生じるのかという問いは、有意味なものでも有益なものでもないだろう（McCrae & John, 1989, p.194）。

私の同僚の幾人かは科学哲学者であるが、彼らはこの引用を初めて目にしたとき、それが実在のものだとはとても信じられなかったという。ここに見られるのは、いわば五因子モデルについての直解主義である。その見解によれば、パーソナリティの五因子は世界における所定の、既にそこにある対象なのである。

DSM-5をめぐる議論において、多くの論者はP&PDワークグループが「抵抗勢力」に譲歩しすぎたのだと考えている。論客の大半は可謬主義を採用し、自らの見解が誤りである可能性を適度に受け入れていたが、自分の見方で自然を節目で切り分けられると安易に信じているのは〔五因子説などにもとづくディメンショナルモデルを唱える側ではなく〕「抵抗勢力」のほうだと思っている点は共通していた。なかには「あちら側」〔カテゴリカルモデル派〕には本質主義的バイアスがあるとみなす論者もいたのだから、全く驚くべきことである。

事実、第4章で論じたように、人は皆、本質主義的バイアスに弱い。他者にそのバイアスを見てとるよりも、自分自身のバイアスを克服することに努める必要がある。論客たちは形而上学的な傾向をもつほど、相手こそが不正な直解主義をさまざまなことに適用していると見なす傾向にあり、それゆえに誰も歩み寄ろうとはしなかったのだ。競合しあう実在論によって権威が主張されているとき、それぞれのグループは相手を今日のベラルミーノやルイセンコと解釈しがちである。

彼らは皆、私たちの心から独立した客観的実在性は交渉や妥協に従うものではないと考えている点では正しい。しかしながら、これまで見て来たように、心から独立した客観的実在性という曖昧な抽象概念はさまざまな事物を指し示しうる。このたぐいの議論に形而上学的精緻化が行きわたると、その勝者は、自分たちは科学と実在性とを守るための手段として政略を用いただけだと考えるものである。しかしその論争相手は、すべてが政治的に決められてしまったと思い、こうしたことは科学という理念への背馳だと非難する（Zachar & Kendler, 2012）。進歩および実在論の問題には、より良質の、より形而上学的ではないように練り上げた答えがある。この話題は結論を述べる章で扱おう。

次章で紹介する考えの一部をあらかじめ示すために、ＤＳＭ-５における出来事への私の受け止め方を述べよう。ＤＳＭ-５におけるこの結末には私もいささか驚いた。ウェブサイトに掲載されたときには、「自己の障害」と「対人関係の機能の障害」は、評価尺度が使えるとはいえ、曖昧な抽象概念のように思われた（Berghuis, Kamphuis, & Verheul,2012; Morey et al., 2011; Verheul et al., 2008）。それでもなお、このうえなく曖昧なもの、すなわち、特定不能のパーソナリティ障害を消去し、病的なパーソナリティ特性による人物描写を選ぶことは、穏当な改善策だと思われた。私であれば、科学に触発されたプラグマティズムの見地から、進んでリスクを受け入れ、ＤＳＭ-Ⅳにおけるパーソナリティ障害のカテゴリーと病的パーソナリティ特性によるプロフィールとを競わせていたかもしれない。[*5] そうすれば臨床家は多様な診断ツールを利用できるし、時が経てば、ある種別のケースにはどちらがより役に立つかが明らかになったかもしれないのだが。

第12章　精神医学、進歩、形而上学

12−1　進歩と「実在の疾患」

歴史家のエドワード・ショーター（2009）によれば、精神医学の歴史とは科学者と臨床家が実在の疾患の正体を明らかにすべく知を蓄積してきたにもかかわらず、それがたえず別のものに置き換わってしまうという歴史だった。すなわちその知識は、精神分析のごときものの一時の流行、DSM-Ⅲによる革命のような間違った考えによるパラダイムシフト、製薬産業の勃興といった政治・経済の成り行きに取って代わられてしまった。通常の状況であれば、精神医学のような分野はゆるやかに進歩するものだが、それは自然をより一層その節目にそって切り分け、患者が実際にもつ疾患を扱う術を学ぶことによる。そうではなしに精神科医たちは、家畜の群れのようにして、政治的妥協の産物である人工物に甘んじている、とショーターは考える。精神科医たちは、そこにある自然な疾患の実体についてかつては知っていたことを忘れてしまったのだ。

ショーターは実在、真、客観的なものを形而上学的に確信しており、精神医学の周縁部にある曖昧さを許さない。一般に、哲学者と科学者はショーターほどの確信はないにしても、多くはショーターの形而上学的な期待を共有している。たとえば、サイエンス・ウォーズにおいて自然科学者を怒らせた社会学者の主張は、ある人の真理主張が受け入れられるためには協定を作り上げることが重要だというものだった。社会学者に言わせれば、真理主張が広く受け入れられてはじめて、自然そのものが明らかになったと見なされるのであって、その逆ではない。自然科学者によれば、社会学者は不適切にも、真理主張は交渉と妥協、そして制度的権力の政治的一極化の産物であり、客観的な実在を反映するものではないと考えている。

皮肉なことに、自然科学者とは違って、多くの科学的心理学者と精神医学者は次のように明言している。精神医学上の分類が展開してきた様子を「正直に」描写するなら、政略や妥協の役割は認められてしかるべきだ。このように語る高名な学者のなかにはディメンショナルモデルを提唱しＤＳＭとＩＣＤのカテゴリーは自然を節目で切り分けたものではないと主張する人々も含まれる（Livesley, 2003; Widiger & Trull, 2007）。その人々に言わせれば、ＤＳＭとＩＣＤのカテゴリーは臨床的伝統と政治的妥協の産物である（Livesley, 2012）。ＮＩＭＨのＲＤｏＣ計画の提唱者は密接なつながりをもつ研究者集団を形成している（Hyman, 2010; Sanislow et al., 2010）。ＲＤｏＣの提唱者たちによれば、コンセンサスが生み出したＤＳＭのカテゴリーには不当に多くの実在性があてがわれている（すなわち、それらのカテゴリーは物のようにあつかわれてきた）。診断システムが実際に自然を節目で切り分けるものであれば、ＤＳＭとはとても違った、病因論に基づいたものになるだろう、と彼らは言う。

第1章でみたように、スティーヴン・ワインバーグやアラン・ソーカルのような自然科学者はクォークやニュートリノに関する社会構成主義をしりぞけ科学的実在論の立場をとる。彼らの科学的実在論の根底には基礎的実在論が仮定されている。レイコフ（1987）が定義するように、基礎的実在論の主張では、「世界」は世界を知る人間の有無にかかわらず存在する。また、基礎的実在論は「なんでもあり」の相対主義を退け、信じる人の有無に関わりなく真である事物があると主張する。このミニマルな意味においてであれば、科学に触発されたプラグマティストは基礎的実在論者でもあるだろう。自然科学者は基礎的実在論を超えた推論を付け加える。すなわち、成功した科学の成功は、心から独立した実在を文字通りに表象していることによる、という推論である。この追加された推論こそが〈概念の加工すなわち〉精緻化なのであり、哲学上の合理論者は精緻化を許容するが、経験論者は精緻化に疑いの目を向けるのである。

サイエンス・ウォーズにおいて幾人かの社会学者は、自然科学者はポストモダニズムのロマン主義的・反啓蒙的な視点と、社会学の懐疑的な経験論との違いがわかっていないと考えた（Labinger & Collins, 2001）。ポストモダニストにとって、真理主張をやりとりすることは交渉のプロセスであり、それは科学的知識が主観的で価値負荷的であることの証拠である。経験論者にとっては、交渉が必要なのは、概念というものがさまざまな水準で抽象化されていて、実在に十分に合致しないからである。交渉されることのなかには、実在のどの側面を表象すべきかということも含まれる。しかし、科学の成功を心から独立した実在との対応と考える人にとっては、真理主張についての判断における交渉の役割を強調する論者がなにを理由にそうするのかということなど、ほとんど問題にならない。その結果、ポストモダニストと経験論者は科学的世界観への敵対者としてまとめられてしまう。

スティーヴン・ワインバーグ（2003）は科学と文化とのギャップを心理学にそのままあてはめることはできないと明言する。それならば、こうも言えるのではなかろうか。心から独立した実在との対応だけが科学の成功であると考える精神科医や心理学者は、公的な分類システムの開発の過程について、ポストモダニストが科学一般について考えるのとほぼ同じように考えることになるだろう、と。すなわち、交渉と妥協は、自然は自ずと表れてくるものだという主張を台無しにする主観的で有害な影響を及ぼすものだと考えるだろう。その形而上学的な期待のために、こうした精神科医と心理学者には、いかにして不完全共同体を概念化すべきかといった議論は、受け入れがたく未熟な科学のしるしであるとしか思えないのだ。

本書を締めくくるにあたって私がとりあげる事例は、科学的な合理主義者なら精神科診断の失敗を示す最悪の事例と考えるであろうものである。ただし私はその事例を、科学に触発されたプラグマティズムを構成する根本的経験論ならびに道具的唯名論の見地から考察する。それによって次のことが明らかになるだろう。そのようなプラグマティズムは精神医学の疾患分類について、その分類の批判者に比べると、かなり楽観的な見方をとる。しかし、その分類には変化と進歩が必要であると見なす点では、批判者たちに同意することになる。

12−2　ヒステリーについての反実在論

ショーターは精神科医が忘れてきたものについての見解を述べるにあたって、保守的な態度で過去をよみがえらせようとしているわけではない。精神医学は進歩してきたと彼は明言している。進歩の例としてショーターが挙げるものの一つはヒステリー概念の消去である。それには多くの論者が同意している。早くも一八九七年には、内科医のアーミン・ステイヤータールがヒステリーについて、そのような病気は存在しないし、未だかつて存在したこともないとある本のなかで述べている（Micale, 1993, p.501）。エリオット・スレイター（1965）は、ヒステリーの概念は伝統のみにもとづいたものであり、それにはなんの証拠もないと主張した。スレイターによれば、「……患者は『ヒステリー』だと言いながら、自分は診断をつけているのだなどと考えることは、思うに、自分を欺いているのである」（p.1396）。サス（1974）はヒステリーを精神疾患の神話の典型として用いた。サスによると、ヒステリーは疾患であるという宣言によって、精神医学におけるあらゆる神話的な疾病が作りだされる準備が整ったという。マーシー・カプラン（1983）はヒステリーのことを虚構の診断カテゴリーと呼んでいる。

一九三三年の映画『食屍鬼』では、ボリス・カルロフ演じるエジプト学者が一身代を費やしてとある宝石を手に入れる。その宝石を使えば死後、不滅の存在になれるのだ。しかし無念にも、彼が亡くなったのち、宝石は一緒に埋葬されずに召使いに盗まれてしまった。筋書きにはカルロフが墓場からよみがえり宝石を探し求める箇所がある。映画観客の体験は、カルロフが以前に『フランケンシュタイン』と『ミイラ男』でよみがえった死人を演じたことがあるのを知っているということに幾分かもとづいている。本作でカルロフは、まるで文字通りにフランケンシュタインの怪物であるかのように描写されるがメーキャップはされていない。この映画には一ひねりが加えられている。それは、超自然的な力がまったく関与していないということだ。この映画はむしろ、宝石泥棒についての幾重もの筋書きからなる犯罪ドラマなのである。映画の終わり近くになって、カルロフが死んでなかったことが明かされる。彼はカタレプシーの発作に襲われたのであり、生きながらにして埋葬されたのである。彼はモンスターではなく、男性のヒステリー患者だったのだ。おそらく一九三三年当時、観客はカタレプシーのことを知っていたのだろう。今日ではそうはいかないだろう。というのも、ヒステリーとそのさまざまな映画向けの脚色物は死んだも同然だからだ。

ヒステリーの死を、近年になって多重人格障害（ＭＰＤ）に起こったことに照らしあわせて考えることはとても示唆に富む。次のことを思い出してほしい。ポール・マキュー（2008）は、ＭＰＤという現象が多くの場合、ＭＰＤを見つけだす専門家を自認する人々によって知らず知らずのうちに作りだされてゆく様子を明るみに出す上で大きな役割を果たした。第1章で述べたように、なにかについての反実在論者であるということは、他のなにかについての実在論者でなければ意味をなさない。なにゆえにポール・マキューには多重人格障害が本当は何であるかがわかるのか、と言う人もいるかもしれない。驚くべきことにその答えは、マキューはヒステリーの専門家だ、というものだ。マキューはそもそもＭＰＤという構成概念に懐疑的であり、一つの身体のなかに異なるパーソナリティが存在するとは考えなかった。なぜなら彼は、ＭＰＤの症状は本当は臨床家の影響下でのヒステリーの現れであると見なしていたからだ。

そしてまた興味深いことに、現在の精神医学の状況に対するマキュー（1999）の見解のいくつかはショーターのものと酷似している。例として、マキューとトリースマン（2007）による議論をとりあげよう。これは心的外傷後ストレス障害（ＰＴＳＤ）の概念の問題に関するものである。

とりわけ、ＰＴＳＤを推進する人々は、（1）外傷性ストレス反応についての昔ながらの教訓をないがしろにし、（2）政治的・社会的な姿勢が判断を支配し実践を変えてしまうことを許容し、（3）診断の土台を手放して一様に（とまどうほどに）誤りを導くような主張をしており、（4）トラウマの病歴をもつ患者に対する他の説明と治療を軽んじている（p.212）。

この疑念から生じるのは、何を進歩として考えるかという問題である。一つの答えがあるが、それは哲学的に満足ゆくものではない。その答えとは、進歩が生じるのは、理論や概念が実在と対応したとき、あるいは、少なくとも実在により近づいたときであるというものだ。それが十分な答えにならないのは、論点を先取した循環論法だからである。進歩とは概して、実在との対応あるいは実在への接近が成功しているという観点から定義される。しかし、実在との対応の証拠を示すよう求められたときに科学的実在論者がしていることは、いかにして進歩が成しとげられたかの説明でしかないのである。必要なのはよりミニマリスト的な進歩の概念であり、その概念は、実在との対応に関して形而上学的に推論を好むかどうかにかかわらず、皆が賛同できるものでなければならない。私が提示するプラグマティスト的な説明によれば、実在への接近は、成功を賞賛する言葉としては使えるかもしれないが、成功にとっての実証的な基準ではないということになる。

12－3　競争上の優越性としての進歩

合衆国における進化論への元々の反論のほとんどは、争い合うことや生存競争への勝利こそ生の目的であるという意味合いがそこに含まれると受け取られたことによって生じた。そののち、協力も競争と同様に生存にとって重要であり、長期にわたる環境の変化こそ自然選択にとってより重要なファクターであることが、より理解されるようになった。

しかしプラグマティストにとっては、競争の役割は、とくに真と偽との違いについて考える上で重要なものでありつづけている。真理に関するプラグマティズムの理論による洞察の一つは、競合する信念はテストされるべきであり、そして（長期にわたって）生き残ったものこそ採用すべき信念なのだ、というものである。競合仮説を科学者がテストするということは、真理についてのプラグマティストの見解にとって着想の源でありつづけた。

競合仮説の競争は、科学において問題となる競争の一つでしかない。競争には理論間の競争もある。たとえばコペルニクス説とプトレマイオス説との競争である。研究室のあいだの競争、たとえば一九五〇年代初頭におけるライナス・ポーリングと、クリックとワトソンの研究室の競争もまた重要である（Watson, 1968）。心理学では異なる研究方法同士の競争もかなり問題になる。たとえば実験的か、それとも相関関係をみるか、あるいは質的かというアプローチの違いである（Creswell, 2007; Cronbach, 1957）。異なる分野間での競争もある。たとえば科学についての社会学者（Barnes et al., 1996）と物理学者（Weinberg, 1992）との見解の対立、あるいは、パーソナリティ障害についてのアカデミックな科学者（Widiger & Mullins-Sweatt, 2009）と現場の臨床家（Shedler et al., 2010）の見解の対立である。競争は、名目上のグループ内部にもグループ相互の間にも、どこにでも絶えず存在する。

特定の理論や研究室、研究分野はどのようにして競争で優位に立つのだろうか。たいていは手段をえらばない。権威を与えられていることは価値のある社会的役割であり、そうした役割を手に入れるには政治とマーケティングの双方が重要な要素である。協力関係を作ることはもう一つの戦略であり、その戦略の路線は従来の知識の改善という認識上の目的と、社会的ステータスの増進といった認識上のものではない目的との双方にまたがっている。すなわち、認識上の要素とそうでない要素は「権威」という社会的役割を獲得する上でともに働いている。しかし、ここでは認識に大いにかかわる要素を強調して描写しよう。それは、合意を得た評価基準の確立である。

太陽系についてのプトレマイオス説とコペルニクス説との対立を考えてみよう。あまり認識されていないことだが、プトレマイオス説が受け入れられたのは、アリストテレス説に比べて観測による証拠をより良く説明するからだった。アリストテレスによれば惑星は地球の周りを完全な円を描いて動いている。しかし、この理論では逆行運動が説明できなかった。火星のような惑星は、夜空をゆっくりと東に動いてゆくが、数年ごとにその動きを止め、後戻りし、数カ月のあいだ西に動いてから再びいつものように東へと動きはじめる。プトレマイオス説はこの観測事象を次のように説明した。惑星は地球の周囲を従円という軌道に沿って動くが、このとき惑星は、いわば周転円という軌道に沿った円運動をも行っている。そのために逆行運動が見られるのである。

コペルニクス説はその代わりとなる説明を提示した。コペルニクスによれば、地球と火星はどちらも太陽の周囲を回っており、地球の方が太陽に近く、したがって内側の軌道に位置する。地球は火星を、ちょうどカーブを曲がるときに内側のコースを走るランナーが外側のランナーを追い越すようにして追い越す。この出来事が起こっているとき、地球上の人の視点からは火星がまるで夜空を逆行しているように見えるのである。プトレマイオス説とコペルニクス説はともに等しく逆行運動を説明する。この点ではいずれも他方にくらべて勝っているわけではない。そして、逆行運動の説明を理論としての適切さの広く認められた基準であるとする枠組みのなかでは、いずれの説のモデルもアリストテレス説のモデルにくらべて勝っている。

ガリレオが望遠鏡で行った観測を論じるとき、人は彼が木星の衛星を発見したことをしばしば強調する。その議論においては、コペルニクス説は太陽系についての正しいモデルであり、そのモデルへの反論は反対派がもつ偽の信念だという目でみられる。すなわち次のようにみなされる。コペルニクスに反対してプトレマイオス説を唱える人々は、地球が太陽の周囲を「動く」のであれば月は置きざりにされるはずだという、偽りの信念を持っていた。そしてガリレオが木星には四つの衛星があることを発見したことで、反対派はこの偽の信念を持ち続けることができなくなった。なぜなら、プトレマイオスとコペルニクス、いずれのモデルでも木星はなにかの周囲を動いていることになるが、木星の月は木星と一緒に動いていて、置きざりにされていないことがガリレオの観察によってわかったからである。

このたぐいの後づけで得た歴史的情報によって、偽の信念という観点から科学の進歩を語ることは、物語を作るための有力なやり方である。ワインバーグ（2001b）によれば、このようなホイッグ史観〔過去を現在に照らし合わせて評価する史観〕は物語を作るための最善の方法である。なぜなら、なんらかの信念が棄却されたことを、その後にわかったことを利用して、必然だったかのように説明できるからだ。[*1] ワインバーグは確かに正しい。科学の進歩を自己修正のプロセスとして説明するためには、どのような結末を迎えたかを知ることが大いに役立つのである。

ホイッグ史観の一つの欠点は――過去にあった見解をゆがめてしまうことに加えて――進歩の勝利を強調し、進歩を成し遂げるために必要だった仕事にはほとんど重きをおかないことである。ラトゥール（1987）のいう製作中の科学では、新しい証拠と概念との適切な関係が特定困難なことがある。論争のあいだは、なにを虚偽や錯誤とみなすかが問題となる。その仕事のほとんどは、適切さのハードルを上げ、新たな基準を確立することに向けられる。[*2] 成功する科学者はそれらの新しい基準を実証的なテストにしばしば翻訳し、理想的には、そのテストによって物事は「あんなふう」ではなく「こんなふう」であると反対者が受け入れざるをえないようにできる。

あまりホイッグ史観的ではない物語を作るためにはガリレオが金星に月と同様の満ち欠けがあること（満月、半月、三日月、新月、など）を発見したことを強調すべきだろう。火星の逆行運動および金星の満ち欠けがいずれとも説明すべきこととして認められれば、コペルニクス説は競争の上で有利になる。コペルニクス説では金星の満ち欠けは説明できる。そしてプトレマイオス説にはそれができないのだ。たとえば、イエズス会の有力な天文学者であったクリストフ・クラヴィウスは長年のあいだコペルニクス説に異議を唱えつづけていたが、その晩年にガリレオの発見がなされた。クラヴィウスはプトレマイオス説のモデルを支持するのを止めなかったものの、「物事がそのようであるなら天文学者は「これらの現象を救う」ためにモデルを修正せねばならないことを認めた（Linton, 2004, p.208）。

ガリレオによる金星の満ち欠けの観測は発見としてしばしば描写されるが、より正確に言えば金星の満ち欠けはコペルニクス説によって予言されたものだった（Linton, 2004）。実践において、予言はベーブ・ルースの一九三二年の予告ホームランのような劇的なふるまいである。しかし、予言にはより永続的な価値がある。その価値とは、予言という方法で事実を発見することで、予言のもとにある理論が競争上有利になるということだ。それによってハードルが上がるのである。[*3]

クーン（1957）のような歴史家はするどく次のことを指摘している。金星の満ち欠けを説明できるのはコペルニクス説のモデルだけではない。ティコ・ブラーエのモデルは地球を太陽系の中心とするものだが、太陽が地球の周囲を回る一方、惑星は太陽の周りを巡るものとされる。こちらの説も金星が満ち欠けすることに整合している。ブラーエの理論は、観測上の証拠をコペルニクス説と同じくらい良く説明する受け入れ可能な代替案であった。ガリレオが有罪判決を受けた一六三三年当時には、ガリレオの論争相手でさえ、プトレマイオス説ではなくブラーエの説を受け入れていた。しかしガリレオはティコ・ブラーエを度外視して、プトレマイオス説を批判の対象とした。そして、議論はガリレオが設けた枠組みのとおりに記憶されることとなった。ガリレオはブラーエの理論に対するコペルニクスモデルの競争上の優越性を証明できなかった。それゆえにガリレオはティコ・ブラーエを無視し、より簡単に勝てるであろう戦いを強調したのである。

クーン（1957）によれば、ケプラーはガリレオの発見に先立ってコペルニクス説の優越性を決定的に証明していたという。ガリレオの権威は、彼の「発見」に基づくものだった。それらの発見は大衆化された科学の、おおやけとなった領域において最も強い印象を与えるものであり、専門家にとっても示唆に富むものであった。実際には、今や忘れ去られた小さな利点や、適切さの規範が長い時間かかって変わったことによって、コペルニクス説へと天秤が傾き、天文学者を含めた人々はコペルニクス説を受け入れざるをえないと次第に思うようになったのである。

12–4　ヒステリー——歴史的概念および規範的概念

精神医学における進歩について述べるときには、精神疾患とは本当は何であるか、あるいは何であるべきかを主張したいという誘惑にかられる。そうした主張は、精神疾患が神経疾患に還元できないのはなぜかを正当化することや、精神疾患は神話であるという反精神医学的な主張に異議を唱えることが目的であるならば、とても重要だろう（たとえばGraham, 2000; Horwitz, 2002)。しかし、そうした試みを行えば、私たちの目的を放棄することになる。私たちの目的は、精神医学および心理学における実在、真理、客観的といった形而上学的概念の使用を吟味することである。すなわち、それらの概念の意味を自明視することを差し控えることである。それは、伝統的な経験論者が試みたように、そうした概念の使用を禁じることではない。

ヒステリーを捨てることで精神医学は進歩しただろうか。まちがいなく、現在の精神科医は「ヒステリー」について、百年前の精神科医が知らなかったことを知っている。この増加した知識のなかには、ヒステリーは実在しない(hysteria is not real)という発見も含まれるだろうか。そうした主張を正確に擁護することは難しい。その難しさの一つは、ヒステリーの領域そのものが不完全共同体だということである。ヒステリーの症状クラスター全体には歴史的に次のものが含まれる。感情面での過剰反応、感情的な深みのなさ、自己中心性、依存性、不十分な自己制御、圧倒されるような感覚、不快気分、注意および記憶の障害、集中困難、侵入的思考、息切れ、動悸、頭痛、しびれ、うずき、関節痛、疲労、性的問題、消化器系の愁訴、健康への懸念、などである。このクラスターは補助的な特徴として、心的外傷の病歴を含んでいる。

ヒステリーの症状クラスターは複雑である。多くの異なった多様な症状配置がそこにはみられる。乱雑さと整然としたパターンの双方が入り交じっており、簡潔な方法でそれを描き出すことはできない。率直にいって、ヒステリーの症状からなる共同体は一つの名前で実用的にまとめあげるにはあまりに不完全である。それゆえ、先にみたように、多くの人はヒステリーと呼ばれる一まとまりの症候群の実在性を疑うのだ。

さらに、実在《リアル》という概念は高尚な抽象概念であり、多くの仕方で具体化できる。たとえば、明確な症候群の概念と臨床上の現象という概念とは区別しなければならない。ヒステリーは、ヒ素中毒のような特有の経過をそなえた症候群を指してはいないが、「実在」の人々の人生における実際の現象を広く指示している。ヒステリーの症状クラスターによる症状の組み合わせをもつ人々は長いこと治療をもとめてきたし、機能の減弱ゆえに入院を要するケースも多かった。ヒステリー患者の苦悩は、開花繁栄した状態が誤って病気であるとレッテル貼りされたというものではなかった。

第9章で論じた概念に関していえば、ヒステリーに関する二つの反実在論がここで私たちに関係する。すなわち、(a) ヒステリーは自然種ではなく歴史的概念である、というものと、(b) ヒステリーは自然種ではなく規範的概念である、というものである。ヒステリーを歴史的ならびに規範的概念として考えることは、ヒステリーを自然種として考えた場合とは異なる症状ネットワークの特徴を際立たせる。この臨床上の現象（あるいは現象群）の現れ方は、ヒステリーが本当は何であるかを発見するという形而上学的な野心を観察者が満たそうとしているか、その野心を脇に置いておくのかによっても異なる。ここで私たちは後者のミニマリスト的な態度をとる。歴史家のマーク・ミカリー（1993）による次の一節はその態度をよく描き出している。

> ……この小論の目的は過去の診断のやり方の科学的な誤りを確かめることでもなければ、今日の診断の仕方の優越性を証明することでもない。ましてや、かつてヒステリーと診断された患者が「本当に患っていた」のはいかなる疾患かを決定する試みによって歴史上の記録を文字通り診断しなおすことなどではない（p.523）。

次節ではヒステリー概念の展開を古代から二十世紀初頭までたどろう。それから、ヒステリーとジェンダーの規範との関係を少し見てみよう。こうしたことは、ヒステリー概念がこの三十年にわたってどのように分解および層別化されてきたかを扱うための土台として役に立つだろう。

歴史的概念としてのヒステリー

うつ病を非歴史的な自然種として考える人は、ヒポクラテスやアリストテレス学派、十七世紀から十九世紀の医師たちの見解を振り返り、過去の時代のおびただしい数のメランコリーの症状クラスターからうつ病の本質を抽出する。その際、彼らは「メランコリーは過剰な黒胆汁によって生じる」といった病因論にはほとんど重きを置かない。

ヒステリーの扱われ方はそれほど寛容なものではない。ヒステリーを批判する人々も歴史を振り返る。すなわち、ヒポクラテス、ガレノス、シデナム、ブリケ、シャルコー、ジャネ、フロイトといった人々に立ち返る。しかし、ヒステリーは非歴史的な普遍的なものとは結びつけられない。それどころか、症状が変わりやすく多彩であることが指摘され、さまざまな形をとった子宮説が誤って支持されてきたことが強調される。

子宮説とはなにか。ギリシアおよびローマの人々にとって、ヒステリーは「栄養失調」のように病因論にもとづく用語だった。その病因とは子宮が遊走することであり、子宮がたまたま身体のどこにあるかによって、異なった症状のパターンが生じるとされた。たとえばプラトンは次のように述べている。

> ……同じことは女性のいわゆる子宮ないし母胎にもあてはまる。女性の体内にあるこの子宮という生きものは、子どもを生み出すことを欲している。そして、しかるべき時を超えて実りの無いままでいると、手のつけられないようないらだち方をして、身体中のいたるところを彷徨し、息の通り道を塞いで呼吸ができないようにして極度の混乱に陥れ、また、その他にもありとあらゆる病気をひき起こす……（プラトン『ティマイオス』91C）。

それらの病気の症状には、けいれん、嘔吐、スパスム、視覚障害、運動障害、発語障害、呼吸困難、窒息感、めまい、などが含まれていた。キング（1995）によれば、ローマ時代、内臓は移動しないということがわかってからは、ヒステリーの病因は有毒ガスであると考えなおされたが、そのガスは月経血から生じて身体を冒すものとされた。

アンドリュー・スカル（2009）によれば、ヒステリーが西洋において、基本概念として再び現れたのはルネッサンス期のことであり、そのほとんどはアラビア語の文献の読解によるものだったという。ヒステリーという言葉はこの時代に正式に導入された（King, 1995）。医師たちはヒポクラテスおよびガレノス流の子宮説を支持してはいたが、ヒステリーという診断は、魔術や悪魔憑きと結びつけられた奇異な行動に対する代替的な、自然主義的な説明としても用いられた。

■科学革命および啓蒙主義の時代において

近代医学の出現は多くの場合一六〇〇年代にまで遡る。この科学革命の全盛期に、トマス・ウィリスとトマス・シデナムは子宮説を廃し、ヒステリーを性に中立的な神経疾患とする見解をとった。ウィリスにとってヒステリーという名前は、てんかんに似て非なる一群の症状を指すものであった。ヒステリーという病気の第一の特徴は発作的な症状（動悸や息苦しさ、めまい、など）であり、けいれんが伴うことは稀であった。

シデナムはヒステリーと心気症を一つにした病気を提唱した。一六〇〇年代において、心気症という用語が表していたのは健康への過剰な心配ではなかった。そのかわりに、心気症は胃腸の苦しみといった身体的愁訴を伴う不安に満ちた不快気分を表していた（Noyes, 2011）。シデナムは、今日の医学的な疾患分類の父と広く考えられている。シデナムによれば、ヒステリー–心気症は患者にとてもよくみられる慢性の状態であり、他の多くの病気の真似ができるカメレオンであるとシデナムは述べた（Trillat, 1995）。シデナムはまた悲しみや恐怖、怒りといった激しい感情の重要性を強調した。それによって、その後の世代の人々は昔の人々よりも心理的要素に注意を払うようになった。

一七〇〇年代には、ヒステリーを神経疾患とする理論が支配的であり続けた。とはいえ（心気症に対して）「毒気」や「脾臓」という言葉は広く用いられていた〔脾臓はかつて、さまざまな感情が宿るところと考えられていた〕。ヒステリーの症状クラスターをより大きな神経疾患のカテゴリーのなかに置くことで、ヒステリーという診断はいくらか当世風のものとなった。それまではヒステリーに関連する症状は偽装されたものだと長く考えられてきた。しかしヒステリーが神経疾患だと考えられるようになったことで、治療を求める人々はヒステリーは実在のものだと主張できるようになった。流行とともにヒステリーという分類群は拡張され、そこでは失神、疲労、刺激への過感受性、自発的な悲しみと「精神の高揚」がさらに強調された。アラムとマスキー（1992）によれば、この頃にヒステリーの症状は過剰な感情的反応を表しているという考えが定着したという。

十八世紀の終わりごろから十九世紀の初めにかけては、ロマン主義――軟らかな心を持つ反啓蒙主義者のムーブメントの一部――も流行した。ロマン主義者は、今日の後継者たる反精神医学派およびポストモダニストのように、精神医学的な苦痛を美化する傾向があった。エティエンヌ・トリヤ（1995）によれば、ロマン主義者が情熱（passion）と女性の繊細さに重きをおいたことで、ヒステリーは女性の病気もしくは女性的な男性の病気として再び考えられるようになった。

■ 精神医学の揺籃期において

一八〇〇年代になると、専門性を重視する動きが医学において高まった。この傾向は精神病院の医師から始まったが、その他の専門家の見解もすぐにそれに続いた。そのなかには産婦人科も含まれていた。産婦人科医はヒステリーとは女性の病気であり、したがって自分たちの領域のものだと考えた。十九世紀半ばには、男性のヒステリーは新たに神経衰弱と名づけられた。ウィリアム・ジェイムズが自らを神経衰弱と診断していたことは良く知られている。しかしなお、ショーウォルター（1985）が指摘するように、ヒステリーおよび神経衰弱の診断はいずれも主に女性に対してなされるものだった。神経衰弱という診断はどちらかといえば人あたりがよく礼儀正しい、不快気分の強い女性に対して用いられた。

ヒステリーと診断された女性に対しては、子宮説のさまざまな派生物が再び持ち出されたが、それらは概してヒステリーの症状を、女性の生殖器官には脳を脆弱にする働きがあるという見方から説明していた。ヒステリーの歴史において、当時の一部の産婦人科医の行為は、きわめて悪辣な権威の役割を果たしたという点でスペインの異端審問官のそれに匹敵するものだった。その実験的治療には、陰核および卵巣の外科的摘除術も含まれていたのである（Scull, 2009; Showalter, 1985）。

神経学という専門領域が導入されたのも、この時代であった。脳および神経系の疾患をターゲットとする神経学者たちは、ヒステリーの症状をもつ人々からすぐに求められた。脳とその疾患の科学的理解はまもなく大きく進むものと思われており、神経学者は産婦人科学よりも自らの専門技術のほうがヒステリーの治療にとって適切なものだと考えるようになった。

そしてまた、一八〇〇年代後半の神経学によって、不完全共同体の現在の姿が描き出され始めた。ヒステリーと診断された患者を治療するなかで神経学者は、その患者の一部は精神病院の医者が扱う疾患と上流階級で流行しているヒステリーおよび神経衰弱との境界に位置づけられるのではないかと考え始めた。狂気の境界領域という用語は一般的なものにすらなった（Wynter, 1875）。神経学者にとって、それらのより病的な事例は、科学的な傾向の乏しい精神病院の医者があつかう患者とのつながりをもたらすものであった。

皮肉なことに、ヒステリーをまっとうな科学の領域におさめようとする神経学者たちの試みを最終的に阻んだのは当時の偉大なる神経学者の一人、ジャン＝マルタン・シャルコーであった。シャルコーは熟練の病理学者および診断学者であり、神経学においてトゥレット症候群を含む多くの症候群を初めて同定した人物である（Scull, 2009）。ヒステリーおよびてんかんの患者を収容する病棟を預かるようになったのち、シャルコーはヒステリーの研究を開始した。先人のシデナムと同様に、シャルコーはヒステリーとは性に中立的な神経疾患であると考えた。

シャルコーの結論は、被催眠性こそヒステリーの診断的特徴であるというものだった。シャルコーはその臨床講義においてヒステリーの臨床事例を提示したことでさらなる名声を得たが、そこで提示されたものは今日であれば催眠術のショーで見られるものかもしれない。シャルコーに催眠術をかけられた患者は木炭をチョコレートであるかのように味わったり、動物の真似をさせられたりし、最後には完全なヒステリー発作を起こすようにされた（Showalter, 1985）。しかしシャルコーの死後、シャルコーのもとで働いていた人々は、この実例提示には脚色が加わっていたことをより認めるようになった。シャルコーはその脚色に気がついていなかったようである。シャルコーの弟子のなかで最も有名な人物であるヨゼフ・バビンスキーは、シャルコーによるヒステリー研究の多くは暗示によるものであり、ヒステリーは説得によって治療できると主張した（Micale, 1990, 1993）。バビンスキーは新しくより限定的なこの現象をピチアスム（すなわち、説得によって治療可能であること[Scull, 2009]）と名づけた。

ミカリー（1993）によれば、ベル・エポックと呼ばれるフランスの古き良き時代（十九世紀末から第一次世界大戦まで）の初めごろに、ヒステリーは診断カテゴリーとして花開いた。シャルコーの患者たちには多様なけいれん、ひきつけ、麻痺、幅広い感覚障害がみられた。精神病院の医師によって扱われる、重度の機能減弱のあるケースがヒステリー性狂気と名づけられるならわしもあった。シャルコーの病棟や精神病院の範囲を超えて、ヒステリー性という言葉は、心的外傷への反応、記憶障害、抑うつと不安、発熱、胃や腸の問題、運動障害、摂食障害、心臓病などさまざまなものを描き出す形容詞となった（すなわち、ヒステリー性遁走、ヒステリー性胃痛、ヒステリー性チック、などである）。最悪な場合、ヒステリーは、説明がつかず変動の大きい身体症状に対するくずかご診断として用いられた。

■ヒステリーと心理学

ヒステリーの次なる歴史的変容は十九世紀末に始まった。一八八五年にジークムント・フロイトはささやかな助成金を得て四カ月間、パリのシャルコーのもとで学んだ。ヒステリーに対するフロイトの関心は一部には今を時めくシャルコー学派に馳せ参じることに、そして彼自身、傑出した人物になりたいという欲望に関係していた。さらに、増えてゆく家族を養う若き医者にとってはヒステリーの治療はお金になる専門領域であるという理由もあった。シャルコーの患者とは違ってフロイトの患者は富裕層の人々であり、彼らが変質している（すなわち、その心身が退化している）とはフロイトは考えなかった。フロイトは患者たちが高い知性を備えていることをとくに強調した。また、シャルコーと同様にヒステリーを科学としての医学の領域に含まれるものにしたいという思いから、フロイトはヨゼフ・ブロイアーとの共著で一八九五年に『ヒステリー研究』を発表した。

最終的にフロイトは、ヒステリーの症状がもっとも良く位置づけられるのは生物学ではなく心理学の領域であると考えるようになり、それによってヒステリーを産婦人科学および神経学の領域から精神医学の新たな領域としてもぎ取った。[*4] 精神医学において、ヒステリーというくずかご診断に取って代わったのは神経症という診断であった。ヒステリーと強迫神経症はともに精神神経症のカテゴリーに入れられた。精神神経症についてフロイトは、無意識的葛藤の抑圧の失敗によって生じるものと考えた。

二十世紀初頭において、ヒステリー性狂気と呼ばれていたもの（躁病〔マニー〕、破瓜病〔ヘベフレニー〕、緊張病〔カタトニー〕など）は精神病およびその前駆症のカテゴリーに移された（Alam & Merskey, 1992; Micale, 1993）。公立病院におけるヒステリーの流行は一九〇〇年から一九一四年のあいだに消失した。多くの論者がその理由を考察してきたが、それは未だ謎のままである（Chodoff, 1954; Drinka, 1884; Showalter, 1985）。病院におけるヒステリーの消滅とともに、精神分析のよりどころであった外来患者のケースの多くも消え去った。第一次世界大戦の期間には、兵士にみられるヒステリーへの関心が沸き起こったが、それによって後押しされたのはヒステリー概念の繁栄ではなく、心理学的な方向性をもつ精神医学の繁栄であった。

自我心理学が登場したのはフロイトの生涯の終わりごろであったが、その後、パーソナリティの概念はフロイト派の理論を支配するようになった。ラザール（1971）の記述によれば、この経過のなかでヒステリーはパーソナリティの一つの型として考えられるようになった。とはいえこのあと述べるように、ヒステリーの不完全共同体の全体がパーソナリティの病理の領域に押し込まれたわけではなく、それはほかのところに現れることになった。

■規範的概念としてのヒステリー

キング（1995）によれば、文字通りの子宮説、ならびに子宮を「毒気」に変えた修正版によって、ヒステリーは結婚および妊娠と出産という性の正常な表現によって治療できる病気であるとみなされるようになった。ヒステリーの概念は長いあいだ、女性性に関する文化的および社会的規範と一緒に扱われてきた。しかし、そうした規範がヒステリーにおいて果たしている役割についてはさまざまな意見があった。ある意見によれば、これらの重要な規範は女性の行動を束縛する働きをし、ヒステリー症状にその文脈を与えるものだった。またある意見では、これらの規範は、女性に典型的な行動を病的なものとするものだった。

束縛という見解を説明するなかで、チョドフはこう述べている。ヒステリー性格とは、現代社会において女性に割り当てられた役割が文化的な誘因によって強調されたものである（Chodoff, 1982; Chodoff & Lyons, 1954）。文化的な誘因によってというのは、ヒステリー性格は女性に対する男性の支配と期待によって生じたということである。チョドフによれば、ヒステリー性格と診断されうる女性は、女性性に関連づけられた肯定的な特性、たとえば慈しみ、あたたかみ、感情表現の豊かさといった特性を戯画化して（あるいは極端なかたちで）採用しているのだという。

マーシー・カプラン（1983）はそれとは違った筋道で論じている。演技性パーソナリティないしヒステリー性格という構成概念は、ステレオタイプな女性の性役割の病理化であり、そのような病理化はほとんどが男性の精神科医によって行われている、とカプランは考える。カプランによれば、精神科医はダブル・スタンダードを用いている。すなわち、女性に関連する特性を病的なものとする一方で、男性に関してはそうしていない。カプランはＤＳＭに、ある診断カテゴリーを含めることを提案した。それはステレオタイプな男性の性役割の不適応的な側面を反映したものであり、彼女はそれを制限性パーソナリティ障害と名づけた。その症状には以下のものが含まれる。すなわち、悲しい時に泣かないといった限定的な感情表出、苦痛を感じるといった正常な感情的反応の度重なる否定、感情に関連する話題が持ち出されたときに話題を変えようとしたり、沈黙したり、わずらわしげにしたり、その場から立ち去ったりすることである。ここで言わんとされているのは、もしこれらの男性的なふるまいを病的なものとしないのであれば、女性的なふるまいも病的なものとするべきではない、ということであった。

12–5　実践種としてのヒステリー概念

一般的に言って、精神医学の歴史の大半において、説明のための直解主義は失敗してきた。このことをもっともよく表現しているのがヒステリーの歴史である。ヒステリーが説明上の構成概念として定式化されたとき、それによって多くの賢明で才能ある人々が欺かれてしまった。その多くの失敗が、ヒステリーに対して反実在論をとる動機となった。ほとんどの場合、ヒステリーに対する反実在論はヒステリーを社会的構成物とする主張として論じられる (Gilman, King, Porter, Rosseau & Showalter, 1993)。

先ほどまでヒステリーについて考察してきたが、そこで用いた社会構成主義の流れに属する二つの要素、すなわち歴史的概念と規範的概念は、曖昧なところは少ない〔どちらかといえば反実在論に位置づけられる〕。しかし、第 9 章で述べたように、社会構成主義には第三の要素がある、すなわち、実践種のモデルである。歴史的概念および規範的概念とは異なり、実践種の概念は科学的実在論と反実在論のいずれの陣営にも位置づけることが難しい。

実践種モデルの主な特徴は、ヒステリーのような概念を道具と見なし、その道具によって、その時々の目標や目的に応じた情報が得られるように、私たちが経験するものごとを区別するという点にある。ヒステリー概念とその働きを解明する三つの方法として以下のものがある。その対照概念を吟味すること、分解することで曖昧さを減らすこと、より同質の事例の集まりへと層別化することである。

ヒステリーと、診断学におけるその対照概念

■ヒステリー vs 悪魔憑き

トリヤ (1995) によれば、一五〇〇年代および一六〇〇年代において、メランコリーとヒステリーの概念は科学的傾向をもつ医者にとって、迷信に立ち向かうための重要な道具であった。罪責感から悪魔と交わったことを告白せざるをえないと感じている人には、メランコリーという診断が好んで用いられた。体がひきつったり意識を失ったりする人には、ヒステリーという診断が選択された。

■ヒステリーvsてんかん

古来より、ヒステリーの最も重要な対照概念はてんかんであった。この対比は、シャルコーのヒステリー-てんかん（hystero-epilepsy）の概念によって再び中心的なものとなった。両者の区別は思うほど簡単なものではない。それは一部には、ヒステリーに痙攣症状がみられることや、てんかんを広くとればそこには大発作のみならず発作後の記憶や気分、気質の障害なども含まれることによる。ミカリー（1993）の説によれば、ヒステリーとてんかんとの表現の重なりが増えたのは、おそらく、ヒステリー患者の多くがてんかん患者と同じ病棟に入院したことによる（そこには、モデルとなるてんかん発作が満ち溢れていたのだ）。

十九世紀において、ヒステリー-てんかんという一群を理解するために用いられた重要な区別の一つは、随意的か不随意的かという違いであった（Berrios, 1996）。てんかんのような病気が明らかに不随意的であるのに対して、ヒステリーには、患者は症状の発生に積極的に関与しているのではないかという疑いが常にあった。この区別の現代版を提案しているのがマクナリー（2011）である。その病態がもたらすだろう結果によって〔病態自体が〕影響を受けることがないのであれば、それはより「本物《リアル》」であると考えられるかもしれないとマクナリーは述べている。たとえば、発作を生じる疾患をもつ患者が一カ月のあいだ発作なしで過ごせたなら百万ドルをあげようと言われた場合、（ヒステリー性の）疑似発作をもつ患者はおそらく賞金を受け取ることになるだろうし、本物のてんかん発作をもつ患者はそうはならないだろうとマクナリーは推測している。

■ヒステリーvs強迫神経症、サイコパス、転換性障害

二十世紀の半ばには、ヒステリー概念はパーソナリティの病理へと概念上の変化を遂げた。そこで重要になったのは、ヒステリー性格（印象だけで動き、暗示を受けやすく、極端に感情的で、奔放な）と強迫性格（細部にこだわり、柔軟性がなく、感情的に抑制され、慎重な）との対比であった。いささか議論はあるものの、一般に、ヒステリー性格と強迫性格とは比較的、高機能の形をとった神経症と考えられ、しばしば富裕層の外来患者の診断とされた（Lazare,

1971; Shapiro, 1965)。

ヒステリー性格は主に女性の疾患であった。その診断に付け加えられた特徴には芝居じみた態度、性的に抑圧されていながら誘惑的であること、未熟さ、自己中心性、感情的な浅薄さなどがあった。当時、ヒステリー性格はまとまった症状群とされていたが、そのような見解が維持される上で重要だったのは、それによって性的に衝動的な女性をサイコパス的なものとして分類することができたということである（性的な衝動性は、一八〇〇年代にはヒステリー的特性だと一般に思われていた。たとえば多淫症がそうである）。同じことは、詐病や人を欺くことが示唆される場合にもあてはまった。

また、ヒステリーの一次的な防衛機制である抑圧の概念は、美しき無関心という現象とかなり混同されていた。美しき無関心は、麻痺のような転換症状をもつ患者にみられる、自らの機能の減弱を気にかけないという傾向を指している。抑圧は転換よりもかなり幅広い現象を指す。ひとたびヒステリー性格が明確に他から線引きされると、ヒステリー性格に転換症状が伴うことは稀であることが明らかになった。その結果、精神科医はヒステリー性格と、転換症状を示すヒステリーとは違う種類のものだと見なすようになった（Chodoff, 1974; Chodoff & Lyons, 1954）。

ヒステリーの分解

分解するには複雑な概念をより同質的で根元的な概念へとばらばらにすることが必要である。たとえば、リヴスリーとシュレーダー（1991）は、ヒステリー性格に関する文献を分析し、過剰な情動反応性や承認欲求といった十四個の特性のリストを作り上げた。そして、それぞれの特性について信頼性のある評価尺度を開発して因子分析にかけ、その解として四つの因子を導き出した。リヴスリー（2001, 2003）は哲学者にしばしばみられるような消去主義を採用し、ヒステリー性格は消去してそれを構成する特性を重視すべきだと考えるようになった。

それらの因子のうち二つのものは、他のパーソナリティ障害にみられる症状と部分的に重複している。第一因子には自己中心性および他人を利用することが、第二因子には他者の意見を気にすることが含まれる。症状を組み直した結果、自分に注意を引こうとする特徴は自己愛のグループに、承認欲求は依存性のグループに入れられることになった。さまざまな要素が他のものに分配されたことで、ヒステリーの概念はいくぶん中身の少ないものとなった。

リヴスリーとシュレーダーによれば、第三因子と第四因子はヒステリー性格により特異的である。第三因子は誇張された情動と印象だけで動く認知のスタイルである。第四因子は対人関係上の因子であり、誘惑的であることと、恋愛小説のようなファンタジーを特徴とする。これらの二つの特質が「ヒステリー性格」よりも同質的であるのなら、それらは「「ヒステリー性格」の下位因子として評価されるのではなく」直接に評価されるべきであろう。

ヒステリーのサブグループへの層別化

ヒステリーの死によって、臨床上の現象についてのさまざまな説明が打ち捨てられた。しかし、子宮説およびエディプス・コンプレックスによる精神力動的説明を捨てたとしても、それらを持ち出して説明しようとしていた現象までが消去されたわけではない。その現象の多くは消えてはいない。ヒステリーという不完全共同体は消えたのではなく、複数の集合、それぞれがより同質的な事例の集合へと層別化されたのである。

古代から一九七〇年代までヒステリーと考えられてきたものの多くは身体的な症状および愁訴を伴っていた。ミカリー（1993）によれば、十九世紀にはヒステリーにグループ分けされたであろう現象の多くは、今日では多発性硬化症や外傷性脳損傷といった疾患として認識されるものだという。もしかすると、低血糖症や全身性エリテマトーデスといった病気もそうかもしれない。このカテゴリーにはまた、線維筋痛症や慢性疲労症候群といった、医学的にはまだ十分解明されていない症候群も含めることができよう。

身体的でありながらも精神科的なものとされる症状の一群は、身体症状および関連障害群のカテゴリーにまとめられている。このグループには身体症状障害（以前は心気症とされていたものの大半はここに含まれる）と病気不安障害（健康状態への不安はあるものの、いかなる身体症状もないものが含まれる）、そして転換性障害が含まれる。ピエール・ジャネは、彼もまたシャルコーのもとで学んだ人物であるが、受動的な解離の現象に関する業績で知られている。解離という概念は、初期においてはフロイトの抑圧という能動的な概念と競合するものであった。ジャネが研究対象としたヒステリー現象は、今では解離性障害の項目に置かれている。この項目には解離性同一性障害（以前の多重人格障害）が今なお含まれているし、離人症性障害や、遁走のようなさまざまな心理学的な背景をもつ健忘が含まれる。

歴史的には、心的外傷への反応はヒステリーに強く結びついてきた。その最も顕著な例は、第一次世界大戦中のシェルショックの流行である（Scull, 2009; Showalter, 1985）。シェルショックには麻痺、記憶の問題、めまい、錯乱、極端な心配、引きこもり、発話能力の喪失、視覚や聴覚といった感覚の障害が含まれていた。これらの症状は兵士が前線に再び送りかえされる可能性に直面せざるを得ない場合により現れやすく、除隊の原因となりうる身体的な負傷があるときには見られなかった。

これらのシェルショックの事例はヒステリー反応として概念化されたが、悪夢やフラッシュバック、パーソナリティ変化といった症状は戦後も持続した。第二次世界大戦や朝鮮戦争でもほとんど同じことが起こった。ベトナム戦争の時代に、これらの反応はホロコーストの生存者とレイプの犠牲者にみられる症状のパターンと関連づけられ、心的外傷後ストレス障害（ＰＴＳＤ）と名づけられ、ＤＳＭ-Ⅲの不安障害の項目におさまった。ＤＳＭ-５ではＰＴＳＤは心的外傷およびストレス因関連障害群という新規の項目にうつされた。ラテンアメリカ系の共同体にみられる一種のヒステリー反応であるアタケ・デ・ネルビオスもこの項目に分類された。

不安障害の項目に含まれている慢性不安および疲労の症状は、かつてはヒステリー、神経衰弱、精神衰弱に共通するものだった。これらの症状は（反復性のパニック発作を除いて）全般性不安障害（ＧＡＤ）にまとめられている。今の世代の精神科医と心理学者のほとんどは不安障害という分類群を文字通りに解釈するため、ＧＡＤからヒステリーおよび神経衰弱へとさかのぼる概念上のつながりは断絶したものとなっている。

ＤＳＭ-Ⅲが作成されたとき、ドナルド・クラインは一群のうつ症状を分離して類ヒステリー不機嫌症という名前で気分障害の項目に位置づけられるようにしようとしたが、その試みは失敗に終わった（Klein & Liebowitz, 1982; Spitzer & Williams, 1982）。クラインとデイヴィス（1969）によれば、類ヒステリー不機嫌症とは他とは異なる種類のうつ状態であり、ヒステリー性格と診断される人々によって経験され、モノアミン酸化酵素阻害薬に対してより反応する。ＤＳＭ-５ではこの一群は非定型の特徴を伴ううつ病とされた。それとほぼ同様に、不安性の苦痛を伴ううつ病および持続性抑うつ障害（気分変調症）と呼ばれているものも、以前であればヒステリーあるいは神経衰弱的なものと考えられたかもしれない。

では、ヒステリー性格はどうなっただろうか。ヒステリー性格の特性と転換症状を不適切にまとめて扱うことを避けるための一助として、ヒステリー性格は演技性パーソナリティ障害に改名された。演技性という構成概念をより明らかに異常なものとするために、そこに含まれる症状群にも修正が加えられ、爆発的な怒り、興奮への渇望、自己中心性、自殺の脅しや身ぶりを他人を操作するために用いることが強調された。問題は、こうして再編成された症状群が、当時新たに導入された境界性パーソナリティ障害および自己愛性パーソナリティ障害というカテゴリーとの重複部分をあまりに多く含んでいたことだった。

時が経つにつれて、境界性パーソナリティの範囲は広がって行き、以前であればヒステリーないし類ヒステリーとされたであろう多くの事例を含むようになった。ドナルド・クライン（1999）でさえ、類ヒステリー不機嫌症を境界性パーソナリティ障害と関連づけるようになった。ヒステリー性格は、科学において周転円やエーテルは死んだという意味で精神医学において死んだというよりも、正確に言えば、ヒステリー性格は境界性パーソナリティ障害に覆い隠されてしまったのである。かつてヒステリー性格あるいは演技性パーソナリティと診断された多くの患者たちは、今では境界性パーソナリティと見なされている。しかしどのような診断を受けるかはともかく、そのような患者は今も存在しているのである。

12–6　進歩へのミニマリストのアプローチ

精神科医は昔よりもヒステリーについて多くのことを知っているが、それでも、それで良いのだろうかと問わねばならない。変化と進歩を混同することは危険である。それまでとは異なることをしているからといって、進歩したことにはならないからだ。そうではなく、過去と現在とを比べて現在のほうが水準が上がっているのか否かという観点から、進歩は評価されなければならない。

現代科学の目標は世界についての知識を推し進めること、そしてその知識を使って物事をより良くすることである。先に記したように、多くの科学者は実在との対応という観点から科学の進歩について考える。一方で、形而上学的な負荷がより少ない、よりミニマリスト的な進歩の概念では、物理世界、生物、認知、感情、社会についての間違った見解、誤りに満ちた見解を克服してゆく過程を強調する。

誤りの訂正（あるいは過去との違い）という観点からの進歩の定義は示唆に富むが、これは部分的な定義でしかない。過去だけを指向したこのような見解には問題がある。それは、進歩には誤りの訂正以上のものが含まれる――事物に関する真理がそこにあって発見されるのを待っているという重要な方面が存在する――と思われるという問題である。ミニマリストの路線で進歩について考えるのに役立つ一つの道筋は進化である。進化にも、自己訂正のプロセス以上のものが含まれる。

進化においては、漸進的な変異が数百万年にわたって積み重ねられることで、あらたな生物体が生み出される。眼のデザインや空を飛ぶための仕組みは、偶然の変異によってできたものであるが、それはランダムに起こった出来事ではない。それらの仕組みは突然に現れたものではない。その過程における個々の小さな歩みは確率的な問題であるが、その段階を省いたり、はるかな祖先から進化後の形態へと一気に飛び越してきたりすることはまず不可能なことだろう。初期の真核生物から空飛ぶフクロウにいたる変遷が一世代のうちに起こるなんてことは奇跡でもなければありえない。それに真核生物の方から見れば、空飛ぶフクロウなどというものは想像もできないだろう。

それと同様に、科学共同体が時とともに学びとり、できるようになったことは、過去の世代の視点からみればしばしば不可能であり、想像もできなかったことである。かつては望まれながらも思い通りにならなかったが、今ではできるようになったのであれば、それが進歩である（例：実験室でのヒトインスリン「栽培」）。かつては何かが期待できるということさえ知らなかったことについて、今では何らかの可能性を思い描いている。それも進歩である（例：ビッグバンから10のマイナス43乗秒後の宇宙はどのようであったか）。過去の世代では定式化も研究もされてこなかった問題について問いを立て答えを出すということ、それも進歩である（例：幹細胞は神経変性疾患の治療のためにどのように使用できるか）。かつての神秘がもはや神秘ではなくなっている、あるいは神秘ではあるものの全体として以前とは違ったより洗練されたものになっているのであれば、それも進歩である（例：宇宙は量子ゆらぎによって始まったのか）。

生物種の進化も科学の進歩も、ともに以前は不可能で、想像すらできなかったことを生み出す。しかし進化と進歩の違いは重要である。仮に、新しい生物種が進化してくる全過程を観察できたとしても、その生物種はすでにどこかに存在していて進化を待っていたのだなどとは言わないだろう。しかし、ある種の科学上の知識については、私たちが知っていることは（おおまかには）どこかに存在していたものであり、発見されるのを待っていたのだという言い方は、より納得されやすいものである。

過去の誤りの修正という点では、精神医学はヒステリーに関して進歩してきた。しかし、かつては不可能で想像さえできなかったことができるようになるという点についてはどうだろうか。そこに進歩はあるだろうか。私としては「ノー」と言いたい。ヒステリーにせよ、演技性あるいは境界性パーソナリティにせよ、転換性障害にせよ、それについて精神科医がしていることで、以前の世代の人々からみて想像さえできなかったようなものは、ほとんどないだろう。

精神医学的な苦痛が治療に乗りにくいという問題に対して、だんだんと広まりつつある解決法がある。それは、診断学におけるインフレに反対し、精神医学が歴史的にその不完全共同体の周縁部へと拡張してきたのを逆戻りさせ、それよりも、より明らかに病的である状態を強調するというものだ。さほど重篤でないヒステリー性神経症からより重篤な演技性パーソナリティ障害へという移行は、この流れをいち早く示すものだった。

この疾病分類学的な周縁部からの撤退に並行しつつ、それとは区別される形で生じたのが、苦しみの医療化に対する社会文化的な批判である。たとえば、私の同僚であるルイス・チャーランド（2004, 2006）によれば、境界性パーソナリティ障害および自己愛性パーソナリティ障害という構成概念は、道徳的に好ましくない行動と考えるべきものの、不当に医療化したものであるという。私はある論文で彼の立場をネオ・サス派と呼んだ（Zachar, 2011a）。同じことはエドワード・ショーターにもいえるかもしれない。サスとは異なり、ネオ・サス派の人々は統合失調症や精神病性うつ病などを医学的な疾患とすることには反対しない。ネオ・サス派による批判のおもなターゲットは彼らが不適切な医療化と考えるものであり、それらの状態は精神医学の周縁部に位置する。

診断学におけるインフレに反対する人々とネオ・サス派との双方に共通するものをまとめて呼ぶならば、それは診断学における保守主義である。そのお気に入りの論法の一つは、これから人前で話すというときに気が動転する人は、精神疾患ではないというものである。また、愛する人を喪って嘆き悲しんでいたり、月経前の苦しみを味わっていたりしていても、それは精神疾患ではないという。こうした批判は次のことを利用している。顕著な症状を示す精神病を精神疾患と呼ぶのは直観的に納得できるが、恐怖症や悲嘆に誘発されたうつ病、月経前の苦しみの多くの事例を精神疾患といった用語で語ることはそうではない。精神科の対象として見なしうるすべての状態は、精神疾患と呼ばれるものであるべきだと言うことで、批判者たちは劇的な効果を得ている。しかしそうすることで、彼らは別種のインフレに関与しているのだ。

「精神」および「疾患」によって何が字義的に意味されるかを規定しようとして、数多くの真摯な仕事がなされてきた（Boorse, 1975; Fulford, 1989; Graham, 2010; Murphy, 2006）。クレイジーやルナティックという用語も同義語としてときに使われた。しかし、類似語であるナーバス・ブレイクダウンのように、「クレイジー」といった曖昧な用語は、科学的かつ専門的な精神医学よりも、世俗の人々の言葉になじむものだ。

精神医学の不完全共同体を抱え込むのに「精神疾患」の概念は不適切すぎるという、診断学における保守主義の見解には同意できる。けれども精神医学の周縁部にある症状群の大半は診断学におけるインフレから不当に生まれたものであるという見解には同意できない。周縁部にある症状の多くは「精神疾患」の前駆症状および残遺症状である。しかし、決して精神病にならない多くの人々もそれらの症状を経験する。周縁部の症状群に関する精神医学上の分類を〔なんらかの疾患ではなく、幻覚や妄想などの症状がみられる状態像としての〕精神病が問題となるケースにのみ限って用いるといったことは非実践的すぎる。症状のパターンを（医学的な分類学においてなされているように）系統立ててもれなく記述し説明しようという試みを退けることは、あまりにイデオロギー的である。

このことに関して、ＮＩＭＨのＲＤｏＣプロジェクトは、診断学におけるデフレを起こそうという計画にさほど縛られたものではなく、不完全共同体の大部分をできるかぎり理解しようという試みであると期待できる。とはいえ歴史的に考えると、精神医学を本物の科学にする方法が今こそ明らかになったというＲＤｏＣの宣言についてはいささか懸念すべきだろう。そのような主張は以前にも幾度となく、おそらくは世代ごとになされてきたものだ。しかし、これまでしてきたことが役に立たないときに何か別のことを試すという戦略はきっと良いものだろう。言うまでもないことだが、ＲＤｏＣの新たな構成概念のすべてについて、ＤＳＭおよびＩＣＤの構成概念に比べたときの優越性が証明されなければならない。

本節を締めくくるにあたって言っておきたいのは、診断学におけるインフレを批判する者は、ある重要な社会文化的問題についてまっとうな関心を抱いているということである。たとえば「躁うつ」や「ADHD」といった用語は、患者によってとても不正確に自分自身に適用されるように一層なりつつある。資格をもつメンタルヘルスの専門家の一つの義務は、診断上の境界線を患者に教え、彼らを正常化することである。精神医学の疾患分類が製薬企業の経済的な私利私欲を第一とする道具になることをみすみす見逃さないことも大事である。不完全共同体モデルの観点からみた場合、重要な問題は、症状のクラスターとそれらを包含するより大きなネットワークを臨床上どのように使えばうまくやっていけるのかということになる。いつものように投薬で症状を消し去ろうとするよりも、より心理学的・行動学的なやり方のほうがそれらの症状をうまく扱えるかもしれない。たとえば、ホーウィッツとウェイクフィールド（2012）は強い恐怖心について以下のように述べている。

根本的な目標は、恐怖をおぼえるのを避けることではない。恐怖の大半は私たちの本性の一部である。それよりも、私たちが経験する、今や無用となった多くの生得的な恐怖を克服するすべを学ぶことが目標なのである（p.13）。

この点に関して、診断学における保守主義を唱える人々は、よりオステオパシー的なアプローチを精神医学について提唱している人々である、と見なすこともできる。きっと、彼らは自分たちの議論をそんな風には考えないだろう。というのも伝統的な医学では、オステオパシーのやり方はある種のいかさま療法であると時に見なされるからだ。しかし実際に、アレン・フランセスやポーラ・カプランのような尊敬すべき学者が、正常性を守るという大義のもと形而上学的な戦いに参戦して——彼らが大いに軽蔑している——反精神医学およびいかさま療法の立場の人々にとってのヒーローになってしまっているのである。[*5]

真の疾患を正常性から区別するための形而上学的な論争の負の側面は、ある症状群をひとたび正常という括りにきっちり収めてしまうと、その症状への精神医学的および心理学的介入の正当化がより困難になるということである。それでもなお、それらの介入は行われる。診断への慎みをもつこと――症状が自ずとやわらぎ、また再発しにくいのはどのような場合かを知っておくことなど――は重要である。実在の精神疾患だけを分類しようとするよりも、次のことを認めたほうが良いだろう。抑うつと不安の多くは、精神医学の症候という不完全共同体の一部ではあるが、時にはオステオパシー的に扱ったほうがよいのである。そうした症状は腰痛や胃の痛みに類似している。問題となる症状に対して、侵襲的な治療が常に必要なわけではない。

12-7 形而上学的概念についての哲学的思考

こうして本書も終わりまで来たところで考えてみよう。ヒステリーは実在するのか（Is hysteria real ?）。このたぐいの疑問についてわかったことは何だったか。この質問は三つの単語からなり、二つの抽象概念を含んでいる。答えを系統立てて述べるには、ヒステリーが意味していることは何かを知るのが良いだろう。その次に、こう問うことになる。実在（real）とは何に関して、あるいは何と比較して実在的（real）だというのか。このヒステリーと実在という二つの概念をどう理解するかに応じて、先述の疑問に対して意味のある解答が複数導かれる。

よく注意しない限り、あたりまえだと思われるような答え、すなわち「いや、ヒステリーは実在しない」という答えは何の情報も与えてくれない。そして、より詳しく述べないと、疑問に対する不適切な答えになる。「そのとおり。実在する」「いや、実在しない」という単純な回答は、統合失調症や心的外傷後ストレス障害、自己愛性パーソナリティ障害といった構成物にとって等しく不適切である。第5章でみたように、遺伝子に関する言明を文字通りに解釈することは、遺伝子の概念は実際は抽象概念であり実験上の設定が違えば異なる意味をもつ、という事実を曖昧にすることになる。また実在という概念の使われ方を考察せずに、なにが実在するのかに関する主張を文字通りに受け取ることにも問題がある。「実在」という概念は意味をもつが、その意味は対照概念、背景にあるさまざまな想定（たとえば「実在するもの」の例）、そして何が同じで何が違うものとするべきかを決めるための枠組みに依存する。先にヒステリーと心的外傷後ストレス障害についてのマキューの見解に関してみたように、背景にある想定によって、ヒステリーなどの状態が実在とされるか、理論的虚構のようなものとされるかが決まる。

ヒステリーや自己愛性パーソナリティといった現象をより反実在論的にとらえる者が用心しなければならないのは、概念の複雑さになじんでしまい、概念を曖昧なままにしておこうとする動きである。それは、神秘に安んじるあまり、脱神秘化の進行に狼狽することになぞらえられるだろう。

同じ危険は不完全共同体そのものの複雑さにたいする私たちのスタンスにもあてはまる。おそらく今から五十年後、百年後、そして二百年後にも、不完全共同体はありつづけるだろうし、それは「不完全」なままだろう。しかしこのことは、不完全共同体が同じものでありつづけるということではない。よりエビデンスに基づく症状の再編は継続され、新しい症状パターンが現れるだろうし、そこにはきっと本物の「治療」もあるはずだ。現在の診断学における構成概念のいくつかは、私たちにとってのカタレプシーのように、未来の人々にとって奇異なものになるだろう。しかし、未来人の多くがためらいなく認めてくれるような十分に優れた仕事も、過去二百年のうちにはなされてきただろうと私は思うのだ。

診断学における保守主義を唱える人々は、精神医学と臨床心理学において概念が重要な役割を果たすことを理解している。うつ病、統合失調症、心的外傷や苦痛、正常と異常。これらの概念によって私たちは精神医学的そして心理学的な現象を意味づける。批判者がとくに過敏になるのは、不正確な臨床的現象が人工的な正確さを与えられているということである。たとえば、ＤＳＭによれば、大うつ病性障害と診断するためには、大うつ病性障害に生じる可能性のある九つの症状のうち五つを患者がもたねばならない。批判者たちが言うとおり、患者の症状が四つであろうと五つであろうとそこに質的な違いはない。九個のうちの五個の症状をもつ人に共通し、四個の症状の人には欠落しているプラトン的な普遍項があるわけでもない（第8章で述べたように、不完全共同体モデルの視点からすると、診断において問題となる境界は、文字通りの症状からなる境界ではない。その境界は、抑うつ症状のクラスターが孤立して活性化したときにはじめて踏み越えられたと判断される）。

本質主義的バイアスに従って考えるとき、人は精神科疾患を、そのありようを定める根元的な本性をそなえた実体として考える。さまざまな状況において、人は本質主義的バイアスによって、複雑化した現象になんらかの秩序を与える。それは精神医学では二種類の間違いに潜在的につながる。第一の間違いは、診断学における構成概念を文字通りに解釈することである。第二の間違いは、診断学における構成概念は実在に十分合致するものではないとして、それらを使用する根拠である実践的考察をほとんど信用せずに、それらの概念は「虚構の構成物」だと簡単に片づけてしまうことである。

これまで見てきたように、本質主義の対照概念は唯名論である。唯名論によれば、診断学における構成概念は現象の一部を表現したものである。診断学における構成概念が抽象的になればなるほど、重要で意味のある特殊性はその概念から抜け落ちる。診断学における構成概念についてのこの唯名論的な見方を、科学的背景をもつ批判者たちはとてもよく理解している。このような批判者の多くも、疾患や正常性、自然種、社会的構成物といった中間の抽象度をもつ概念を唯名論的に考えている。

本書では次のことを主張してきた。自然種といった中間的な概念を考える上で用いられる実在、真、客観的といった高尚な形而上学的概念についても唯名論的に考えるべきである。哲学者にとってさえ、これらの抽象概念は把握しがたく、概念に関する人の能力の限界に突き当たるものである。それは一つには、それらの概念がその扱いの難しさのあまり、相互参照的に定義されがちであることによる。すなわち「真理とは実在との対応である」「事実とは客観的に真なるものである」というように。実在などの概念の意味は、このような循環的定義、さまざまな取り決め、繰り返される主題や文彩に依存している。

精神医学、臨床心理学、ソーシャルワーク、専門的なカウンセリングの使命は、精神医学上の症候に関わる苦しみや障害を減らすことである。科学としての精神医学および心理学の使命は、疾患の分類、説明、治療を進歩させることである。これらの使命を果たすために哲学書など読む必要はない。自然種や実践種、社会的構成物といった哲学的概念は精神科疾患の不完全共同体を理解するための重要なツールであると論じることもできようが、実際のところ、自然種のことさえ知らなくても精神医学や臨床心理学においてとても良い仕事をすることはできる。哲学に興味をもつ、あるいはその興味が目覚めた人でないかぎり、科学哲学に由来する自然種などの中間的概念は関わりのないことだろう。

しかし、同じことは、実在や真、客観性といった形而上学的概念にはあてはまらない。本書を通じて、形而上学的概念やそれに関連する概念の使用はほとんどが足を踏み鳴らしたり、机をたたいたりするようなものだと述べてきた。この比喩の要点は、人々は形而上学的概念に感情的にいれこんでいるということである。形而上学のこの感情的な重大さを目の当たりにすると、哲学者としては、何についてそれほど強く思っているのかを理解しようとすべきだと言いたくなる。精神科疾患の実在性を問うという形而上学的な問いをあたりまえのものとするのではなく、そこで用いられる実在性といった観念の曖昧さを減らしてゆくための認識上の手段を私は提示してきた。実在するものの見本なくして何かが虚構であると言うべきではないし、真であるものの見本なくして何かが偽であるとも、客観的と考えられるだろうものの見本なくして何かが主観的であるとも言えるはずがない。こうしたものの見方は多くの領域に適用できるだろう。しかし他のいかなる領域にも増してこの見方が具体的に生きられた人生に関わりをもつのは、精神医学の疾患分類ならびに精神病理の領域なのである。

原注

第1章

＊1　ストロング・プログラムとは主に、バリー・バーンズとデイヴィッド・ブルアを中心とするエディンバラ大学の研究者集団を指す。彼らは歴史学的研究を行った。イングランドのバースでは、ハリー・コリンズらが重力波や太陽ニュートリノの研究をふくむ当時進行中の科学研究に関する研究をおこなった。エディンバラ大学およびバースでのプログラムを合わせて、「科学知識社会学」(Sociology of Scientific Knowledge) と呼ぶ。より広い用語として、サイエンス・スタディーズという語がある。これは後に、科学技術社会論 (Science and Technology Studies) と呼ばれるようになった。

＊2　この数年前に、ワインバーグ (1992) とウォルパート (1992) は構成主義者の見解に各々懸念を表明していた。

第2章

＊1　ジェイムズが「根本的」(radical) という形容詞を選んだのは残念なことである。多くの人はこの形容詞を「極端な」(extreme) という意味にとるからである。実際には、極端論に対して、根本的経験論は自覚的に反対の立場をとる。ゆえに包括的経験論のほうが良い用語だったかもしれない。しかしジェイムズの伝統に従って、根本的経験論という語を私は用いる。

＊2　ドイツの科学者アウグスト・ヴァイスマンは、ライトとおおよそ同じ生年の人物であるが、自然選択説の重要な擁護者でもあった。しかし彼はライトとダーウィンの死後までその論争には加わらなかった。

＊3　科学的真理とは、個体主義、経験主義、および自然主義の複合物（これらをパースは「唯名論」と呼んだ）であるということを、有神論者および道徳実在論者は容認したが、それは間違いだったとパースは考えていたようである (Forster, 2011)。パースであればおそらく、グロスおよびレヴィット (1994) とは対照的に、保守主義よりもリベラルな経験主義のほうが科学と理性にとっての不倶戴天の敵であると論じたであろう。

＊4　創造論を信じることでそれを真実にすることができるなどとは、ジェイムズであれば言わないだろう。ジェイムズが問題にしていることは、実存的な問題であって、科学的認識論の問題ではない。

＊5　ファン・フラーセン（2002）によれば、電子を直接観察する方法はなく、それゆえ、電子が真に存在することを私たちは証明できないという。フラーセンは、存在についての主張を観察にあまりに強く結びつけているのかもしれない。間接的な観察もしくは証拠によって、存在についての推論を支えることが可能な場合もあると思われる。事物に関して、それらが観察される以前にその存在が推論されており、のちにそれらの事物が観察されたという歴史は、間接的な観察や証拠によって存在についての推論を支えることができるという可能性を支持している。

＊6　真理についてのプラグマティズムの理論は、操作的定義の先駆けと見なされるかもしれない。操作的定義には、実践上の異なる帰結のそれぞれが真理についての相異なる定義となりうるという問題がともなう。さらに、プラグマティストの真理概念は、便宜性や「信念についての善さ」といった他の概念から切り離して理解することはできない。そのために、その真理概念の意味をその概念の帰結だけに還元することもできない。

＊7　論理実証主義者のもつ検証主義（verificationism）的見解は基礎づけ主義（foundationalism）のそれに等しい。パトナム（1987）のようなプラグマティストは、事物が程度の差はあれ検証されるとはいえ、議論の余地なく確定しているものが何一つとしてなければ、検証というものはほとんどできない、と論じている。

第3章

＊1　『心理学の原理』（1890）においてジェイムズは、「純粋」な普遍概念に対する自らの懐疑論を、概念論であるとしている。中間のところに立つ（middle-ground）という、私が擁護している立場は、哲学の歴史において、さまざまな観点から概念論や唯名論と呼ばれてきたものである。

＊2　これらのエッセイはジェイムズのパースペクティブにとって基本的なものであり、『プラグマティズム』および『真理の意味』の大部分が書かれる前の、一九〇四年から一九〇五年にかけて書かれたものである。

＊3　抽象概念の用いられ方は気まぐれなものである。人間一般を憎むといいながら、家族や友人を愛する人たちもいる。

＊4　ファインによれば、この中核をなす見解に対して反実在論者は修正を加える。反実在論者は、真理および実在性について語られることに制限を加えるために真理の本性に関する一般理論を持ち出すが、それがそのような修正に相当する。すなわち、反実在論者は唯名論から本質主義へと方針を変えるのである。

第4章

＊1　言葉と世界、シニフィアンとシニフィエ、叙述と属性、概念とカテゴリーなどの区別もまた、この区別の別ヴァージョンである。
＊2　注意しなければならないのは、ある本質主義的バイアスが多くの実験結果によって支持されていたとしても、ある結果を見出すためには、実験手続きは（予備試験によって）注意深く較正されなければならないということである。とくに能力が子どもに芽生えたばかりのときには、その能力が見出されるかどうかは、少なくとも部分的には質問がどのように提示されたかによって決まる。
＊3　バードが注目しているのは属性（電荷）がもつ力であって、種別（電子）ではない。バードは属性の方が形而上学的にはより基本的なものであると考えている。

第6章

＊1　「行為」には行動すること、話すこと、書くことが含まれる。
＊2　フランセスはDSM-Ⅳの仕事に携わる前にも、その最中にも、そしてその後も精神医学の実践に従事しており、患者を保護しかつ精神科医という職業の善さを守る立場にあると自らについて考えていた。

第7章

＊1　たとえば、ウイルスは今ではワクチンによって抑え込むことができる。
＊2　事実 vs 虚構（事実に反すること）というのが、もう一つの区別である。
＊3　「ある事柄を事実と呼ぶことは、受け入れざるを得ない何らかの事柄についての一つの主張である」という叙述は、「ある事柄は一つの主張された事実である」という叙述とは全く異なる。

第8章

＊1　事実の側面（根底にある病理）と価値の側面（その持ち主にとって悪いものであること）を併せ持つものとしている。
＊2　ひとたび推測を働かせることができるようになれば（たとえば、三次元の対象を想像のなかで回転させる能力や、手段と目的に関する推論を行う能力など）、自然機能は数倍の速さを得ることになるだろう。
＊3　「選択圧」という概念はコナン・ドイルの食事よりも抽象的である。それゆえに、たとえ人間の脳の進化をその進化が生じたときに見ることができたとしても、そこで重要となった選択圧を分類することはたんなる観察の問題ではないだろう。

＊4　障害についての自覚のなさは、ある種の脳損傷とおそらくは幾つかの精神病とに共通してみられる。それらの問題は、防衛機制としての否認によるものではない。

＊5　カートライトはまた、従属的な人種を作り出すという神の御心にかなうものとして、血液の不完全な酸素化（ある種の無酸素症）といった生物学的なメカニズムを提示している。

＊6　ボースブームら（2003）は彼らが反映的モデルと呼ぶものに限って議論している。このモデルでは、観測変数は潜在的因果構造が現れたものとされる。一方で、それに代わるアプローチである形成的モデルでは、社会経済的ステータスなどの潜在変数は、収入や教育の水準などの観測変数によってその値が決定される抽象的なものだとされる。

＊7　ボースブームら（2003）は、集団の水準と個人の水準とで等しい潜在変数構造を局所的等質性と呼ぶ（すなわち、その構造は人が変わっても等しい）。潜在変数構造が個人間で異なる場合、彼らはその構造を局所的異質性と呼ぶ。

＊8　精神医学的な症状に加えて、柔軟性や高いレベルの社会的サポートといった保護因子もまた、どのように、そしてどの範囲にまで症状が活性化し、どの程度までそれが続くのかに影響する。このことを言い添えておくのは重要である。

第9章

＊1　「社会過程システム」領域の特性は内的なものでもある。たとえば心の理論、分離恐怖、自己表象などがある。

＊2　症状ネットワークモデルが示唆するように、クラスター内のものであれば、重要な因果関係は根底にある属性との関係であることもあれば、症状間の直接的な因果関係であることもある。

＊3　自然種という概念の意味は時と共に変化してきたのであり、自然種の概念は歴史的なものでもある。ところが、この概念は非歴史的な事物を指示すると考えられている。

第10章

＊1　以下のウェブページを参照のこと。
http://www.npr.org/player/v2/mediaPlayer.html?action=1&t=1&islist=false&id=128874986&m=128923317
〔訳注：二〇一八年四月三日現在、このウェブページはアクセス不能である〕

＊2　以下のウェブページを参照のこと。
http://video.msnbc.msn.com/nightly-news/46139462/#46139462

〔訳注：二〇一八年四月三日現在でもこのウェブページはアクセス可能である〕

＊3 躁ないし軽躁状態を経験したことのある人の場合、その抑うつエピソードは双極スペクトラム障害の一部である傾向にある。そうであれば、患者にはリチウムのような気分安定薬をプロザックのような抗うつ薬に加えて処方すべきだと考えられる。抗うつ薬単独での治療は、しばしば躁病エピソードを引き起こす。

＊4 DSMでは、抑うつエピソードは二週間以上持続しなければならない。議論における争点は、死別反応の初期に症状が二週間続いた場合、それを抑うつエピソードとして考えるべきか、それとも抑うつエピソードのまがい物として考えるべきかという問題である。症状ネットワークモデルの観点からは、エピソードとは共起する特徴からなるクラスターであると言ったほうがより筋が通っている。エピソードの持続は、一日あるいは一週間、あるいは一か月のこともある、といったようにその観点からは語られる。それを抑うつエピソードとラベリングするかどうかは、また別の問いである。

＊5 精神分析家は分離体験に誘発されたうつ病エピソードを「依存性抑うつ」(anaclitic depression) と呼ぶ。

＊6 精神病に関して言えば、本質主義的バイアスは、根底にある機能不全を悪魔憑き、断片化された自己構造、脳の疾患などと解釈する見方に合うものである。

＊7 ウェイクフィールド、シュミッツ、ベアー (2010) によれば、抑うつエピソードのクライテリアを満たす人々の九十六％が、その症状によって生じた機能の障害を訴えるという。

＊8 自然経過で寛解する精神病状態は、それでも疾患だと考えられる。たとえば、躁病エピソードは自然経過で寛解するが、それでも疾患だとされる。

＊9 「ストレス」は出来事の解釈と経験を伴う。その点において、ストレスフルな出来事は依然として心理的なものである。しかし、人々がそうした出来事に同じような仕方で反応するのであれば、出来事そのものをさまざまな程度のストレスを伴うものとしてコード化することができる。たとえば人はみな、車の事故に巻き込まれることを、自分の車の鍵を置き忘れることよりもストレスフルなものとして経験する。

＊10 抑うつは不自然なプロセスでありながら自然種でもあると言うのは奇妙なことだと思われるだろうが、このモデルに従うなら、それは意味のある表現である。疾患は、正常な機能という観点からは不自然であるが、科学的説明との関連においては自然種である。

第11章

＊1 その後フロイトは「性理論三篇」(1905) の後年の版において、自我リビドーと対象リビドーという用語を導入した。

＊2　精神分析は二十世紀において、互いに競合しあう分派への分裂を続けた。その分派には自我心理学、対象関係論、ネオ・フロイト派などが含まれる。自己愛概念に関するもう一つの重要な貢献を行ったのはネオ・フロイト派の分析家、カレン・ホーナイ(1939)であり、自己の非現実的な誇大感という彼女の概念はとりわけ重要である。
＊3　DSMとは異なり、カーンバーグと彼の学派は、境界性パーソナリティ障害というパーソナリティ障害の類型があるとはしなかった。カーンバーグらの考えでは、あらゆる重篤なパーソナリティ障害は境界性の力動の現れである。
＊4　アーネスト・ジョーンズ（1913/1915）の「神コンプレックス」の概念は、このたぐいのうぬぼれ屋を指すものであった。
＊5　私はDSM-5の作成過程の期間に、特性プロファイルの解釈の作業がどれだけ込み入ったものであることかについて、幾度かコメントをした（Zachar, 2010,2011a, 2011b）。また、心理学者以外の者には心理検査を用いるための訓練が欠けていることに関する懸念についても論じた。この問題が他の誰かの関心を呼んだことはいまだにないようである。

第12章

＊1　ホイッグ党は、十七世紀および十八世紀の英国におけるトーリー党に対するリベラルな対抗勢力のことを指す。ホイッグ党は科学および社会における進歩を好み、イギリスの議会システムを歴史の合理的発展の頂点に位置するものと見なしていた。
＊2　その仕事にはまた、今では古い基準をより十分に満たすことができるということを示し、それによって古い基準を再び際立たせることも含まれる。
＊3　同じ意見をもつ人々が集まった場合、その人々は自分たちが登場したときに理にかなっていると考えられていたよりも行き過ぎた立場をとるようになり、それについて自分たちは「ハードルを上げた」のだと信じることがある。大半の人々はアメリカ公民権運動において（民主主義の）ハードルは上がったと言うだろうが、一方で、ナチズムが台頭した時期に起こったのは「危険な変化」だったと言うだろう。保守的な福音派のキリスト教徒は、ヘンリー・モリスはキリスト教徒のアイデンティティと若い地球説に関してハードルを上げたと言うかもしれない。しかし科学者たちは、モリスは科学のハードルを下げてしまう危険な変化をもたらしたのだと言うだろう。
＊4　ピエール・ジャネもシャルコーのもとで学んだ人物であるが、ヒステリーの症状のなかの恐怖症および強迫症状、そして神経衰弱を、精神衰弱の名のもとにまとめている。ジャネはとくに解離現象としてのヒステリーについて広範にわたる記述を行っている。
＊5　サイエントロジーに対するアレン・フランセスの闘いはフランセス（2013b）およびグリーンバーグ（2013）において語ら

れている。サイエントロジーについては関知しないというカプランの見解は、以下のウェブページを参照のこと。http://www.paulacaplan.net/

〔訳注：二〇一八年四月三日現在、このウェブページはアクセス不能である〕

訳注

第1章

訳注1　真理主張は原文ではtruth claim(s)。本書では「しかじかのことは事実であり、ひいては（真理の対応説の立場からすれば）それは真であるという主張」という意味で用いられていると思われる。

訳注2　ソーカル事件に関しては、たとえばソーカルらによる著作 Fashionable Nonsense を参照されたい。邦訳は『知の欺瞞』（岩波現代文庫、二〇一二）。ソーカルが投稿したパロディ論文も収録されている。

第2章

訳注1　ウィリアム・トムソンはケルビン卿の名で知られる人物。原書では太陽の年齢（the age of sun）とあるが、太陽ではなく地球の年齢としたほうが、より正確なように思われる。

訳注2　一九一三年、進行麻痺患者の脳組織から梅毒スピロヘータが発見された。

第4章

訳注　インペトゥス説は、十四世紀のビュリダンによるとされる。アリストテレスは物体の運動は外部からの力が継続的に加えられることによると考えた。ビュリダンは物体の運動はそれ自体が有する運動の初めに与えられた量、すなわちインペトゥスによると考えた。

第6章

訳注1　ハンク・ウィリアムズはアメリカの歌手で、カントリー音楽の歴史における最重要人物のひとりとされている。引用されている歌詞は *Cold Cold Heart*（1951）より。

訳注2　一九八七年、レーガン大統領はロバート・ボークを連邦最高裁判官に指名した。しかし保守主義的な憲法理論を唱えるボー

クが指名されたことに対して、民主党側から反対意見が出され、上院議会において指名承認は否決された。この指名に関して、リベラル派および保守派の諸団体とのあいだで激しい議論がなされた。

訳注3　一九二五年、アメリカ合衆国テネシー州の高校教師ジョン・トーマス・スコープスは進化論を教えたために州法（反進化論法）違反で告発された。この裁判のことをスコープス裁判（Scopes Trial）という。スコープス裁判は大きな話題となった。

訳注4　ジョン・ウィットコムはアメリカの神学者。若い地球説を支持する創造論者でもある。

第7章

訳注1　ここで参照されているシェイピンとシャッファーの著作には、二〇一一年の新版とその邦訳がある〔『リヴァイアサンと空気ポンプ』（名古屋大学出版会、二〇一六）〕。

訳注2　脊椎動物のうち、ワニ類、鳥類、哺乳類だけが二心房二心室から構成される心臓、すなわち四心腔心をもつ。

訳注3　「証拠によって、せざるをえなくなる」の原文は being compelled by evidence。なお、compelled は「ざるをえない」と訳した。

第10章

訳注　flourishing は徳倫理学の用語で、アリストテレスのいうエウダイモニア、すなわち本来の善さが開花した状態に由来する。開花繁栄とも訳される。

これらの定義は、本書で私が使用した重要な哲学的概念の意味を追うためのものである。辞書の定義のような完璧なものではない。

基礎的実在論（basic realism）

基礎的実在論と科学的実在論（scientific realism）とを混同してはならない。基礎的実在論は次のような見解である。（a）なんらかの意味で、世界は世界に関する私たちの知識とは独立に存在する。（b）ある命題は、人々の信念とは関わりなく真である。基礎的実在論の対照概念になり得るものとしては、形而上学的観念論、独我論、認識論的相対主義などがある。

真理の対応説（correspondence theory of truth）

真理の対応説によれば、「外で雨が降っている」といった言明（陳述）が真であるのは、実際に外で雨が降っている場合、すなわち、その言明が実在と対応している場合である。多くの哲学者は、真であるとされる事物のすべてが実在との対応という観点から理解できるわけではないと考える。ジェイムズのようなプラグマティストは、真であると思われる事物と整合性があることもまた、真理の意味の重要な要素だと考える。たとえば、「他の人々は目的として扱うべきであって、手段として扱うべきではない」という言明の真理は、その言明が実在に対応していることよりも、その言明が人間性および尊厳の概念に合っていることに基礎をもっている。ジェイムズによるプラグマティズム的な真理理論によれば、信念を実践の場に置くこと――信念を外界の物事にあてはめて、その働きを見ること――も、その信念は真であるという主張の意味の一部である。たとえば「外で雨が降っている」ということが真理であるということは、「もしあなたが外に出たならば、あなたは濡れるだろう」という意味を含んでいる。「実在との対応」は、真理に関するこの実験的な観念に基づく形而上学的な精緻化である。

経験論（empiricism）

十八世紀および十九世紀において、経験論とは、心の外にある世界に関する知識については、感覚経験こそがもっとも重要な、いわば究極の源泉であるという見解であった。経験論の対照概念は合理論であった。合理論者にとって、妥当な知識とは必然的に真であるものであり、それは感覚経験に基づく知識、すなわち偶然的で疑う余地のある知識とは対照をなす。初期の経験論者にとって、論理学の問題（たとえばA＝Aという自同律）でもなく感覚経験に根拠をもつわけでもない事物はすべて「形而上学的」なものであり、追い求める価値のないものと考えられていた。初期の経験論者は、形式論理学的な分析だけで実在に関してたいしたことはわからないと思っていたし、私たちが知る事に関する疑いはいささか不可避なものであると考えていた。現代の経験論者は、世界についての妥当な知識のすべてが感覚経験あるいは観察および実験的な検証へと原則的に還元可能だとはもはや考えていない。しかしながら、観察や証拠に基づく概念からあまりにかけ離れた抽象概念による思いつきを飛躍させることについては依然として疑いの目をむける。また、経験論者はあいかわらず形而上学的な想定を綿密に吟味する傾向をもつ。

本質主義（essentialism）

精神医学において、本質主義者は次のことを喜んで認めるだろう。すなわち、大うつ病性障害のようなものには、その妥当な事例のすべてに存在する内在的な本性ないし本質があるということを認めるだろう。理論的には、この本性はさまざまな度合いで存在するとされる場合もある。精神疾患や正常性についての本質主義者であることも可能である。分類において、本質とは生物種や疾患といった現象を生み出す主要な内在的かつ因果的因子であるとしばしば考えられる。また、本質を知ることは事物を自然種に分ける正しいやり方だともされる。それと対照をなす概念は反本質主義（あるいは非本質主義）である。経験論者と唯名論者は外からみると非本質主義者にみえやすい。唯名論はまた、本質主義との対照概念であるとも考えられる。

不完全共同体（imperfect community）

不完全共同体は、分析哲学におけるテクニカルな問題のための用語である。不完全共同体とは、そのグループの成員は皆互いに類似しているけれども、その成員のすべてに共通してみられる類似点のない集団であると、直観的に考えられる。このような集まりでさえ、単一の名前のもとに分類されるかもしれない。精神科疾患の領域に応用した場合、不完全共同体モデルは精神科領域における症状ならびに症状群にあてはまる。というのも、それらの症状は精神科領域における他の症状ないし症状群とオーバーラップしているけれども、それらの症状すべてに共通する類似点は存在しないからである。そして、それらが直解主義的に名づけられることもありうる。

道具的唯名論（instrumental nominalism）

あらゆる真の言明に共通するものを特定したとすれば、その結果は――それは真理そのものの普遍的な本質と呼ばれるものであり――可能的な真の言明のすべてにあますところなく存在するはずである。唯名論者はそのような普遍概念を否定し、その代わり、真理のような概念のなかにある可変性と複数性に注目する。唯名論はときに、（a）個別のものだけが存在するのであり、（b）形而上学的な抽象概念は私たちの言説から消去しなければならないという形而上学的見解として描写される。道具的唯名論では、形而上学的な抽象概念（それは、主観と客観といった対比の観点から最もよく定義される）は、その区別を行うための目的が明確であるかぎりにおいて受け入れられる。哲学においては、経験論者は唯名論を、プラグマティストは道具的唯名論をとる傾向にある。

自然種（natural kind）
自然種とは、自然の中に存在するカテゴリーであり、私たちの分類図式においてカテゴリーとして認識されているか否かにかかわらずカテゴリーとして存在するものである。同じ自然種に属するメンバーは、互いによく似ており、このことがそれらを一つの群（グループ）として一般化することを支持する。同じ自然種に属するメンバーは類似した因果的プロセスによって生み出されたものである。自然種とは内的な本質をもつ事物であるとしばしば考えられるが、そうである必要はない。自然種の対照概念は、社会的構成ならびに実践種という概念である。実践種モデルによれば、事実の発見によって実際の分類が決定的に変わるとしても、分類のしかたを決定するのは私たちであり、その決定は分類に際して私たちがもつ目標と目的によってなされる。何の仕事のためにその分類を用いるべきかに応じて、私たちは属性を異なったようにまとめたり、分けたり、重みづけをしたり、順番に並べたり、単純化したりするだろう。

プラグマティズム（pragmatism）
プラグマティズムはしばしば曖昧な用語として、異質なものからなる哲学的見解の集まりをカバーするものとして用いられる。それらの哲学的見解はウィリアム・ジェイムズ、チャールズ・パース、ジョン・デューイらによる古典的なプラグマティズムの著作にさかのぼる。哲学におけるプラグマティストは、実践において事物がどのような働きをするかという観点から観念を評価しようとする。プラグマティストは目標、文脈、帰結に関心を向ける。人は事物について試し、どのような働きをするかを評価し、しかるのちに改変を加えて、それらの事物を再び試すべきである。このプラグマティストの考えはダーウィンの自然選択説に触発されたものであるが、初期のプラグマティストはそうした考えを、真理などの哲学的概念の意味を明らかにするために創造的な仕方で用いたのである。

根本的経験論（radical empiricism）
根本的経験論はウィリアム・ジェイムズが提示した見解である。それによると、経験は経験それ自体の他に（すなわち、あらゆる経験の背後や経験を超えたところに）土台をもたない。形而上学的な区別（たとえば主観vs客観のような区別）は、事物のまとまりを見てとるために人が作りだしたものであるが、それらの区別は経験によって得られる範囲内のリソースを用いて作られている。根本的経験論よりも「包括的経験論」（comprehensive empiricism）という名前の方がよかったかもしれない。根本的経験論の対照概念になり得るものには超越論（transcendentalism）および絶対的観念論（absolute idealism）などがある。ジェイムズが与えた意味に厳密に従うなら、根本的経験論は、自然主義の同義語だと考えられるべきではないし、自然と超自然とのあいだに有意味かつ経験に基づく区別を置くことを禁じるようなものだと考えられるべきでもない。

科学に触発されたプラグマティズム（scientifically inspired pragmatism）
科学に触発されたプラグマティズムは、ジェイムズとパースがダーウィンの進化理論に触発されて生みだしたプラグマティズムにまでさかのぼる。ジェイムズとパースはともに進化理論に導かれたが、哲学における永年の問題に関する見解は異なる。ウィリアム・ジェイムズの思想における硬い心を備えた根本的経験論者ならびに唯名論者としての側面を反映して、科学に触発されたプラグマティズムは、プラグマティズムの思想において科学史ならびに科学哲学が重要な役割を果たしていることも強調する。

科学的反実在論（scientific antirealism）
精神医学において反実在論を採用する人たちは、大うつ病性障害のような構成概念による一般化はその現象を部分的にかつ不完全にしか表象していないということを、より強調する傾向にある。精神医学における反実在論者は、抑うつが一つの整合性のある症候群を指示するということや、うつ病のすべての事例が精神科疾患として概念化されることに対して疑念を抱くかもしれない。反実在論は、精神科疾患という構成概念は理論的な虚構であるという形而上学的見解と結びつきうるが、その傾向が目立たないこともある。科学的反実在論の対照概念は科学的実在論である。

科学的実在論（scientific realism）
基礎的存在論では、世界はある意味において世界についての私たちの知識とは独立に存在するとする。基礎的存在論と対比した場合、科学的実在論はそれに加えて世界には所定の内在的構造があると述べる。さらに、その構造に関する正確な記述は人間の利害関心とは独立しており、その正確な記述はそれと競合する記述のすべてから経験的に区別可能であるとする。精神医学における科学的実在論としては、大うつ病性障害のような診断学上の概念は単一の所定の症候群（もしくは分類群（taxon））を指示するという見解がそれにあたるだろう。うつ病に関して科学的実在論をとる者は、うつ病は実際に一つの精神科疾患であり、人生におけるノーマルな問題とは経験的に識別できると考えるだろう。うつ病の本性に関する特定の理論は文字通りに正しいという考えを持つこともまた、科学的実在論の一類型であるだろう。科学的実在論の対照概念には、科学的反実在論（もしくは非実在論）、道具主義、虚構主義、ある種の社会構成主義が含まれる。

社会構成主義（social constructionism）
社会構成主義的な物事の見方では、世界における実体とそれらの現象に関する私たちの観念の両者が歴史的および文化的背景にどのように埋め込まれているかが吟味される。社会構成主義をとる者がとりわけ関心をもつのは、興味関心の対象となる現象が自然なものである（すなわち、文化や歴史から独立している）と信じることで、人はどのように自らを欺くのかという問題である。社会構成主義はしばしば実在論と対比されるがそれは正確ではない。経済や政治といった社会的構成物は実在でもある。分類のための理論における社会構成主義の対照概念は自然種である。*

＊従来、私には実践種の概念を社会的構成物の対照概念として用いる傾向があった。しかし本書では、私は実践種の概念を大きな意味での社会構成主義的分析の流れの一部として提示している。

訳者あとがき

本書はPeter Zachar, A Metaphysics of Psychopathology. 2014. MIT Press.の全訳である。本書の主題は精神科疾患の実在性(reality)、すなわち「多重人格は実在(real)するのか」「愛する人の死がきっかけで生じた「うつ病」は本物の病気(real disorder)なのか」といった問題である。こうした精神医学にかかわる概念的問題の考察は「精神医学の哲学」(philosophy of psychiatry)の名のもとに英米圏において昨今積極的に展開されている。著者ピーター・ザッカー(Peter Zachar)は精神医学の哲学を専門とする哲学者であり、かつ心理臨床の実践ならびに研究の専門家である。本書では精神疾患の実在性という概念的問題が哲学の知識と手法によって論じられているが、そこでは臨床心理における著者の経験と学識も存分に生かされている。

本書の主題と内容については著者自身による日本語版への序文がすぐれたサマリーになっているのでご一読いただきたい。とはいえ、本書を手にして最初にこの「あとがき」を読む方もおられるだろう。以下、本書を読むにあたって注意していただきたい点について述べよう。

まず断っておくべきこととして、本書は「精神病理学」の本ではない。psychopathologyは本邦ではもっぱら精神病理学と訳される。精神病理学は異常とされる精神現象の記述と理解を試みる一つの学問分野であり、現象学や人間学、精神分析や、それらの影響を受けた現代思想と深い関わりをもつ。しかし、英語圏においてpsychopathologyという語は精神科で扱われる症状や症候、病態や疾患の総称として主に用いられており、本書においても同様である。また、本書は実在や真理に関する考察を重要な要素として含んでおり、その点で「形而上学」すなわちmetaphysicsという看板に偽りはない。しかしハイデガーの哲学や実存主義の思想などを期待して本書を開いた方はさぞがっかりすることだろう。本書における形而上学ないし存在論（ontology）は、「しかじかのものがある」ということをロジカルに考える営みを端的に指している。そこには、生きられた世界や世界の内なる存在の意味を問うなどの成分は明示的には含まれていない。とはいえ、これらを期待しておられた方々も、なにかのご縁と思って本書をお読みいただければ幸いである。

本書は「精神病理の形而上学」というタイトルが示すとおり、精神医学の対象である精神科疾患が実在するということについて、それはいかなることかを論じた書物である。疾患（あるいは病気、障害）の実在性に関する見解としては、現在の医学の主流である本質主義と、そのアンチテーゼといえる相対主義という、二つの立場を挙げることができる。若干の戯画化をおそれずに各々の主張をまとめるなら、以下のものになるだろう。

本質主義：疾患には原因が存在する。その原因こそが現象としての疾患、すなわち症状や経過、治療への反応性などを規定するものであり、その原因はいわばその疾患の本質である。ある疾患とその本質とは一対一対応の関係にある。多様な疾患を本質の違いに応じて分類することが疾患の正しい分類方法であり、それゆえに正しい疾患分類は一つのものに限られる。また、ある疾患の本質は、マッコウクジラやクスノキといった生物種の本質、あるいは水素やニッケル、電子や陽子といった物質の本質と同様に、自然のなかに見出されるものである。

相対主義：同じ問題であっても社会や文化のあり方によって、疾患として扱われるか、それとも宗教的問題とされるか、あるいは犯罪として処罰の対象にされるかは異なりうる。なにを疾患として扱うかは社会ないし文化に相対的に決まる。すべての疾患に共通するのは疾患という名前のみである。同様に、ある病名のもとに一括される事例に共通するのはその病名だけである。それらの根底に共通してみられる本質など存在しない。ある問題をなにがしかの疾患として扱うか否かは医療者（ないし社会）の慣習もしくは恣意的な判断にもとづいている。なにが疾患であるかを規定するのは社会・文化的要因であり、疾患とは社会的に構成された事物である。

精神医学においてこれらの立場を採用することには、それぞれ根拠ならびに利点・欠点がある。以下、順番にみてゆこう。

本質主義についていえば、たとえば肺の炎症性疾患である肺炎は原因によって感染性のものと非感染性のものに大別され、さらに感染性のものは病原微生物の種別に応じて細菌性肺炎、ウイルス性肺炎などに分けられる。そしてその原因に応じて有効な治療法が異なる。このように、疾患の根底に原因すなわち本質を想定し、それに応じて疾患を分類する本質主義的見解は、医学では一般的かつ実践的なものである。したがって精神医学において本質主義的見解をとることは、精神科疾患を他の診療科で扱われる疾患と同じようにみることであり、医学の一分野である精神医学にとってはまっとうなことと思われる。

しかし本質主義をとるなら、ある疾患と他の疾患、あるいは疾患と疾患以外の状態は、本質の有無によって区別されることになる。これは、本質の有無によって本物の病気と偽物の病気とを線引きし、後者を医療が扱う領域の外に置こうとする姿勢、たとえば死別反応は正常な心理的反応であって病気ではない、リアルな疾患とは心筋梗塞や白血病のようなものであって神経症やヒステリーはそのフェイクにすぎない、とする姿勢に親和性がある。この姿勢は必ずしも実践的ではない。たとえば「多重人格はリアルではない」といったところで、その問題が解消するわけではない。

相対主義についていえば、同性愛や逃亡奴隷精神病すなわちドラペトマニアなど、現代では疾患として扱われない状態や行動パターンが、特定の社会的な先入観や政治的情勢のもとで疾患（とりわけ精神疾患）として概念化されてきた歴史がある。これは精神科臨床を考えるうえで忘れてはならない歴史的事実である。そして相対主義は、現在の医学や医療のあり方は唯一無二のものではないと指摘することで、その無自覚な独善性を暴き、権威をぐらつかせ、ひいては医療を当事者ないしユーザーの利害関心にかなうように変えてゆくムーブメントの理論的支柱となりうる。この点で相対主義は良い見解である。

しかしその一方で相対主義は、医学の理論や医療の実践は社会的な価値観によって定められた約束事にすぎず、とくに精神科医療は社会統制のために恣意的に用いられる手段にすぎない、という見解につながりやすい。この見解は、医療に関する不信やニヒリズムを招くという点で、現に医療の助けが必要な人々を医療から遠ざけ、それによってその人々の苦しみを増大させるおそれがある。

本書においてザッカーは本質主義を退け、次の見解を提示する。精神科疾患の集まりの全体に共有される本質的属性は存在せず、個々の疾患もその根元的な本質によって規定されるものではない。ある状態を精神科疾患として扱うかどうかは本質の有無によって一意的に定まることではない。ザッカーの主張の詳細については実際に本書をお読みいただくとして、ここで注意すべきなのは、物事の分類方法が一意的に定まらず人間の利害関心が関与することと、それが恣意的に定められ運用されることとは同じではない、という点である。

たとえば、生き物は哺乳類・爬虫類・魚類などと分類することも、捕食者・被食者・分解者というように分類することも、実用的な観点から食べられるもの、食べられないもの、あるいはおいしいもの、まずいもの、毒になるもの、などと分けることもできる。このように生き物の性質やふるまいの予測に役立つ理にかなった分類法は複数ある。そして、それは人間がほしいままにできるものではない。たとえば、毒キノコを「食べられるキノコ」に「分類」したからといって、それが食べられるようになるわけではない。精神科疾患の分類も同様である。複数の分類法があってそのいずれが最善であるかは分類の使用者の利害関心によって決まるという主張と、分類は精神科医や社会の都合で恣意的に運用されるもので、何であれ精神科医が精神疾患と呼ぶことにしたものが精神疾患なのであり、精神疾患とはそうした便利なラベルにすぎないという主張とは、かなり異なるものである。

この違いは意外と混同されやすい。そして、それゆえに本質主義を退ける主張は相対主義を含意するものとして受け取られがちである。また日本語版への序文においてザッカー自身があらためて述べているように、何を疾患と考えるかが分類の目的によって変わることと、疾患が作られたものであること、あるいは何が疾患であるかを恣意的に決定できることとは異なる。これも混同されやすい違いである。思うに本書の優れた点は、ザッカーがこうした違いに留意しながら、本質主義と相対主義のいずれにも与せずに、それらの不利益を避ける考え方を説得的に提示していることにある。

なお、以上に述べた本質主義と相対主義との対立的な論点は次のようにまとめられるだろう。

（論点１）分類は一つか複数か。
（論点２）分類は人間の利害関心によって作られたものか否か。
（論点３）分類の運用は恣意的か、それとも何らかの根拠や理由に基づいて合理的になされているか。

これらはそれぞれ別の論点である。また以下に示す論点４は、論点２と関連はするものの、それとは異なるものである。

（論点４）分類の対象は自然種（natural kind）か、それとも異なる種別ないし事物か（例：実践種、人間種（human kind）、社会的構成物、など）。

論点４に関するザッカーの見解は折衷的であるが、この点に関して、たとえばイギリスの科学哲学者レイチェル・クーパーは異なる見解を提示している。また疾患といっても、問われているのが個々の疾患なのか、疾患とされる事物の集まりなのかによっても議論の展開は異なるだろう。このように、本書でザッカーが提示した回答は、さらなる問いに開かれている。

最後に翻訳の経緯について述べよう。訳者たちは精神科医であるが、精神医学に関わる概念的問題に興味をもち、同様の関心をもつ方々とともにこの数年、精神医学の哲学に関する同好会的な活動をおこなっている。この訳書はその活動の一環として行った原書の講読を下敷きにしている。本書の読解ならびに翻訳は、刺激に富み楽しいものであったが、一方で言語と文化の壁に幾度も直面することになった。とくに悩まされたのが、real（および really, reality）の訳である。real はおおむね「実在」あるいは「本物」と訳した。また、literalism は「直解主義」と訳したが literal は基本的に「文字通り」と訳した。illness, disease, disorder に関しては本書では文中のニュアンスに大きな違いはないと判断し、ほとんどは「疾患」と訳した。一方、mental illness と psychiatric disorder との違いは重要と判断し、それぞれ「精神疾患」「精神科疾患」と訳し分けた。underlying には「根底にある」と「根元的」という二つの訳語を用いた。「分類」は classification（および classify）、「分類群」は taxa（taxon）の訳である。本来であれば事項索引をつけるべきところ、このような形で記載することをお許しねがいたい。

学樹書院の平尾真理さんは原文と照合しながらの訳稿の丹念な検討にもとづいて、誤字脱字の指摘のみならず、日本語としてわかりやすい表現の提案など、本書が言語と文化の壁を越えるための数々の手助けをしてくださった。この場を借りてお礼を申し上げたい。

翻訳には細心の注意をはらったが、それでも訳者らは精神医学の専門家であり、訳語の選択や哲学的な事柄の解釈をはじめとして、本書にはさまざまな不備があるかもしれない。お気づきの点があれば、ご指摘をいただければ幸いである。

二〇一八年五月三十日

植野仙経

Psychiatry, Richmond, Virginia.

Zachar, P. (2011c). Seeing the future by looking backward: Using personality disorder diagnoses after DSM-5. Paper presented at the The Annual Meeting of the Association for the Advancement for Philosophy and Psychiatry, Honolulu, Hawaii.

Zachar, P. (2012). Progress and the calibration of scientific constructs: The role of comparative validity. In K. S. Kendler & J. Parnas (Eds.), Philosophical issues in psychiatry II: Nosology-definition of illness, history, validity, and prospects (pp. 21–34). New York: Oxford University Press.

Zachar, P. (2014). Beyond natural kinds: Toward a "relevant" "scientific" taxonomy in psychiatry. In H. Kincaid & J. A. Sullivan (Eds.), Classifying psychopathology: Mental kinds and natural kinds. Cambridge, MA: MIT Press.

Zachar, P., & Kendler, K. S. (2010). Philosophical issues in the classification of psychopathology. In T. Millon, R. F. Krueger, & E. Simonsen (Eds.), Contemporary directions in psychopathology (pp. 126–148). New York: The Guilford Press.

Zachar, P., & Kendler, K. S. (2012). The removal of Pluto from the class of planets and homosexuality from the class of psychiatric disorders: A comparison. Philosophy, Ethics, and Humanities in Medicine; PEHM, 7(4). Retrieved from http://www.peh-med.com/content/7/1/4.

Zachar, P., & Krueger, R. F. (2013). Personality disorder and validity: A history of controversey. In K. Fulford, M. Davies, G. Graham, J. Z. Sadler, G. Stanghellini, R. Gipps, et al. (Eds.), The Oxford Handbook of Philosphy and Psychiatry (pp. 889–910). Oxford, UK: Oxford University Press.

Zachar, P., & Potter, N. N. (2010). Personality disorders: Moral or medical kinds—Or both. Philosophy, Psychiatry, & Psychology, 17(2), 101–117.

Zanor, C. (2010, November 29). A fate that narcissists will hate: Being ignored, The New York Times. Retrieved from http://www.nytimes.com/2010/11/30/health/views/30mind.html

Zisook, S., & Kendler, K. S. (2007). Is bereavement-related depression different than non-bereavement-related depression. Psychological Medicine, 37, 779–794.

Zisook, S., & Shear, K. (2009). Grief and bereavement: What psychiatrists need to know. World Psychiatry; Official Journal of the World Psychiatric Association (WPA), 8(2), 67–74.

Zisook, S., Shear, K., & Kendler, K. S. (2007). Validity of the bereavement exclusion criterion for the diagnosis of major depressive episode. World Psychiatry; Official Journal of the World Psychiatric Association (WPA), 6, 102–107.

personality disorder. Washington, DC: American Psychiatric Press.

Widiger, T. A., & Trull, T. J. (2007). Plate tectonics in the classification of personality disorder: Shifting to a dimensional model. American Psychologist, 62(2), 71–83.

Wolpert, L. (1992). The unnatural nature of science: Why science does not make (common) sense. London: Faber and Faber.

Wortman, C. B., & Silver, R. C. (1989). The myths of coping with loss. Journal of Consulting and Clinical Psychology, 57(3), 349–357.

Wright, A. G. C., Thomas, K. M., Hopwood, C. J., Markon, K. E., Pincus, A. L., & Krueger, R. F. (2012). The hierarchical structure of DSM-5 pathological personality traits. Journal of Abnormal Psychology, 121, 951–957.

Wright, C. (1877a). Evolution by natural selection. In C. E. Norton (Ed.), Philosophical discussions (pp. 168–198). New York: Lenox Hill.

Wright, C. (1877b). The genesis of species. In C. E. Norton (Ed.), Philosophical Discussions (pp. 128–167). New York: Lenox Hill.

Wright, C. (1877c). The evolution of self-consciousness. In C. E. Norton (Ed.), Philosophical discussions. (pp. 199–266). New York: Henry Holt.

Wright, L. (1973). Functions. Philosophical Review, 82, 139–168.

Wynter, A. (1875). The borderlands of insanity. New York: G. P. Putnam's Sons.

Yocum, J. (2005). Aquinas' literal exposition on Job. In T. G. Weinandy, D. A. Keating, & Y. John (Eds.), Aquinas on scripture: A critical introduction to his commentaries (pp. 21–42). London: T & T Clark International.

Yoon, C. K. (2009). Naming nature: The clash between instinct and science. New York: W. W. Norton & Company.

Zachar, P. (2000a). Folk taxonomies should not have essences either: A response to the commentary. Philosophy, Psychiatry, & Psychology, 7(3), 191–194.

Zachar, P. (2000b). Psychiatric disorders are not natural kinds. Philosophy, Psychiatry, & Psychology, 7(3), 167–182.

Zachar, P. (2002). The practical kinds model as a pragmatist theory of classification. Philosophy, Psychiatry, & Psychology, 9(3), 219–227.

Zachar, P. (2006a). The classification of emotion and scientific realism. Journal of Theoretical and Philosophical Psychology, 26(1–2), 120–138. doi: 10.1037/h0091270.

Zachar, P. (2006b). Pathological narcissism and its relationahip to empathy and transcendance. Pluralist, 3, 89–105.

Zachar, P. (2008). Real kinds but no true taxonomy: An essay in psychiatric systematics. In K. S. Kendler & J. Parnas (Eds.), Philosophical issues in psychiatry: Explanation, phenomenology, and nosology (pp. 327–367). Baltimore: Johns Hopkins University Press.

Zachar, P. (2009). Psychiatric comorbidity: More than a Kuhnian anomaly. Philosophy, Psychiatry, & Psychology, 16(1), 13–22. doi: 10.1353/ppp.0.0212.

Zachar, P. (2010). Personality disorders: Their nature (or lack thereof). Paper presented at the Philosophical Perspectives on Personality Disorder, All Souls College, Oxford University.

Zachar, P. (2011a). The clinical nature of personality disorders: Answering the neo-Szazian critique. Philosophy, Psychiatry, & Psychology, 18(3), 191–202.

Zachar, P. (2011b). Seeing the future by looking backward: Using personality disorder diagnoses after DSM-5. Paper presented at the Grand Rounds, Virginia Commonwealth University Department of

NMD.0b013e31820840c5.

Wakefield, J. C., Schmitz, M. F., First, M. B., & Horwitz, A. V. (2007). Extending the bereavement exclusion for major depression to other losses. Archives of General Psychiatry, 64, 433–440.

Wakefield, J. C., Schmitz, M. F., First, M. B., & Horwitz, A. V. (2009). The importance of the main effect even within an interaction model: Elimination vs. expansion of the bereavement exclusion in the diagnostic criteria for depression. American Journal of Psychiatry, 166(4), 491–492. doi: 10.1176/appi.ajp.2009.08121813.

Wakefield, J. C., & Spitzer, R. (2002a). Lowered estimates—but of what? Archives of General Psychiatry, 59(2), 129–130.

Wakefield, J. C., & Spitzer, R. (2002b). Requiring clinical significance does not solve epidemiology's or DSM's false positive problem. In J. E. Helzer & J. J. Hudziak (Eds.), Defining psychopathology in the 21st century (pp. 31–40). Washington, DC: American Psychiatric Publishing, Inc.

Wälder, R. (1925). The psychoses: Their mechanisms and accessibility to influence. International Journal of Psycho-Analysis, 6, 259–281.

Walker, J. H. (2006). Everything you need to know about German shepherds. Cincinnati, OH: David & Charles.

Watson, D. (2005). Rethinking the mood and anxiety disorders: A quantitative hierarchical model for DSM-V. Journal of Abnormal Psychology, 114(4), 522–536. doi: 10.1037/0021-843x.114.4.522.

Watson, J. D. (1968). The double helix. New York: Scribner.

Watson, J. D., & Crick, F. H. C. (1953). A structure for deoxyribose nucleic acid. Nature, 171(4356), 737–738. doi: 10.1038/171737a0.

Weinberg, S. (1992). Dreams of a final theory. New York: Pantheon Books.

Weinberg, S. (2001b). Peace at last? In J. A. Labinger & H. Collins (Eds.), The one culture: A conversation about science (pp. 238–240). Chicago: University of Chicago Press.

Weinberg, S. (2001a). Physics and history. In J. A. Labinger & H. Collins (Eds.), The one culture? (pp. 116–127). (pp 116–127). Chicago: The University of Chicago Press.

Weinberg, S. (2003). Sokal's hoax and selected responses. In K. Parsons (Ed.), The science wars: Debating scientific knowledge and technology (pp. 209–240). Amherst, NY: Prometheus Books.

Wellman, H. M. (1988). First steps in the child's theorizing about the mind. In J. W. Astington, P. L. Harris, & D. R. Olson (Eds.), Developing theories of mind (pp. 64–92). Cambridge, UK: Cambridge University Press.

Wexler, B. (1992). Beyond the Kraepelinian dichotomy. Biological Psychiatry, 31, 539–541.

Whewell, W. (1847). The philosophy of the inductive sciences, founded upon their history (2nd ed.). London: John W. Parker.

Whitcomb, J. C., & Morris, H. M. (1961). The genesis flood: The biblical record and its scientific implications. Phillipsburg, NJ: Presbyterian and Reformed Publishing Company.

Whitehead, A. N. (1926). Science and the modern world. London: Cambridge University Press.

Widiger, T. A., Frances, A. J., Pincus, H. A., Davis, W. W., & First, M. B. (1991). Toward an empirical classification for the DSM-IV. Journal of Abnormal Psychology, 100(3), 280–288.

Widiger, T. A., & Mullins-Sweatt, S. N. (2009). Five-factor model of personality disorder: A proposal for DSM-5. Annual Review of Clinical Psychology, 5, 197–220.

Widiger, T. A., & Sanderson, C. J. (1995). Toward a dimensional model of personality disorders. In W. J. Livesley (Ed.), The DSM-IV personality disorders (pp. 433–458). New York: The Guilford Press.

Widiger, T. A., Simonsen, E., Sirovatka, P. J., & Reiger, D. A. (Eds.). (2007). Dimensional models of

Twenge, J. M., & Campbell, W. K. (2009). The narcissistic epidemic: Living in the age of entitlement. New York: The Free Press.

Udovitch, M. (2002, September 8). The way we live now: 9–08–02: Phenomenon: A secret society of the starving, New York Times. Retrieved from www.nytimes.com

Van Deemter, K. (2010). Not exactly: In praise of vagueness. Oxford, UK: Oxford University Press.

van der Maas, H. L. J., Dolan, C. V., Grasman, R..P. P. P.,Wicherts, J. M., Huizenga, H. M., & Raijmakers, M. E. J. (2006). A dynamical model of general intelligence: The positive manifold of intelligence by mutualism. Psychological Review, 113, 842–861.

van Fraassen, B. C. (2002). The empirical stance. New Haven, CT: Yale University Press.

Van Valen, L. (1976). Ecological species, multispecies, and oaks. Taxon, 25, 233–239.

Verheul, R., Andrea, H., Berghout, C. C., Dolan, C., Busschbach, J. J. V., van der Kroft, P. J. A., et al. (2008). Severity indices of personality problems (SIPP-118): Development, factor structure, reliability, and validity. Psychological Assessment, 20, 23–34.

Wade, N. (2004, October 21). Count of human genes drops again. New York Times. Retrieved from http://select.nytimes.com/gst/abstract.html?res=FB0A1FFD3A5E0C728EDDA90994DC404482&scp=6&sq=number%20of%20human%20genes&st=cse. (Original work published 2004)

Wakefield, J. C. (1992a). The concept of mental disorder: On the boundary between biological facts and social values. American Psychologist, 47(3), 373–388.

Wakefield, J. C. (1992b). Disorder as harmful dysfunction: A conceptual critique of DSM-III-R's definition of mental disorder. Psychological Review, 99(2), 232–247.

Wakefield, J. C. (2000). Aristotle as sociobiologist: The "function of a human being" argument, black box essentialism, and the concept of mental disorder. Philosophy, Psychiatry, & Psychology, 7(1), 17–44.

Wakefield, J. (2001). Spandrels, vestigial organs, and such. Philosophy, Psychiatry, & Psychology, 7, 253–269.

Wakefield, J. C. (2011). Should uncomplicated bereavement-related depression be reclassified as a disorder in the DSM-5. Journal of Nervous and Mental Disease, 199(3), 203–208.

Wakefield, J. C., & First, M. B. (2003). Clarifying the distinction between disorder and nondisorder: Confronting the overdiagnosis (false-positives) problem in DSMV. In K. A. Phillips, M. B. First, & H. A. Pincus (Eds.), Advancing DSM: Dilemmas in psychiatric diagnosis (pp. 23–55). Washington, DC: American Psychiatric Association.

Wakefield, J. C., & First, M. B. (2012a). Placing symptoms in context: The role of contexual criteria in reducing false positives in Diagnostic and Statistical Manual of Mental Disorders diagnoses. Comprehensive Psychiatry, 53, 130–139.

Wakefield, J. C., & First, M. B. (2012b). Validity of the bereavement exclusion to major depression: Does the empirical evidence support the proposal to eliminate the exclusion in DSM-5? World Psychiatry; Official Journal of the World Psychiatric Association (WPA), 11, 3–10.

Wakefield, J. C., Schmitz, M. F., & Baer, J. C. (2010). Does the DSM-IV clinical significance criterion for major depression reduce false positives? Evidence from the National Comorbidity Survey Replication. American Journal of Psychiatry, 167(3), 298–304. doi: 10.1176/appi.ajp.2009.09040553.

Wakefield, J. C., Schmitz, M. F., & Baer, J. C. (2011). Did narrowing the major depression bereavement exclusion from DSM-III-R to DSM-IV increase validity? Evidence from the National Comorbidity Survey. Journal of Nervous and Mental Disease, 199(2), 66–73. doi: 10.1097/

Sokal, A. (1996a). A physicist experiments with cultural studies. Lingua Franca, May/ June 1996, 62–64.
Sokal, A. (1996b). Transgressing the boundaries: Toward a transformative hermeneutics of quantum gravity. Social Text, 46/47, 217–252.
Sokal, A. (2008). Beyond the hoax: Science, philosophy, and culture. Oxford, UK: Oxford University Press.
Solomon, M. (2001). Social empiricism. Cambridge, MA: MIT Press.
South, S. C., Eaton, N. R., & Krueger, R. F. (2011). Narcissism in offical psychiatric classification: Toward DSM-5. In W. K. Campbell & J. D. Miller (Eds.), The handbook of narcissism and narcissistic personality disorder (pp. 22–30). Hoboken, NJ: John Wiley & Sons.
Spitzer, R. L. (1999). Harmful dysfunction and the DSM definition of mental disorder. Journal of Abnormal Psychology, 108(3), 430–432. doi: 10.1037/0021-843x.108.3.430.
Spitzer, R. L. (2008). DSM-V: Open and transparent? Psychiatric News, 43, 26. Retrieved from http://psychnews.psychiatryonline.org/newsarticle.aspx?articleid=111945.
Spitzer, R. L. (2009). DSM-V transparency: Fact or rhetoric? Psychiatric Times, 26(3), 26. Retrieved from http://www.psychiatrictimes.com/display/article/10168/1385346.
Spitzer, R., First, M. B., & Wakefield, J. C. (2007). Saving PTSD from itself in DSM-V. Journal of Anxiety Disorders, 21, 233–241.
Spitzer, R. L., & Wakefield, J. C. (1999). DSM-IV diagnostic criterion for clinical significance: Does it help solve the false positives problem? American Journal of Psychiatry, 156(12), 1856–1864.
Spitzer, R. L., & Williams, J. B. (1982). Hysteroid dysphoria: An unsuccessful attempt to demonstrate its syndromal validity. American Journal of Psychiatry, 139(10), 1286–1291.
Stephens, R. J., & Giberson, K. W. (2011). The anointed: Evangelical truth in a secular age. Cambridge, MA: Belknap Press of Harvard University Press.
Szasz, T. S. (1961). The myth of mental illness. New York: Harper & Row.
Szasz, T. S. (1974). The myth of mental illness (rev. ed.). New York: Harper & Row.
Szasz, T. (2004). The myth of mental illness. In Caplan A. L, J. J. McCartney, & D. A. Sisti (Eds.), Health, disease, and illness (pp. 43–50). Washington, DC: Georgetown University Press. (Original work published 1960)
Tamarin, R. H. (2002). Principles of genetics (7th ed.). New York: McGraw-Hill.
Tamminga, C. A., Sirovatka, P. J., Reiger, D. A., & van Os, J. (Eds.). (2010). Deconstructing psychosis. Washington, DC: American Psychiatric Press.
Tavris, C. (1989). Anger: The misunderstood emotion (rev. ed.). New York: Touchstone Books/Simon & Schuster.
Taylor, M. G. (1996). The development of children's beliefs about social and biological aspects of gender. Child Development, 67, 1555–1571.
Taylor, M. G., Rhodes, M., & Gelman, S. A. (2009). Boys will be boys; cows will be cows: Children's essentialist reasoning about gender categories and animal species. Child Development, 80(2), 461–481.
Tolkein, J. R. R. (1965). The two towers. New York: Ballantine Books.
Torgerson, S. (2012). Epidemiology. In T. A. Widiger (Ed.), The Oxford handbook of personality disorders (pp. 186–205). Oxford, UK: Oxford University Press.
Trillat, E. (1995). Conversion disorder and hysteria: Clinical section. In G. E. Berrios & R. Porter (Eds.), A history of clinical psychiatry (pp. 433–441). London: The Athlone Press.

Secord, J. A. (2000). Victorian sensation. Chicago: University of Chicago Press.

Sedgwick, P. (1982). Psycho-politics. New York: Harper & Row.

Sellars, W. (1956). Empiricism and the philosophy of mind. In H. Feigl & M. Scriven (Eds.), Minnesota studies in the philosophy of science (Vol. 1, pp. 253–329). Minneapolis, MN: University of Minnesota Press.

Shapin, S. (2001). How to be antiscientific. In J. A. Labinger & H. Collins (Eds.), The one culture: Conversations about science (pp. 99–115). Chicago: University of Chicago Press.

Shapin, S., & Schaffer, S. (1985). Leviathan and the air-pump: Hobbes, Boyle, and the experimental life. Princeton, NJ: Princeton University Press.

Shapiro, D. (1965). Neurotic styles. New York: Basic Books.

Shea, W. R. (1986). Galileo and the church. In D. C. Lindberg & R. L. Numbers (Eds.), God and nature (pp. 114–135). Berkeley, CA: University of California Press.

Shedler, J., Beck, A., Fonagy, P., Gabbard, G. O., Gunderson, J., Kernberg, O., et al. (2010). Personality disorders in DSM-5. American Journal of Psychiatry, 167, 1026–1028.

Shedler, J., Beck, A., Fonagy, P., Gabbard, G. O., Gunderson, J., Kernberg, O., et al. (2011). Response to Skodol letter. American Journal of Psychiatry, 168, 97–98.

Shorter, E. (1997). A history of psychiatry. New York: John Wiley & Sons.

Shorter, E. (2009). Before Prozac: The troubled history of mood disorders in psychiatry. New York: Oxford University Press.

Showalter, E. (1985). The famale malady. New York: Pantheon Books.

Silverman, J. (1967). Shamans and acute schizophrenia. American Anthropologist, 69(1), 21–31. doi: 10.1525/aa.1967.69.1.02a00030.

Simion, F., Regolin, L., & Bulf, H. (2008). A predisposition for biological motion in the newborn baby. Proceedings of the National Academy of Sciences of the United States of America, 105, 809–813.

Simonsen, S., & Simonsen, E. (2011). Comorbidity between narcissistic personality disorder and axis I diagnoses. In W. K. Campbell & J. D. Miller (Eds.), The handbook of narcissism and narcissistic personality disorder (pp. 239–247). Hoboken, NJ: John Wiley & Sons.

Simpson, G. G. (1961). Principles of animal taxonomy. New York: Columbia University Press.

Skinner, B. F. (1956). A case history in scientific method. American Psychologist, 11(5), 221–233. doi: 10.1037/h0047662.

Skodol, A. E. (2012). Diagnosis and DSM-5: Work in progress. In T. A. Widiger (Ed.), The Oxford handbook of personality disorders (pp. 35–57). Oxford, UK: Oxford University Press.

Skodol, A. E., Bender, D. S., Morey, L. C., Clark, L. A., Oldham, J. M., Alacron, R. D., et al. (2011). Personality disorder types proposed for DSM-5. Journal of Personality Disorders, 25, 136–169.

Slater, E. (1965). Diagnosis of "hysteria." British Medical Journal, 1(5447), 1395–1399. doi: 10.2307/25402452.

Sneath, P. H. A., & Sokal, R. R. (1973). Numerical taxonomy: The principles and practice of numerical classification. San Francisco: W. H. Freeman.

Sobel, D. M., Tenebaum, J. B., & Gopnik, A. (2004). Children's causal inferences from indirect evidence. Cognitive Science: A Multidisciplinary Journal, 28(3), 303–333.

Sobel, D. M., Yoachim, C. M., Gopnik, A., Meltzoff, A. N., & Blumenthal, E. J. (2007). The blicket within: Preschoolers' inferences about insides and essences. Journal of Cognition and Development, 8(2), 159–182.

Inventory and further evidence of its construct validity. Journal of Personality and Social Psychology, 54(5), 890–902.

Reich, W. (1933). Charakteranalyse. Berlin: International Psychoanalytic University.

Rheinberger, H.-J., & Müller-Wille, S. (2009). Gene. Stanford Encyclopedia of Philosophy. Retrieved from http://plato.stanford.edu/entries/gene/.

Richardson, R. C. (2007). Evolutionary psychology as maladapted psychology. Cambridge, MA: MIT Press.

Richardson, R. D. (2006). William James: In the maelstrom of American modernism. Boston: Houghton Mifflin Company.

Ridley, M. (1986). Evolution and classification: The reformation of cladism. London and New York: Longman.

Ronningstam, E. (2011). Narcissistic personality disorder in DSM V—In support of retaining a significant diagnosis. Journal of Personality Disorders, 25, 248–259.

Rorty, R. (1979). Philosophy and the mirror of nature. Princeton, NJ: Princeton University Press.

Rorty, R. (1982). Consequences of pragmatism. Minneapolis, MN: University of Minnesota Press.

Rorty, R. (1989). Contingency, irony, and solidarity. Cambridge, UK: Cambridge University Press.

Rorty, R. (1991). Objectivity, relativism, and truth. Cambridge, UK: Cambridge University Press.

Ross, A. (1991). Strange weather: Culture, science and technology in the age of limits. New York: Verso.

Ross, A. (Ed.). (1996). Science wars. Durham, NC: Duke University Press.

Ross, C. A. (1989). Multiple personality disorder: Diagnosis, clincial features, and treatment. New York: Wiley.

Rounsaville, B. J., Alarcon, R. D., Andrews, G., Jackson, J. S., Kendell, R. E., Kendler, K. S., et al. (2002). Basic nomenclature issues for DSM-V. In A Research Agenda for DSM-V (pp. 1–29). Washington, DC: American Psychiatric Association.

Russ, E., Shedler, J., Bradley, R., & Westen, D. (2008). Refining the construct of narcissistic personality disorder: Diagnostic criteria and subtypes. American Journal of Psychiatry, 165, 1473–1481.

Russell, B. (1919). Introduction to mathematical philosophy. London: George Allen & Unwin, LTD.

Sanislow, C. A., Pine, D. S., Quinn, K. J., Kozak, M. J., Garvey, M. A., Heinssen, R. K., et al. (2010). Developing constructs for psychopathology research: Research domain critera. Journal of Abnormal Psychology, 119, 631–639.

Saulsman, L. M., & Page, A. C. (2004). The five-factor model and personality disorder empirical literature: A meta-analytic review. Clinical Psychology Review, 23(8), 1055–1085.

Saulsman, L. M., & Page, A. C. (2005). Corrigendum to "The five-factor model and personality disorder empirical literature: A meta-analytic review." Clinical Psychology Review, 25(3), 383–394.

Schatzberg, A. F., Scully, J. H., Kupfer, D. J., & Regeir, D. A. (2009). Setting the record straight: A response to Frances's commentary on DSM-V. Psychiatric Times, 26(8). Retrieved from http://www.psychiatrictimes.com/display/article/10168/1425806.

Schneider, K. (1950). Psychopathic personalities (M. W. Hamilton, Trans.). London: Cassell. (Original work published 1923)

Scott, W. J. (1990). PTSD in DSM-III: A case in the politics of diagnosis and disease. Social Problems, 37(3), 294–310.

Scull, A. (2009). Hysteria: The disturbing history. Oxford, UK: Oxford University Press.

sity of Chicago Press.
Pies, R. W., & Zisook, S. (2011). Depression or bereavement? Defining the distinction. Medscape News: Psychiatry and Mental Health. Retrieved from http://www.medscape.com/viewarticle/740333.
Pinch, T. (2001). Does science studies undermine science? Wittgenstein, Turing, and Polanyi as precursors for science studies and the science wars. In J. A. Labinger & H. Collins (Eds.), The one culture: A conversation about science (pp. 13–26). Chicago: University of Chicago Press.
Pincus, A. L. (2011). Some comments on nomology, diagnostic process, and narcissistic personality disorder in the DSM-5 proposal for personality and personality disorders. Personality Disorders: Theory, Research, and Treatment, 2, 41–53.
Pincus, A. L., Ansell, E. B., Pimentel, C. A., Cain, N. M., Wright, A. G. C., & Levy, K. N. (2009). Initial construction and validation of the pathological narcissism inventory. Psychological Assessment, 21(3), 365–379.
Pincus, A. L., & Roche, M. J. (2011). Narcissistic grandiosity and narcissistic vulnerability. In W. K. Campbell & J. D. Miller (Eds.), The handbook of narcissism and narcissistic personality disorder (pp. 31–40). Hoboken, NJ: John Wiley & Sons.
Plato. (2011). Timaeus (B. Lovett, Trans.). In The complete works of Plato (Kindle version).
Plutchik, R. (1980). A general psychoevolutionary theory of emotion. In R. Plutchik & H. Kellerman (Eds.), Emotion: Theory, research, and experience (pp. 3–33). San Diego, CA: Academic Press.
Poland, J. (2007). How to move beyond the concept of schizophrenia. In M. C. Chung, K. W. M. Fulford, & G. Graham (Eds.), Reconceiving schizophrenia (pp. 167–191). New York: Oxford University Press.
Poland, J., Von Eckardt, B., & Spaulding, W. (1994). Problems with the DSM approach to classifying psychopathology. In G. Graham & G. L. Stephens (Eds.), Philosophical psychopathology (pp. 235–260). Cambridge, MA: MIT Press.
Portin, P. (1993). The concept of the gene: Short history and present status. Quarterly Review of Biology, 68(2), 173–223.
Portin, P. (2009). The elusive concept of the gene. Hereditas, 146, 112–117.
Putnam, F. W. (1989). Diagnosis and treatment of multiple personality disorder. New York: The Guilford Press.
Putnam, H. (1975). Mind language and reality: Philosphical papers (Vol. 2). Cambridge: Cambridge University Press.
Putnam, H. (1987). The many faces of realism. Peru, IL: Open Court.
Putnam, H. (1990). Realism with a human face. Cambridge, MA: Harvard University Press.
Quine, W. V. (1951). Main trends in recent philosophy: Two dogmas of empiricism. Philosophical Review, 60, 20–43.
Radden, J. (2003). Is this dame melancholy: Equating today's depression and past melancholia. Philosophy, Psychiatry, & Psychology, 10(1), 37–52.
Radden, J. (2008). A confusion of pains: The sensory and affective components of pain and suffering. In L. C. Charland & P. Zachar (Eds.), Fact and value in emotion (pp. 65–86). Amsterdam: John Benjamins.
Radden, J. (2009). Moody minds distempered: Essays on melancholia and depression. Oxford, UK: Oxford University Press.
Raskin, R., & Terry, H. (1988). A principal-components analysis of the Narcissistic Personality

Press.
Morey, L. C. (1991). The personality assessment inventory: Professional manual. Lutz, FL: Psychological Assessment Resources.
Morey, L. C., Berghuis, H., Bender, D. S., Verheul, R., Krueger, R. F., & Skodol, A. E. (2011). Toward a model for assessing level of personality functioning in DSM–5, part II: Empirical articulation of a core dimension of personality pathology. Journal of Personality Assessment, 93(4), 347–353. doi: 10.1080/00223891.2011.577853.
Morey, L. C., Hopwood, C. J., Markowitz, J. C., Gunderson, J. G., Grilo, C. M., McGlashan, T. H., et al. (2012). Comparison of alternative models for personality disorders, II: 6-, 8- and 10-year follow-up. Psychological Medicine, 42, 1705–1713.
Morey, L. C., & Stagner, B. H. (2012). Narcissistic pathology as core personality dysfunction: Comparing the DSM-IV and the DSM-5 proposal for narcissistic personality disorder. Journal of Clinical Psychology: In Session, 68, 908–921.
Moss, L. (2003). What genes can't do. Cambridge, MA: MIT Press.
Murphy, D. (2006). Psychiatry in the scientific image. Cambridge, MA: MIT Press.
Murphy, J. M. (1976). Psychiatric labeling in cross-cultural perspective. Science, 191, 1019–1028.
Neale, M. C., & Kendler, K. S. (1995). Models of comorbidity for multifactorial disorders. American Journal of Human Genetics, 57, 935–953.
Noyes, R., Jr. (2011). The transformation of hypochondriasis in British medicine, 1680–1830. Social History of Medicine, 24(2), 281–298.
Numbers, R. L. (2006). The creationists. Cambridge, MA: Harvard University Press.
Oderberg, D. S. (2007). Real essentialism. New York: Routledge.
Oldham, J. M., Skodol, A. E., Kellman, H. D., & Hyler, S. E. (1995). Comorbidity of axis I and axis II disorders. American Journal of Psychiatry, 152(4), 571–578.
Paley, W. (1826). Natural theology. Oxford, UK: J. Vincent.
PDM Task Force. (2006). The psychodynamic diagnostic manual. Silver Spring, MD: Alliance of Psychoanalytic Organizations.
Peirce, C. S. (1940). Concerning the author. In J. Buchler (Ed.), The philosophy of Peirce: Selected writings (pp. 1–4). London: Kegan Paul, Trench, Trubner & Co. (Original work published 1897)
Peirce, C. S. (1992). The fixation of belief. In N. Houser & C. Kloesel (Eds.), The essential Peirce: Selected philosophical writings (Vol. 1 [1867–1893], pp. 109–123). Bloomington, IN: Indiana University Press. (Original work published 1877)
Peirce, C. S. (1998). What pragmatism is. In T. P. E. Project (Ed.), The essential Peirce: Selected philosophical writings (Vol. 2 [1893–1913], pp. 331–345). Bloomington, IN: Indiana University Press. (Original work published 1905)
Perry, R. B. (1912). Editor's preface. In R. B. Perry (Ed.), Essays in Radical Empiricism by William James. New York: Longman's Green and Company.
Perry, R. B. (1935). The thought and character of William James (Vol. I). Inheritance and vocation. Boston: Little, Brown, and Company.
Perry, R. B. (1947). The thought and character of William James. Nashville, TN: Vanderbilt University Press.
Pfohl, B. (1995). Histrionic personality disorder. In W. J. Livesley (Ed.), The DSM-IV personality disorders (pp. 173–192). New York: The Guilford Press.
Pickering, A. (1984). Constructing quarks: A sociological history of particle physics. Chicago: Univer-

Journal of Personality, 60, 175–215.

McGlashan, T. H., Grilo, C. M., Skodol, A. E., Gunderson, J. G., Shea, M. T., Morey, L. C., et al. (2000). The collaborative longitudinal personality disorders study: Baseline axis I/II and II/II diagnostic co-occurrence. Acta Psychiatrica Scandinavica, 102(4), 256–264. doi: 10.1034/j.1600-0447.2000.102004256.x.

McHugh, P. R. (1999). How psychiatry lost its way. Commentary (New York, NY), 108(5), 32–38.

McHugh, P. R. (2008). Try to remember: Psychiatry's clash over meaning, memory, and mind. New York: Dana Press.

McHugh, P. R., & Slavney, P. R. (1998). The perspectives of psychiatry (2nd ed.). Baltimore: Johns Hopkins University Press.

McHugh, P. R., & Treisman, G. (2007). PTSD: A problematic diagnostic category. Journal of Anxiety Disorders, 21(2), 211–222. doi: 10.1016/j.janxdis.2006.09.003.

McKinley, J. (1999, February 28). Get that man some Prozac: If the dramatic tension is all in the head. New York Times. Retrieved from http://www.nytimes.com/1999/02/28/weekinreview/ideas-trends-get-that-man-some-prozac-if-the-dramatic-tension-is-all-in-his-head.html.

McLeroy, D. (2007). Someone has to stand up to experts! Retrieved January 18, 2012, from http://www.youtube.com/watch?v=pzrUt9CHtpY&feature=related.

McNally, R. (2011). What is mental illness? Cambridge, MA: Harvard University Press.

McWilliams, N. (1994). Psychoanalytic diagnosis. New York: The Guilford Press.

Medin, D. L. (1989). Concepts and conceptual structure. American Psychologist, 44, 1469–1481.

Medin, D. L., & Ortony, A. (1989). Psychological essentialism. In S. Vosniadou & A. Ortony (Eds.), Similarity and analogical reasoning (pp. 179–195). Cambridge, UK: Cambridge University Press.

Meehl, P. E. (1954). Clinical versus statistical prediction. Minneapolis, MN: University of Minnesota Press.

Meehl, P. E. (1986). Diagnostic taxa as open concepts: Metatheoretical and statistical questions about reliability and construct validity in the grand strategy of nosological revision. In T. Millon & G. L. Klerman (Eds.), Contemporary directions in psychopathology: Toward the DSM-IV (pp. 215–231). New York: The Guilford Press.

Meehl, P. E. (1990). Appraising and amending theories: The strategy of Lakatosian defense and two principles that warrant it. Psychological Inquiry, 1(2), 108–141.

Meehl, P. E. (1995). Bootstraps taxometrics: Solving the classification problem in psychopathology. American Psychologist, 50(4), 266–275.

Menand, L. (2001). The metaphysical club. New York: Farrar, Straus and Giroux.

Mermin, D. N. (2001). Conversing seriously with sociologists. In J. A. Labinger & H. Collins (Eds.), The one culture: Conversations about science (pp. 83–98). Chicago: University of Chicago Press.

Merton, R. K. (1973). The sociology of science. Chicago: University of Chicago Press.

Micale, M. S. (1990). Hysteria and its historiography: The future perspective. History of Psychiatry, 1, 33–124.

Micale, M. S. (1993). On the "disappearance" of hysteria. Isis, 84, 496–526.

Mill, J. S. (1973). A system of logic. Toronto: University of Toronto Press. (Original work published 1843.)

Miller, J. D., Widiger, T. A., & Campbell, W. K. (2010). Narcissistic personality disorder and the DSM-V. Journal of Abnormal Psychology, 119, 640–649.

Millikan, R. G. (1984). Language, thought, and other biological categories. Cambridge, MA: MIT

Lazare, A. (1971). The hysterical character in psychoanalytic theory: Evolution and confusion. Archives of General Psychiatry, 25, 131–137.

Lee, S., & Kleinman, A. (2007). Are somatoform disorders changing with time?: The case of neurasthenia in China. Psychosomatic Medicine, 69, 846–849.

Lilienfeld, S. O., & Lynn, S. J. (2003). Dissociative identity disorder. In S. O. Lilienfeld, S. J. Lynn, & J. M. Lohr (Eds.), Science and pseudoscience in clinical psychology (pp.109–142). New York: The Guilford Press.

Lilienfeld, S. O., & Marino, L. (1995). Mental disorder as a Roschian concept: A critique of Wakefield's "harmful dysfunction" analysis. Journal of Abnormal Psychology, 104(3), 411–420.

Links, P. S., Ansari, J. Y., Fazalullasha, F., & Shah, R. (2012). The relationship of personality disorders and axis I clinical disorders. In T. A. Widiger (Ed.), The Oxford handbook of personality disorders (pp. 237–259). Oxford, UK: Oxford University Press.

Linton, C. M. (2004). From Exodus to Einstein: A history of mathematical astronomy. Cambridge, UK: Cambridge University Press.

Livesley, W. J. (2001). Conceptual and taxonomc issues. In W. J. Livesley (Ed.), Handbook of personality disorders (pp. 3–38). New York: The Guilford Press.

Livesley, W. J. (2003). Diagnostic dilemmas in classifying personality disorder. In K. A. Phillips, M. B. First, & H. A. Pincus (Eds.), Advancing DSM: Dilemmas in psychiatric diagnosis (pp. 153–189). Washington, DC: American Psychiatric Association.

Livesley, W. J. (2012). Tradition versus empiricism in the current DSM-5 proposal for revising the classification of personality disorders. Criminal Behaviour and Mental Health, 22, 81–91.

Livesley, W. J., & Schroeder, M. L. (1991). Dimensions of personality disorder: The DSM-III-R cluster B diagnoses. Journal of Nervous and Mental Disease, 179(6), 320–328. doi: 10.1097/00005053-199106000-00004.

Longino, H. E. (1990). Science as social knowledge: Values and objectivity in scientific inquiry. Princeton, NJ: Princeton University Press.

Lynch, M. (2001). Is a science peace process necessary? In J. A. Labinger & H. Collins (Eds.), The one culture: A conversation about science (pp. 48–60). Chicago: University of Chicago Press.

Lyotard, J.-F. (1984). The postmodern condition: A report on knowledge (G. Bennington & B. Massumi, Trans.). Minneapolis, MN: University of Minnesota Press.

Mace, C. (2002). Survival of the fittest? Conceptual selection in psychiatric nosology. In J. Z. Sadler (Ed.), Descriptions and prescriptions: Values, mental disorders, and the DSMs (pp. 56–75). Baltimore: Johns Hopkins University Press.

Madden, E. H. (1964). Chauncey Wright. New York: Twayne Publishers.

Mahler, M. S. (1968). On human symbiosis and the vicissitudes of individuation. New York: International Universities Press.

Markman, K. D., & Guenther, C. L. (2007). Psychological momentum: Intuitive physics and naive beliefs. Personality and Social Psychology Bulletin, 33(6), 800–812.

Mayr, E. (1988). Toward a new philosophy of biology: Observations of an evolutionist. Cambridge, MA: Belknap Press of Harvard University Press.

Mayr, E. (1993). One long argument: Charles Darwin and the genesis of modern evolutionary thought. Cambridge, MA: Harvard University Press.

McCloskey, M. (1983). Intuitive physics. Scientific American, 248(4), 122–130.

McCrae, R. R., & John, O. P. (1989). An introduction to the Five Factor Model and its implications.

Klein, D. F., & Davis, J. M. (1969). Diagnosis and drug treatment of psychiatric disorders. Baltimore: Williams & Wilkins.

Klein, D. F., & Liebowitz, M. R. (1982). Hysteroid dysphoria. American Journal of Psychiatry, 139(11), 1520–1521.

Klein, D. N., & Riso, L. P. (1993). Psychiatric disorders: Problems of comorbidity. In C. G. Costello (Ed.), Basic issues in psychopathology (pp. 19–66). New York: The Guilford Press.

Kleinman, A. (1982). Neurasthenia and depression: A study of somatization and culture in China. Culture, Medicine and Psychiatry, 6, 117–189.

Kleinman, A. (1988). Rethinking psychiatry: From cultural category to personal experience. New York: Free Press.

Kleinman, A., & Kleinman, J. (1985). Somatization. In A. Kleinman & G. Byron (Eds.), Culture and depression (pp. 429–490). Berkeley, CA: University of California Press.

Kohut, H. (1968). The psychoanalytic treatment of narcissistic personality disorders. Psychoanalytic Study of the Child, 23, 86–113.

Kohut, H. (1971). The analysis of the self: A systematic psychoanalytic approach to the treatment of narcissisitc personality disorders. New York: International Universities Press.

Kornblith, H. (1995). Inductive inference and its natural ground. Cambridge, MA: MIT Press.

Kramer, P. D. (1995). Against depression. New York: Penguin.

Kripke, S. (1972). Naming and neccessity. Dordrecht: Reigel.

Krueger, R. F. (2013). Personality disorders: The vanguard of the post DSM-5 era. Personality Disorders: Theory, Research and Treatment, 4, 1–8.

Kuhn, T. S. (1957). The Copernican revolution. Cambridge, MA: Harvard University Press.

Kupfer, D. J., & Regier, D. A. (2009). Toward credible conflict of interest policies in clincal psychiatry. Counterpoint, 26(1). Retrieved from http://www.psychiatrictimes.com/display/article/10168/1364672?pageNumber=2.

Kutchins, H., & Kirk, S. A. (1997). Making us crazy: DSM: The psychiatric bible and the creation of mental disorders. New York: Free Press.

Labinger, J. A., & Collins, H. (2001). The one culture? Chicago: University of Chicago Press.

Lakoff, G. (1987). Women, fire, and dangerous things. Chicago: University of Chicago Press.

Lamb, K., Pies, R., & Zisook, S. (2010). The bereavement exclusion for the diagnosis of major depression: To be, or not to be. Psychiatry, 7(7), 19–25.

Larson, E. J. (2002). The Scopes trial. In G. B. Ferngren (Ed.), Science and religion: A historical introduction (pp. 287–298). Baltimore: Johns Hopkins University Press.

Lasch, C. (1979). The culture of narcissism. New York: Warner Books.

Latour, B. (1987). Science in action. Cambridge, MA: Harvard University Press.

Latour, B. (1999). For David Bloor . . . and beyond: A reply to David Bloor's "Anti-Latour." Studies in History and Philosophy of Science, 30(1), 113–129.

Latour, B. (2004). Why has critique run out of steam? From matters of fact to matters of concern. Critical Inquiry, 30(2), 225–248.

Latour, B., & Woolgar, S. (1979). Laboratory life: The social construction of scientific facts. London and Beverly Hills, CA: Sage.

Latour, B., & Woolgar, S. (2003). Facts and artifacts. In K. Parsons (Ed.), The science wars: Debating scientific knowledge and technology (pp. 29–42). Amherst, NY: Prometheus Books.

Laudan, L. (1981). A confutation of convergent realism. Philosophy of Science, 48(1), 19–49.

Kendler, K. S. (2008). Review of The Loss of Sadness: How Psychiatry Transformed Normal Grief into Depressive Disorder. Psychological Medicine, 38, 148–150.

Kendler, K. S., & First, M. B. (2010). Alternative futures for the DSM revision process: Iteration v. paradigm shift. British Journal of Psychiatry, 197, 263–265.

Kendler, K. S., Gardner, C. O., & Prescott, C. A. (2002). Toward a comprehensive developmental model for major depression in women. American Journal of Psychiatry, 159(7), 1133–1145. doi: 10.1176/appi.ajp.159.7.1133.

Kendler, K. S., Gardner, C. O., & Prescott, C. A. (2006). Toward a comprehensive developmental model for major depression in men. American Journal of Psychiatry, 163(1), 115–124. doi: 10.1176/appi.ajp.163.1.115.

Kendler, K. S., & Zachar, P. (2008). The incredible insecurity of psychiatric nosology. In K. S. Kendler & J. Parnas (Eds.), Philosophical issues in psychiatry: Explanation, phenomenology, and nosology (pp. 368–385). Baltimore: Johns Hopkins University Press.

Kendler, K. S., Zachar, P., & Craver, C. (2011). What kinds of things are psychiatric disorders. Psychological Medicine, 41, 1143–1150.

Kendler, K. S., & Zisook, S. (2009). Drs. Kendler and Zisook reply. American Journal of Psychiatry, 4, 492–493.

Kernberg, O. F. (1969a). A contribution to the ego psychological crtique of the Kleinian school. International Journal of Psycho-Analysis, 50, 317–333.

Kernberg, O. F. (1969b). Factors in the psychoanalytic treatment of narcissistic personalities. Bulletin of the Menninger Clinic, 33, 191–196.

Kernberg, O. F. (1975). Borderline conditions and pathological narcissism. New York: Jason Aronson.

Kernberg, O. F., & Caligor, E. (2005). A psychoanalytic theory of personality disorders. In M. F. Lenzenweger & J. F. Clarkin (Eds.), Major theories of personality disorder (pp. 114–156). New York: The Guilford Press.

Kessler, R. C. (1997). The effects of stressful life events on depression. Annua Review of Psychology, 48, 191–214.

Kessler, R. C., DuPont, R. L., Berglund, P., & Wittchen, H.-U. (1999). Impairment in pure and comorbid generalized anxiety disorder and major depression at 12 months in two national surveys. American Journal of Psychiatry, 156(12), 1915–1923.

Kessler, R. C., McGonagle, K. A., Swartz, M., Blazer, D. G., & Nelson, C. (1993). Sex and depression in the National Comorbidity Survey I: Lifetime prevalence, chronicity and recurrence. Journal of Affective Disorders, 29, 85–96.

Kessler, R. C., McGonagle, K. A., Zhao, S., Nelson, C., Hughes, M., Eshleman, S., et al. (1994). Lifetime and 12-month prevalence of DSM-III-R psychiatric disorders in the United States: Results from the National Comorbidity Survey. Archives of General Psychiatry, 51(1), 8–19.

King, H. (1995). Conversion disorder and hysteria: Social section. In G. E. Berrios & R. Porter (Eds.), A history of clinical psychiatry (pp. 442–450). London: The Athlone Press.

Kirk, S. A., & Kutchins, H. (1992). The selling of DSM: The rhetoric of science in psychiatry. Hawthorne, NY: Aldine de Gruyter.

Kitcher, P. (1993). The advancement of science. New York: Oxford University Press.

Kitcher, P. (2001). Science, truth, and democracy. New York: Oxford University Press.

Klein, D. F. (1999). Harmful dysfunction, disorder, disease, illness, and evolution. Journal of Abnormal Psychology, 108(3), 421–429. doi: 10.1037/0021-843x.108.3.421.

Association.
Horney, K. (1939). New ways in psychoanalysis. New York: W. W. Norton & Company.
Horwitz, A. V. (2002). Creating mental illness. Chicago: University of Chicago Press.
Horwitz, A. V., & Wakefield, J. C. (2007). The loss of sadness: How psychiatry transformed normal sorrow into depressive disorder. New York: Oxford University Press.
Horwitz, A. V., & Wakefield, J. (2012). All we have to fear: Psychiatry's transformation of natural anxieties into mental disorders. Oxford, UK: Oxford University Press.
Howe, M. D. (Ed.). (1941). Holmes-Pollock letters: The correspondence of Mr. Justice Holmes and Sir Frederick Pollock (1874–1932). Cambridge, MA: Harvard University Press.
Hull, D. L. (1988). Science as a process: An evolutionary account of the social and conceptual development of science. Chicago: University of Chicago Press.
Hyman, S. E. (2010). The diagnosis of mental disorders: The problem of reification.Annual Review of Clinical Psychology, 6, 155–179. doi: 10.1146/annurev.clinpsy.3.022806.091532.
Insel, T., & Cuthbert, B. (2010). Research Domain Criteria (RDoC): Toward a new classification framework for research on mental disorders. American Journal of Psychiatry, 167, 748–750.
Jackson, S. W. (1986). Melancholia and depression. New Haven, CT: Yale University Press.
Jacobson, E. (1964). The self and the object world. New York: International Universities Press.
James, H. (Ed.). (1920). The letters of William James: Volume one. Boston: Atlantic Monthly Press.
James, W. (1875). Chauncey Wright. Nation (New York), 21, 194.
James, W. (1890). The principles of psychology. New York: Holt.
James, W. (1912). Essays in radical empiricism. New York: Longman, Green and Company.
James, W. (1975). The meaning of truth: A sequel to pragmatism. Cambridge, MA: Harvard University Press. (Original work published 1909)
James, W. (1978). Pragmatism: A new name for some old ways of thinking. Cambridge, MA: Harvard University Press. (Original work published 1907)
Jaspers, K. (1963). General psychopathology (J. Hoenig, & M. W. Hamilton, Trans.). Chicago: University of Chicago Press. (Original work published 1923)
Johnson, I. S. (1983). Human insulin from recombinant DNA technology. Science, 240, 1538–1541.
Jones, E. (1951). The God complex: The belief that one is God, and the resulting character traits. In Essays in applied psycho-analysis (pp. 244–265). London: Hogarth Press. (Original work published 1913)
Kahn, A. A., Jacobson, K. C., Gardner, C. O., Prescott, C. A., & Kendler, K. S. (2005). Personality and comorbidity of common psychiatric disorders. British Journal of Psychiatry, 186, 190–196.
Kaplan, M. (1983). A woman's view of DSM-III. American Psychologist, 38(7), 786–792. doi: 10.1037/0003-066x.38.7.786.
Keil, F. C. (1989). Concepts, kinds, and cognitive development. Cambridge, MA: MIT Press.
Keller, M. C., Neale, M. C., & Kendler, K. S. (2007). Association of different adverse life events with distinct patterns of depressive symptoms. American Journal of Psychiatry, 164(10), 1521–1529.
Kendell, R. E. (2002). The distinction between personality disorder and mental illness. British Journal of Psychiatry, 180, 110–115.
Kendler, K. S. (1990). Toward a scientific psychiatric nosology. Archives of General Psychiatry, 47, 969–973.
Kendler, K. S. (2005). "A gene for": The nature of gene action in psychiatric disorders. American Journal of Psychiatry, 162(7), 1243–1252.

Bioethics, 27, 499–521. doi: 10.1007/s11017-006-9020-y.
Gross, P. R., & Levitt, N. (1994). Higher superstition: The academic left and its quarrels with science. Baltimore: Johns Hopkins University Press.
Gross, P. R., Levitt, N., & Lewis, M. W. (Eds.). (1996). The flight from science and reason. New York: The New York Academy of Sciences.
Gunderson, J. G., Ronningstam, E., & Smith, L. E. (1995). Narcissistic personality disorder. In W. J. Livesley (Ed.), The DSM-IV personality disorders (pp. 201–212). New York: The Guilford Press.
Gurney, E. W. (1958). Portrait of Wright. In E. H. Madden (Ed.), The philosophical writings of Chauncey Wright (pp. 129–142). New York: The Liberal Arts Press.
Hacking, I. (1990). The taming of chance. Cambridge, UK: Cambridge University Press.
Hacking, I. (1991). A tradition of natural kinds. Philosophical Studies, 61, 109–126.
Hacking, I. (1999). The social construction of what? Cambridge, MA: Harvard University Press.
Haraway, D. (1989). Primate visions: Gender, race, and the nature of the world in modern science. New York: Routledge.
Hare, E. (1988). Schizophrenia as a recent disease. British Journal of Psychiatry, 153, 521–531.
Hare, R. D., & Hart, S. D. (1995). Commentary on antisocial personality disorder: The DSM-IV field trial. In W. J. Livesley (Ed.), The DSM-IV personality disorders (pp.127–139). New York: The Guilford Press.
Hare, R. D., Neumann, C. S., & Widiger, T. A. (2012). Psychopathy. In T. A. Widiger (Ed.), The Oxford handbook of personality disorders (pp. 478–504). Oxford, UK: Oxford University Press.
Haslam, N. (2005). Dimensions of folk psychiatry. Review of General Psychology, 9(1), 35–47.
Haslam, N., Ban, L., & Kaufmann, L. (2007). Lay conceptions of mental disorder: The folk psychiatry model. Australian Psychologist, 42(2), 129–137.
Haslam, N., & Ernst, D. (2002). Essentialist beliefs about mental disorders. Journal of Social and Clinical Psychology, 21(6), 628–644.
Haslam, N., Rothschild, L., & Ernst, D. (2000). Essentialist beliefs about social categories. British Journal of Social Psychology, 39, 113–127.
Haslam, N., Rothschild, L., & Ernst, D. (2002). Are essentialist beliefs associated with prejudice? British Journal of Social Psychology, 41, 87–100.
Healy, D. (2008). Mania: A short history of bipolar disorder. Baltimore: Johns Hopkins University Press.
Helzer, J. E., Kraemer, H. C., Krueger, R. F., Wittchen, H.-U., Sirovatka, P. J., & Regier, D. A. (2008). Dimensional approaches in diagnostic classification: Refining the research agenda for DSM-V. Arlington, VA: American Psychiatric Association.
Heyman, G. D., & Gelman, S. A. (1999). The use of trait labels in making psychological inferences. Child Development, 70(3), 604–609.
Heyman, G. D., & Gelman, S. A. (2000). Beliefs about the origins of human psychological traits. Developmental Psychology, 36(5), 663–678.
Hirschfeld, L. A. (1995). Do children have a theory of race? Cognition, 54, 209–252.
Hirschfeld, L. A., & Gelman, S. A. (1997). What young children think about the relation between language variation and social difference. Cognitive Development, 12, 213–238.
Hollander, E., Zohar, J., Sirovatka, P. J., & Regier, D. A. (2011). Obssesive-compulsive spectrum disorders. Arlington, VA: American Psychiatric Publishing.
Horkheimer, M., & Adorno, T. W. (1944). Dialectic of enlightenment. New York: Social Studies

Washington, DC: American Psychological Association.
Gelman, S. A. (2003). The essential child. New York: Oxford University Press.
Gelman, S. A. (2004). Psychological essentialism in children. Trends in Cognitive Sciences, 8(9), 404–409.
Gelman, S. A., & Coley, J. D. (1990). The importance of knowing a dodo is a bird: Categories and inferences in 2-year-old children. Developmental Psychology, 26, 796–804.
Gelman, S. A., Heyman, G. D., & Legare, C. H. (2007). Developmental changes in the coherence of essentialist beliefs about psychological characteristics. Child Development, 78(3), 757–774.
Gelman, S. A., & Markman, E. M. (1986). Categories and induction in young children. Cognition, 23, 183–209.
Gelman, S. A., & Wellman, H. M. (1991). Insides and essences: Early understandings of the non-obvious. Cognition, 38, 213–244.
Gergen, M., & Gergen, K. J. (Eds.). (2003). Social construction: A reader. London and Thousand Oaks, CA: Sage.
Gert, B., & Culver, C. M. (2004). Defining mental disorder. In J. Radden (Ed.), The philosophy of psychiatry: A companion (pp. 415–425). New York: Oxford University Press.
Ghaemi, S. N. (2012). Taking disease seriously: Beyond "pragmatic" nosology. In K. S. Kendler & J. Parnas (Eds.), Philosophical issues in psychiatry II: Nosology (pp. 42–53). Oxford, UK: Oxford University Press.
Gilman, S. L., King, H., Porter, R., Rosseau, G. S., & Showalter, E. (1993). Hysteria beyond Freud. Berkeley, CA: University of California Press.
Giosan, C., Glovsky, V., & Haslam, N. (2001). The lay concept of "mental disorder": A cross-cultural study. Transcultural Psychology, 38(3), 317–322.
Goodman, N. (1966). The structure of appearence (2nd ed.). Indianapolis, IN: Bobbs-Merrill.
Goodman, N. (1978). Ways of worldmaking. Indianapolis, IN: Hackett Publishing Company.
Goodman, R. B. (1995). Introduction. In R. B. Goodman (Ed.), Pragmatism: A contemporary reader (pp. 1–20). New York: Routledge.
Gopnik, A., & Sobel, D. M. (2000). Detecting blickets: How young children use information about novel causal powers in categorization and induction. Child Development, 71(5), 1205–1222.
Gopnik, A., Sobel, D. M., Schulz, L. E., & Glymour, C. (2001). Causal learning mechanisms in very young children: Two-, three-, and four-year olds infer causal relations from patterns of variation and covariation. Developmental Psychology, 37(5), 620–629.
Gottesman, I. I. (1991). Schizophrenia genesis: The origins of madness. New York: W. H. Freeman.
Gould, S. J. (1996). The mismeasure of man. New York: W. W. Norton & Company.
Graham, G. (2010). The disordered mind. London: Routledge.
Graham, S. A., Kilbreath, C. S., & Welder, A. N. (2001). Words and shape similarity guide 13-month-old children's inferences about non-obvious object properties. In J. D. Moore & K. Stenning (Eds.), Proceedings of the twenty-third annual conference of the cognitive science society (pp. 352–357). Hillsdale, NJ: Lawrence Erlbaum Associates.
Greenberg, G. (2010, December 27). Inside the battle to define mental illness. Wired. Retrieved from http://www.wired.com/magazine/2010/12/ff_dsmv/all/1.
Greenberg, G. (2013). The book of woe. New York: Blue Rider Press.
Gregory, F. (2008). Natural science in Western history. Boston, MA: Houghton Mifflin Company.
Griffiths, P. E., & Stotz, K. (2006). Genes in the postgenomic era. Theoretical Medicine and

2012, from http://www.psychologytoday.com/blog/dsm5-in-distress/201004/chimps-grieve-do-they-need-prozac.

Frances, A. (2010b). Should practical consequences influence DSM5 decisions. Psychology Today. Retrieved July 31, 2012, from http://www.psychologytoday.com/blog/dsm5-in-distress/201004/should-practical-consequences-influence-dsm5-decisions.

Frances, A. (2011a). Antidepressant use skyrockets. Psychology Today. Retrieved from http://www.psychologytoday.com/blog/dsm5-in-distress/201110/antidepressant-use-skyrockets.

Frances, A. (2011b). DSM-5 against everyone else: Research types just don't understand the clinical world. Psychiatric Times. Retrieved from http://www.psychiatrictimes.com/blog/dsm-5/content/article/10168/1981447.

Frances, A. (2011c). The user's revolt against DSM-5: Will it work? Psychiatric Times. Retrieved from http://www.psychiatrictimes.com/blog/dsm-5/content/article/10168/1988483.

Frances, A. (2012a). DSM 5 is guide not bible—Ignore its ten worst changes. Psychology Today. Retrieved December 2, 2012, from http://www.psychologytoday.com/blog/dsm5-in-distress/201212/dsm-5-is-guide-not-bible-ignore-its-ten-worst-changes.

Frances, A. (2012b). DSM 5 to the barricades on grief. Psychology Today. Retrieved February 18, 2012, from http://www.psychologytoday.com/blog/dsm5-in-distress/201202/dsm-5-the-barricades-grief.

Frances, A. (2012c). Two who resigned from DSM-5 explain why. Psychology Today. Retrieved July 11, 2011, from http://www.psychologytoday.com/blog/dsm5-in-distress/201207/two-who-resigned-dsm-5-explain-why.

Frances, A. (2013a). Last plea to DSM 5: Save grief from the drug companies. Psychology Today. Retrieved January 3, 2013, from http://www.psychologytoday.com/blog/dsm5-in-distress/201301/last-plea-dsm-5-save-grief-the-drug-companies.

Frances, A. (2013b). Saving normal. New York: William Morrow.

Frances, A., & Spitzer, R. L. (2009). Letter to APA Board of Trustees. Retrieved from http://www.scribd.com/doc/17172432/Letter-to-APA-Board-of-Trustees-July-7-2009-From-Allen-Frances-and-Robert-Spitzer.

Freud, A. (1936). The ego and the mechanisms of defense. New York: International Universities Press.

Freud, S. (1957). On narcissism: An introduction (C. M. Baines, Trans.). In J. Strachey (Ed.), The standard edition of the complete psychological works of Sigmund Freud (Vol. XIV [1914–1916], pp. 73–102). London: The Hogarth Press. (Original work published 1914)

Freud, S. (1960). The ego and the id (J. Riviere, Trans.). New York: W. W. Norton & Company. (Original work published 1921)

Freud, S. (1961). Libidinal types (J. Riviere, Trans.). In J. Strachey (Ed.), The standard edition of the complete psychological works of Sigmund Freud (Vol. XXI [1927–1931], pp.217–220). London: The Hogarth Press. (Original work published 1931)

Fulford, K. W. M. (1989). Moral theory and medical practice. Cambridge, UK: Cambridge University Press.

Fuller, S. (2000). Science studies through the looking glass: An intellectual itinerary. In U. Segerstråle (Ed.), Beyond the science wars (pp. 185–217). Albany, NY: SUNY Press.

Gabbard, G. O. (1994). Psychodynamic psychiatry in clinical practice: The DSM-IV edition. Washington, DC: American Psychiatric Association.

Garb, H. N. (1998). Studying the clinician: Judgment research and psychological assessment.

Ellis, B. (2009). The philosophy of nature: A guide to the new essentialism. Quebec: McGill-Queens University Press.

Emmons, R. A. (1984). Factor analysis and construct validity of the Narcissistic Personality Inventory. Journal of Personality Assessment, 48(3), 291–300.

Emmons, R. A. (1987). Narcissism: Theory and measurement. Journal of Personality and Social Psychology, 52(1), 11–17.

Falk, R. (2000). The gene—A concept in transition. In P. J. Beurton, R. Falk, & H.-J. Rheinberger (Eds.), The concept of the gene in development and evolution (pp. 317–348).Cambridge, UK: Cambridge University Press.

Feighner, J. P., Robins, E., Guze, S. B., Woodruff, R. A., Winokur, G., & Munoz, R. (1972). Diagnostic criteria for use in psychiatric research. Archives of General Psychiatry, 26, 57–63.

Feigl, H. (1958). The mental and the physical. In H. Feigl, M. Scriven, & G. Maxwell (Eds.), Minnesota studies in the philosophy of science (Vol. 2, pp. 370–497). Minneapolis: University of Minnesota Press.

Feinstein, A. R. (1970). The pre-therapeutic classification of co-morbidity in chronic disease. Journal of Chronic Diseases, 23, 455–468.

Fine, A. (1986). The shaky game: Einstein, realism, and the quantum theory. Chicago: University of Chicago Press.

First, M. B. (2010). Clinical utility in the revision of the Diagnostic and Statistical Manual of Mental Disorders (DSM). Professional Psychology, Research and Practice, 41(6), 465–473.

First, M. B. (2011). Depression or bereavement? Defining the distinction. Medscape News: Psychiatry and Mental Health. Retrieved from http://www.medscape.com/viewarticle/740333.

Flanagan, O. (1994). Multiple identity, character transformation, and self-reclamation. In G. Graham & G. L. Stephens (Eds.), Philosophical psychopathology (pp. 135–162). Cambridge, MA: MIT Press.

Flavell, J. H. (1986). The development of children's knowledge of the appearancereality distinction. American Psychologist, 41, 418–425.

Fleck, L. (1979). Genesis and development of a scientific fact (Bradley, F., & Trenn, T., Trans.). Chicago: University of Chicago Press. (Original work published 1935)

Fogle, T. (2000). The dissolution of protein coding genes in molecular biology. In P. J. Beurton, R. Falk, & H.-J. Rheinberger (Eds.), The concept of the gene in development and evolution (pp. 3–25). Cambridge, UK: Cambridge University Press.

Forster, P. (2011). Peirce and the threat of nominalism. Cambridge, UK: Cambridge University Press.

FoxNews/Reuters. (2012). Shyness, grieving, soon to be classifed as mental illness. Retrieved from http://www.foxnews.com/health/2012/02/09/shyness-illness-in-dangerous-health-book-experts-say/.

Frances, A. (1982). Categorical and dimensional systems of personality diagnosis: A comparison. Comprehensive Psychiatry, 23(6), 516–527.

Frances, A. (1993). Dimensional diagnosis of personality—not whether, but when and which. Psychological Inquiry, 4(2), 110–111.

Frances, A. (2009). A warning sign on the road to DSM-V: Beware of its unintended consequences. Psychiatric Times, 26(8). Retrieved from http://www.psychiatrictimes.com/display/article/10168/1425378

Frances, A. (2010a). Chimps grieve—do they need Prozac. Psychology Today. Retrieved December 8,

American Psychological Association.
Cohen, P., Crawford, T. N., Johnson, J. G., & Kasen, S. (2005). The children in the community study of developmenal course of personality disorder. Journal of Personality Disorders, 19(5), 466–486.
Collins, H. (2001). A martian sends a postcard home. In J. A. Labinger & H. Collins (Eds.), The one culture: A conversation about science (pp. 156–166). Chicago: University of Chicago Press.
Collins, H., & Pinch, T. (1982). Frames of meaning: The social construction of extraordinary science. New York: Routledge.
Cooper, R. (2005). Classifying madness: A philosophical examination of the diagnostic and statistical manual of mental disorders. Dordrecht: Springer.
Cooper, R. (2007). Psychiatry and philosophy of science. Montreal: McGill-Queen's University Press.
Costa, P. T., Jr., & McCrae, R. R. (1990). Personality disorders and the five-factor model of personality. Journal of Personality Disorders, 4, 362–371.
Costa, P. T., Jr., & Widiger, T. A. (2002). Introduction: Personality disorders and the five-factor model of personality. In Personality disorders and the five-factor model of personality (2nd ed., pp. 3–14). Washington, DC: American Psychological Association.
Cramer, A. O. J., Borsboom, D., Aggen, S. H., & Kendler, K. S. (2012). The pathoplasticity of dysphoric episodes: Differential impact of stressful life events on the pattern of depressive symptom inter-correlations. Psychological Medicine, 42, 957–965.
Cramer, A. O. J., Waldrop, L. J., van der Maas, H. L. J., & Borsboom, D. (2010). Comorbidity: A network perspective. Behavioral and Brain Sciences, 33(2–3), 137–150.
Crapanzano, V. (2000). Serving the word: Literalism in America. New York: W. W. Norton & Company.
Creswell, J. W. (2007). Qualitative inquiry and research design (2nd ed.). Thousand Oaks, CA: Sage.
Cronbach, L. J. (1957). The two disciplines of scientific psychology. American Psychologist, 14, 671–684.
Cuthbert, B. N. (2005). Dimensional models of psychopathology: Research agenda and clinical utility. Journal of Abnormal Psychology, 114, 565–569.
Cuthbert, B., & Insel, T. (2010). Classification issues in women's mental health: Clinical utility and etiological mechanisms. Archives of Women's Mental Health, 13, 57–59.
Damasio, A. (1994). Descartes' error: Emotion, reason, and the human brain. New York: Penguin.
Darwin, C. (2003). On the origin of species. Peterborough, ON: Broadview Press. (Original work published 1859)
Dawes, R. M. (1996). House of cards: Psychology and psychotherapy built on myth. New York: Free Press.
Denizet-Lewis, B. (2011, November 27). Can the bulldog be saved? The New York Times Magazine.
Dennett, D. C. (1991). Consciousness explained. Boston: Little, Brown.
Desmond, A. J., & Moore, J. R. (1991). Darwin: The life of a tormented evolutionist. New York: Warner Books.
Douglas, H. (2004). The irreducible complexity of objectivity. Synthese, 138, 453–473.
Drinka, G. F. (1884). The birth of neurosis: Myth, malady and the victorians. New York: Simon & Schuster.
Eco, U. (1994). The search for the perfect language (J. Fentres, Trans.). Oxford, UK: Blackwell.
Ekman, P., & Friesen, W. V. (1975). Unmasking the face. Englewood Cliffs, NJ: Prentice Hall.
Ellis, B. (2001). Scientific essentialism. Cambridge, UK: Cambridge University Press.

Boyd, R. (1989). What realism implies and what it does not. Dialectica, 43, 5–29.

Boyd, R. (1991). Realism, anti-foundationalism and the enthusiasm for natural kinds. Philosophical Studies, 61, 127–148.

Boyer, P. (2011). Intuitive expectations and the detection of mental disorder: A cognitive background to folk-psychiatries. Philosophical Psychology, 24(1), 95–118. doi: 10.1080/09515089.2010.529049.

Buckle, T. (2011). The history of civilization in England. New York: Cambridge University Press. (Original work published 1857)

Cain, N. M., Pincus, A. L., & Ansell, E. B. (2008). Narcissism at the crossroads: Phenotypic description of pathological narcissism across clinical theory, social/personality psychology, and psychiatric diagnosis. Clinical Psychology Review, 28, 638–656.

Campbell, W. K., Bosson, J. K., Goheen, T. W., Lakey, C. E., & Kernis, M. H. (2007). Do narcissists dislike themselves "deep down inside"? Psychological Science, 18(3), 227–229.

Campbell, W. K., & Miller, J. D. (Eds.). (2011). The handbook of narcissism and narcissistic personality disorder. New York: The Guilford Press.

Canovan, M. (1999). Trust the people! Populism and the two faces of democracy. Political Studies, XLVII, 2–16.

Caplan, P. J. (1995). They say you're crazy: How the world's most powerful psychiatrists decide who's normal. Reading, MA: Addison-Wesley.

Carey, B. (2012, January 25). Grief could join list of disorders. New York Times. Retrieved from http://www.nytimes.com/2012/01/25/health/depressions-criteriamay-be-changed-to-include-grieving.html?_r=0&adxnnl=1&adxnnlx=1355666808-MnmILeo7U94cUfSE8Fqitw.

Cartwright, S. A. (2004). Diseases and physical peculiarities of the negro race. In A. L. Caplan, J. J. McCartney, & D. A. Sisti (Eds.), Health, disease, and illness (pp. 28–39). Washington, DC: Georgetown University Press. (Original work published 1851)

Chambers, R. (1887). Vestiges of the natural history of creation: London: Ballantine. (Original work published 1844)

Chapman, L. J., & Chapman, J. P. (1967). Genesis of popular but erroneous psychodiagnostic observations. Journal of Abnormal Psychology, 72(3), 193–204.

Charland, L. C. (2004). Moral treatment and the personality disorders. In J. Radden (Ed.), The philosophy of psychiatry: A companion (pp. 64–77). New York: Oxford University Press.

Charland, L. C. (2006). Moral nature of the DSM-IV cluster B personality disorders. Journal of Personality Disorders, 20(2), 116–125.

Chodoff, P. (1954). A re-examination of some aspects of conversion hysteria. Psychiatry: Journal for the Study of Interpersonal Processes, 17, 75–81.

Chodoff, P. (1974). The diagnosis of hysteria: An overview. American Journal of Psychiatry, 131(10), 1073–1078.

Chodoff, P. (1982). Hysteria and women. American Journal of Psychiatry, 139(5), 545–551.

Chodoff, P., & Lyons, H. (1954). Hysteria, the hysterical personality and "hysterical" conversion. American Journal of Psychiatry, 114, 734–740.

Clark, L. A. (2005). Temperament as a unifying basis for personality and psychopathology. Journal of Abnormal Psychology, 114(4), 505–521.

Clark, L. A., & Livesley, W. J. (1994). Two approaches to identifying the dimensions of personality disorder: Convergence on the five-factor model. In P. T. Costa, Jr., & T. A. Widiger (Eds.), Personality disorders and the five-factor model of personality (pp. 261–277). Washington, DC:

文 献

Alam, C. N., & Merskey, H. (1992). The development of hysterical personality. History of Psychiatry, 3, 135–165.

Andrews, G., Slade, T., & Peters, L. (1999). Classification in psychiatry: ICD-10 versus DSM-IV. British Journal of Psychiatry, 174, 3–5.

Barnes, B. (1977). Interests and the growth of knowledge. London: Routledge & Kegan Paul.

Barnes, B., Bloor, D., & Henry, J. (1996). Scientific knowledge: A sociological analysis. London: The Athlone Press.

Bayer, R. (1981). Homosexuality and American psychiatry: The politics of diagnosis. New York: Basic Books.

Beadle, G. W., & Tatum, E. L. (1941). Genetic control of biochemcial reactions in Neurospora. Proceedings of the National Academy of Sciences of the United States of America, 27, 499–506.

Beck, A. T., Freeman, A., & Davis, D. (2004). Cognitive therapy of personality disorders (2nd ed.). New York: The Guilford Press.

Berghuis, H., Kamphuis, J. H., & Verheul, R. (2012). Core features of personality disorder: Differentiating general personality dysfunctioning from personality traits. Journal of Personality Disorders, 26(5), 704–716. doi: 10.1521/pedi.2012.26.5.704.

Berrios, G. E. (1996). The history of mental symptoms. Cambridge, UK: Cambridge University Press.

Bird, A. (2007). Nature's metaphysics: Laws and properties. Oxford, UK: Oxford University Press.

Bird, A. (2010). The metaphysics of natural kinds, from http://eis.bris.ac.uk/~plajb/research/inprogress/Metaphysics_Natural_Kinds.pdf.

Blackwell, R. J. (2002). Galileo Galilei. In G. B. Ferngren (Ed.), Science and religion: A historical introduction (pp. 105–116). Baltimore: Johns Hopkins University Press.

Blassingame, J. W. (1977). Slave testimony: Two centuries of letters, speeches, interviews and autobiographies. Baton Rouge, LA: Louisiana State University Press.

Blassingame, J. W. (1979). The slave community. New York: Oxford University Press.

Bloom, P. (2000). How children learn the meaning of words. Cambridge, MA: MIT Press.

Bloor, D. (1976). Knowledge and social imagery. London: Routledge & Kegan Paul.

Bloor, D. (1999). Anti-Latour. Studies in History and Philosophy of Science, 30(1), 81–112.

Bonanno, G. (2004). Loss, trauma, and human resilience. American Psychologist, 59(1), 20–28.

Bonanno, G., Moskowitz, J. T., Papa, A., & Folkman, S. (2005). Resilience to loss in bereaved spouses, bereaved parents, and bereaved gay men. Journal of Personality and Social Psychology, 88(5), 827–843.

Boorse, C. (1975). On the distinction between disease and illness. Philosophy & Public Affairs, 5, 49–68.

Borsboom, D. (2008). Psychometric perspectives on diagnostic systems. Journal of Clinical Psychology, 64, 1089–1108.

Borsboom, D., Cramer, A. O. J., Schmittmann, V. D., Epskamp, S., & Lourens, W. (2011). The small world of psychopathology. PLoS ONE, 6(11). Retrieved from http://www.plosone.org/article/info%3Adoi%2F10.1371%2Fjournal.pone.0027407.

Borsboom, D. G., Mellenbergh, G. J., & van Heerden, J. (2003). The theoretical status of latent variables. Psychological Review, 110(2), 203–219.

マイア，エルンスト Mayr, Ernst　40, 132, 184
マキュー，ポール McHugh, Paul　2, 185, 262
マクナリー，リチャード McNally, Richard　17, 18, 278
マダン Madden, Edward　35, 36, 45, 54
ミール，ポール Meehl, Paul　13, 71, 172, 246
ミカリー，マーク Micale, Mark　269, 274, 278, 280
ミル，ジョン・スチュアート Mill, John Stuart　35, 57, 69, 198
メディン Medin, Douglas　81, 149, 158
メナンド，ルイ Menand, Louis　34
モリー Morey, Leslie　237, 239
モリス，ヘンリー Morris, Henry　116, 117

ラ

ライト，チョーンシー Wright, Chauncey　32-41, 43, 45, 48, 51, 54, 97, 125
ラッセル，バートランド Russell, Bertrand　61, 255
ラッデン，ジェニファー Radden, Jennifer　177, 193, 205
ラトゥール，ブルノ Latour, Bruno　6-8, 12, 266
リヴスリー，ジョン Livesley, W. John　242, 249, 251, 279, 280
リリエンフェルド Lilienfeld, Scott　2, 147, 155, 161
レイコフ Lakoff, George　161, 259
ローティ，リチャード Rorty, Richard　22, 29, 30, 58
ロック，ジョン Locke, John　81, 92
ロンジーノ，ヘレン Longino, Helen　130, 143, 144

ワ

ワインバーグ，スティーヴン Weinberg, Steven　3, 13, 14, 260, 265

シャルコー，ジャン=マルタン Charcot, Jean Martin 273, 274, 278
ショーウォルター Showalter, Elaine 272
ショーター，エドワード Shorter, Edward 258, 261, 262, 285
スカル，アンドリュー Scull, Andrew 270
スピッツァー，ロバート Spitzer, Robert 146, 154, 209-211
セラーズ Sellars, Wilfrid 30, 144
ソーカル，アラン Sokal, Alan 11, 141, 259
ソロモン，ミリアム Solomon, Miriam 127, 128, 138

タ

ダーウィン，チャールズ Darwin, Charles 6, 33-36, 41, 42, 54, 97, 119, 125, 133, 144, 184, 194, 255
チャーランド，ルイス Charland, Louis 285
ディームター，ヴァン Van Deemter, Kees 84
デカルト Descartes, René 55, 108, 109, 123, 127
トリヤ，エティエンヌ Trillat, Etienne 272, 277

ナ

ナンバーズ，ロナルド Numbers, Ronald 115, 116

ハ

パース，チャールズ Peirce, Charles 22, 31, 37, 43, 55, 115, 121
バード，アレクサンダー Bird, Alexander 87
ハイマン，スティーヴン Hyman, Steven 102, 103
ハスラム，ニック Haslam, Nick 78, 79, 216, 217
ハッキング，イアン Hacking, Ian 9, 11, 21, 40, 139, 175, 181
パトナム，ヒラリー Putnam, Hilary 21, 23, 66, 82-84, 93, 130, 149, 189, 195
ピンカス Pincus, Aaron 237, 242, 245, 246
ファースト，マイケル First, Michael 212, 219, 220, 222
ファイン，アーサー Fine, Arthur 21, 65, 66, 142
ファン・フラーセン，バス Van Fraassen, Bas 50, 53, 128
フィリップス，ジム Phillips, Jim 217
プライス，ジョージ・マクレディ Price, George McCready 114-116
プラトン Plato 31, 50, 52, 53, 56, 60, 70, 92, 127, 270
フランセス，アレン Frances, Allen 118, 160, 202, 210-212, 234, 235, 287, 原注6章＊2
ブルア，デイヴィッド Bloor, David 175, 原注1章＊1
フロイト，ジークムント Freud, Sigmund 119, 159, 179, 193, 227, 232, 274, 275, 281
ペイリー，ウィリアム Paley, William 41
ベラルミーノ，ロベルト Bellarmine, Robert 133, 257
ペリー，ラルフ・バートン Perry, Ralph Barton 31, 39
ベリオス Berrios, German 158, 173, 177, 179
ボイド Boyd, Richard 188
ホーウィッツ Horwitz, Allan 153, 177-179, 191-194, 197, 201, 207, 287
ボースブーム，デニー Borsboom, Denny 166, 168, 214
ポーランド，ジェフリー Poland, Jeffrey 101
ボナンノ Bonanno, George 204, 206

マ

マーフィー，ドミニク Murphy, Dominic 15, 150, 185

人名索引

ア

アクィナス，トマス Aquinas, Thomas 107
アリストテレス Aristotle 70, 109, 264
ヴァイスマン，オーガスト Weismann, August 97, 98, 125
ヴァン・デア・マース，ハン Van der Maas, Han 167
ウェイクフィールド，ジェロム Wakefield, Jerome 25, 148-154, 156, 157, 165, 177-179, 194, 201, 208, 211, 218-220, 224, 225, 251, 287
エーコ，ウンベルト Eco, Umberto 91
エリス，ブライアン Ellis, Brian 23, 85-88

カ

ガートとカルヴァー Gert, Bernard, and Culver, Charles 221
カートライト，サミュエル Cartwright, Samuel 148, 153, 161, 162
カーンバーグ，オットー Kernberg, Otto 232-234, 241
カプラン，マーシー Kaplan, Marcie 261, 276
ガリレオ Galileo 3, 47, 81, 109, 111, 138, 265-267
キッチャー，フィリップ Kitcher, Philip 144, 180
キング King, Helen 270, 275
クーパー，レイチェル Cooper, Rachel 165, 180, 184
クーン，トマス Kuhn, Thomas 30, 120, 267
グッドマン，ネルソン Goodman, Nelson 21, 53, 57, 196
クラーマー，アンジェリク Cramer, Angélique 166, 214
クライン，ドナルド Klein, Donald 282
クラインマン，アーサー Kleinman, Arthur 179, 180, 194
グラハム Graham, George 15, 222
クラパンザーノ，ヴィンセント Crapanzano, Vincent 110, 111, 119
クリューガー，ボブ Krueger, Bob 172
クレイマー，ピーター Kramer, Peter 208, 226, 228
グロス，ポールとレヴィット，ノーマン Gross, Paul and Levitt, Norman 10-13
ゲルマン，スーザン Gelman, Susan 71-76, 78
ケンドラー，ケネス Kendler, Kenneth 16, 101, 102, 188, 205, 209, 212-214, 219, 228
コフート，ハインツ Kohut, Heinz 233, 234, 250

サ

サス Szasz, Thomas 14, 148, 149, 162, 199, 261, 285
シアー Shear, Katherine 205, 209
シードラー Shedler, Jonathan 245, 246
シェイピン Shapin, Steven 12, 13, 140
ジェイムズ，ウィリアム James, William 21, 22, 30, 31, 33, 37-40, 43, 44, 48, 49, 56, 57, 59, 61, 62, 113, 121, 137, 179
ジスーク，シドニー Zisook, Sidney 205, 209, 213, 219, 220
シデナム Sydenham, Thomas 270, 271, 273
ジャネ，ピエール Janet, Pierre 179, 281, 原注 12 章＊4

［著者紹介］

ピーター・ザッカー　Peter Zachar

1986年、アイオワ州ダビュークのローラス・カレッジにて哲学および心理学の学士号を取得。1994年に南イリノイ大学にて心理学の博士号を取得。現在はオーバーン大学モンゴメリー校の理学部心理学科教授。専門は臨床心理学、精神医学の哲学。Philosophy, Psychiatry and Psychology, Journal of Personality Disorders, Dialogues in Philosophy, Mental Health and Neurosciencesなどの専門誌の編集委員をつとめている。精神医学の哲学に関する著書として、本書のほかにPsychological Concepts and Biological Psychiatry（John Benjamins, 2000）がある。

［訳者紹介］

植野仙経（うえの　せんけい）

1976年福岡県生まれ。京都大学大学院人間・環境学研究科修士課程修了。岐阜大学医学部卒業。現在は京都大学医学研究科精神医学教室博士課程在籍。専門は精神医学、精神医学の哲学。訳書にクーパー『精神医学の科学哲学』（共訳、名古屋大学出版会）、同『DSM-5を診断する』（共訳、日本評論社）、ショーター／ヒーリー『〈電気ショック〉の時代』（共訳、みすず書房）がある。

深尾憲二朗（ふかお　けんじろう）

1966年大阪府生まれ。京都大学医学部卒業。医学博士。チューリッヒ大学医学部脳波・てんかん学部門、京都大学大学院医学研究科講師などを経て、現在は帝塚山学院大学人間科学部教授。専門は臨床てんかん学、臨床神経生理学、精神病理学。著書に『精神病理学の基本問題』（日本評論社）、共編著に『精神医学へのいざない』（創元社）、『精神医学のひろがり』（創元社）、『精神医学のおくゆき』（創元社）がある。

村井俊哉（むらい　としや）

1966年大阪府生まれ。京都大学医学部卒業。医学博士。マックスプランク認知神経科学研究所、京都大学医学部附属病院助手などを経て、2009年より京都大学大学院医学研究科精神医学教授。専門は一般精神医学、神経画像学、高次脳機能障害の臨床。著書に「精神医学の実在と虚構」（日本評論社）、「精神医学を視る『方法』」（日本評論社）、「精神医学の概念デバイス」（創元社）、訳書に「現代精神医学原論」（みすず書房）、「一流の狂気：心の病がリーダーを強くする」（日本評論社）、編著に、「精神医学におけるスペクトラムの思想」《精神医学の基盤》[3]（学樹書院）、「高次脳機能障害の考えかたと画像診断」（中外医学社）などがある。

山岸　洋（やまぎし　ひろし）

1958年長野県生まれ。京都大学医学部卒業。現在は公益財団法人田附興風会医学研究所北野病院精神科主任部長、京都大学医学部臨床教授。専門は臨床精神医学、ドイツ精神医学史。著訳書に『新・精神病理学総論（ヤスパース）』（学樹書院）、チオンピ『基盤としての情動』（共訳、学樹書院）、ブランケンブルク『妄想とパースペクティヴ性』（共訳、学樹書院）、『フロイト全集　第3巻』（共訳、岩波書店）、ガミー『現代精神医学のゆくえ』（共訳、みすず書房）、ガミー『一流の狂気』（共訳、日本評論社）などがある。

書　名　精神病理《せいしんびょうり》の形而上学《けいじじょうがく》
著　者　P・ザッカー
訳　者　植野仙経／深尾憲二朗／村井俊哉／山岸　洋
印刷日　2018年07月　3日
発行日　2018年07月20日

制作——グループ&プロダクツ
装丁・デザイン——大原あゆみ
印刷・製本——モリモト印刷株式会社

発行所
株式会社　**学樹書院**
〒151-0071　東京都渋谷区本町1丁目4番3号
TEL 03 5333 3473　FAX 03 3375 2356
http://www.gakuju.com
ISBN 978-4-906502-43-1　